全国高等职业教育药品类专业
国家卫生健康委员会"十三五"规划教材

供药学类、药品制造类、食品药品管理类、食品工业类等专业用

人体解剖生理学

第 **3** 版

主 编　贺　伟　吴金英

副主编　刘兴国　隋月林　孙玉锦　季　华

编　者　（以姓氏笔画为序）

于翠萍　（长春医学高等专科学校）　　　张晓丽　（北京卫生职业学院）

曲永松　（山东省莱阳卫生学校）　　　　季　华　（山东医学高等专科学校）

刘兴国　（大庆医学高等专科学校）　　　周　华　（安徽医学高等专科学校）

孙玉锦　（雅安职业技术学院）　　　　　贺　伟　（长春医学高等专科学校）

李玲玲　（长春市中医院）　　　　　　　袁　鹏　（天津医学高等专科学校）

吴金英　（首都医科大学燕京医学院）　　隋月林　（沧州医学高等专科学校）

U0284923

人民卫生出版社

图书在版编目（CIP）数据

人体解剖生理学/贺伟,吴金英主编.—3版.—北京:人民卫生出版社,2018

ISBN 978-7-117-26536-2

Ⅰ.①人… Ⅱ.①贺…②吴… Ⅲ.①人体解剖学-人体生理学-高等职业教育-教材 Ⅳ.①R324

中国版本图书馆CIP数据核字（2018）第097594号

| 人卫智网 | www.ipmph.com | 医学教育、学术、考试、健康,购书智慧智能综合服务平台 |
| 人卫官网 | www.pmph.com | 人卫官方资讯发布平台 |

人体解剖生理学
第 3 版

主　　编：贺　伟　吴金英

出版发行：人民卫生出版社（中继线 010-59780011）

地　　址：北京市朝阳区潘家园南里 19 号

邮　　编：100021

E - mail：pmph @ pmph.com

购书热线：010-59787592　010-59787584　010-65264830

印　　刷：人卫印务（北京）有限公司

经　　销：新华书店

开　　本：850×1168　1/16　印张：22

字　　数：517 千字

版　　次：2009 年 2 月第 1 版　　2018 年 8 月第 3 版
　　　　　2024 年 4 月第 3 版第 8 次印刷（总第 23 次印刷）

标准书号：ISBN 978-7-117-26536-2

定　　价：79.00 元

全国高等职业教育药品类专业国家卫生健康委员会"十三五"规划教材出版说明

《国务院关于加快发展现代职业教育的决定》《高等职业教育创新发展行动计划(2015—2018年)》《教育部关于深化职业教育教学改革全面提高人才培养质量的若干意见》等一系列重要指导性文件相继出台,明确了职业教育的战略地位、发展方向。为全面贯彻国家教育方针,将现代职教发展理念融入教材建设全过程,人民卫生出版社组建了全国食品药品职业教育教材建设指导委员会。在该指导委员会的直接指导下,经过广泛调研论证,人民卫生出版社启动了全国高等职业教育药品类专业第三轮规划教材的修订出版工作。

本套规划教材首版于2009年,于2013年修订出版了第二轮规划教材,其中部分教材入选了"十二五"职业教育国家规划教材。本轮规划教材主要依据教育部颁布的《普通高等学校高等职业教育(专科)专业目录(2015年)》及2017年增补专业,调整充实了教材品种,涵盖了药品类相关专业的主要课程。全套教材为国家卫生健康委员会"十三五"规划教材,是"十三五"时期人卫社重点教材建设项目。本轮教材继续秉承"五个对接"的职教理念,结合国内药学类专业高等职业教育教学发展趋势,科学合理推进规划教材体系改革,同步进行了数字资源建设,着力打造本领域首套融合教材。

本套教材重点突出如下特点:

1. **适应发展需求,体现高职特色** 本套教材定位于高等职业教育药品类专业,教材的顶层设计既考虑行业创新驱动发展对技术技能型人才的需要,又充分考虑职业人才的全面发展和技术技能型人才的成长规律;既集合了我国职业教育快速发展的实践经验,又充分体现了现代高等职业教育的发展理念,突出高等职业教育特色。

2. **完善课程标准,兼顾接续培养** 本套教材根据各专业对应从业岗位的任职标准优化课程标准,避免重要知识点的遗漏和不必要的交叉重复,以保证教学内容的设计与职业标准精准对接,学校的人才培养与企业的岗位需求精准对接。同时,本套教材顺应接续培养的需要,适当考虑建立各课程的衔接体系,以保证高等职业教育对口招收中职学生的需要和高职学生对口升学至应用型本科专业学习的衔接。

3. **推进产学结合,实现一体化教学** 本套教材的内容编排以技能培养为目标,以技术应用为主线,使学生在逐步了解岗位工作实践,掌握工作技能的过程中获取相应的知识。为此,在编写队伍组建上,特别邀请了一大批具有丰富实践经验的行业专家参加编写工作,与从全国高职院校中遴选出的优秀师资共同合作,确保教材内容贴近一线工作岗位实际,促使一体化教学成为现实。

4. **注重素养教育,打造工匠精神** 在全国"劳动光荣、技能宝贵"的氛围逐渐形成,"工匠精神"在各行各业广为倡导的形势下,医药卫生行业的从业人员更要有崇高的道德和职业素养。教材更加强调要充分体现对学生职业素养的培养,在适当的环节,特别是案例中要体现出药品从业人员的行为准则和道德规范,以及精益求精的工作态度。

5. 培养创新意识,提高创业能力 为有效地开展大学生创新创业教育,促进学生全面发展和全面成才,本套教材特别注意将创新创业教育融入专业课程中,帮助学生培养创新思维,提高创新能力、实践能力和解决复杂问题的能力,引导学生独立思考、客观判断,以积极的、锲而不舍的精神寻求解决问题的方案。

6. 对接岗位实际,确保课证融通 按照课程标准与职业标准融通,课程评价方式与职业技能鉴定方式融通,学历教育管理与职业资格管理融通的现代职业教育发展趋势,本套教材中的专业课程,充分考虑学生考取相关职业资格证书的需要,其内容和实训项目的选取尽量涵盖相关的考试内容,使其成为一本既是学历教育的教科书,又是职业岗位证书的培训教材,实现"双证书"培养。

7. 营造真实场景,活化教学模式 本套教材在继承保持人卫版职业教育教材栏目式编写模式的基础上,进行了进一步系统优化。例如,增加了"导学情景",借助真实工作情景开启知识内容的学习;"复习导图"以思维导图的模式,为学生梳理本章的知识脉络,帮助学生构建知识框架。进而提高教材的可读性,体现教材的职业教育属性,做到学以致用。

8. 全面"纸数"融合,促进多媒体共享 为了适应新的教学模式的需要,本套教材同步建设以纸质教材内容为核心的多样化的数字教学资源,从广度、深度上拓展纸质教材内容。通过在纸质教材中增加二维码的方式"无缝隙"地链接视频、动画、图片、PPT、音频、文档等富媒体资源,丰富纸质教材的表现形式,补充拓展性的知识内容,为多元化的人才培养提供更多的信息知识支撑。

本套教材的编写过程中,全体编者以高度负责、严谨认真的态度为教材的编写工作付出了诸多心血,各参编院校对编写工作的顺利开展给予了大力支持,从而使本套教材得以高质量如期出版,在此对有关单位和各位专家表示诚挚的感谢! 教材出版后,各位教师、学生在使用过程中,如发现问题请反馈给我们(renweiyaoxue@163.com),以便及时更正和修订完善。

人民卫生出版社

2018 年 3 月

全国高等职业教育药品类专业国家卫生健康委员会
"十三五"规划教材
教材目录

序号	教材名称	主编		适用专业
1	人体解剖生理学(第3版)	贺 伟	吴金英	药学类、药品制造类、食品药品管理类、食品工业类
2	基础化学(第3版)	傅春华	黄月君	药学类、药品制造类、食品药品管理类、食品工业类
3	无机化学(第3版)	牛秀明	林 珍	药学类、药品制造类、食品药品管理类、食品工业类
4	分析化学(第3版)	李维斌	陈哲洪	药学类、药品制造类、食品药品管理类、医学技术类、生物技术类
5	仪器分析	任玉红	闫冬良	药学类、药品制造类、食品药品管理类、食品工业类
6	有机化学(第3版)*	刘 斌	卫月琴	药学类、药品制造类、食品药品管理类、食品工业类
7	生物化学(第3版)	李清秀		药学类、药品制造类、食品药品管理类、食品工业类
8	微生物与免疫学*	凌庆枝	魏仲香	药学类、药品制造类、食品药品管理类、食品工业类
9	药事管理与法规(第3版)	万仁甫		药学类、药品经营与管理、中药学、药品生产技术、药品质量与安全、食品药品监督管理
10	公共关系基础(第3版)	秦东华	惠 春	药学类、药品制造类、食品药品管理类、食品工业类
11	医药数理统计(第3版)	侯丽英		药学、药物制剂技术、化学制药技术、中药制药技术、生物制药技术、药品经营与管理、药品服务与管理
12	药学英语	林速容	赵 旦	药学、药物制剂技术、化学制药技术、中药制药技术、生物制药技术、药品经营与管理、药品服务与管理
13	医药应用文写作(第3版)	张月亮		药学、药物制剂技术、化学制药技术、中药制药技术、生物制药技术、药品经营与管理、药品服务与管理

序号	教材名称	主编	适用专业
14	医药信息检索（第3版）	陈 燕 李现红	药学、药物制剂技术、化学制药技术、中药制药技术、生物制药技术、药品经营与管理、药品服务与管理
15	药理学（第3版）	罗跃娥 樊一桥	药学、药物制剂技术、化学制药技术、中药制药技术、生物制药技术、药品经营与管理、药品服务与管理
16	药物化学（第3版）	葛淑兰 张彦文	药学、药品经营与管理、药品服务与管理、药物制剂技术、化学制药技术
17	药剂学（第3版）*	李忠文	药学、药品经营与管理、药品服务与管理、药品质量与安全
18	药物分析（第3版）	孙 莹 刘 燕	药学、药品质量与安全、药品经营与管理、药品生产技术
19	天然药物学（第3版）	沈 力 张 辛	药学、药物制剂技术、化学制药技术、生物制药技术、药品经营与管理
20	天然药物化学（第3版）	吴剑峰	药学、药物制剂技术、化学制药技术、生物制药技术、中药制药技术
21	医院药学概要（第3版）	张明淑 于 倩	药学、药品经营与管理、药品服务与管理
22	中医药学概论（第3版）	周少林 吴立明	药学、药物制剂技术、化学制药技术、中药制药技术、生物制药技术、药品经营与管理、药品服务与管理
23	药品营销心理学（第3版）	丛 媛	药学、药品经营与管理
24	基础会计（第3版）	周凤莲	药品经营与管理、药品服务与管理
25	临床医学概要（第3版）*	曾 华	药学、药品经营与管理
26	药品市场营销学（第3版）*	张 丽	药学、药品经营与管理、中药学、药物制剂技术、化学制药技术、生物制药技术、中药制药技术、药品服务与管理
27	临床药物治疗学（第3版）*	曹 红	药学、药品经营与管理、药品服务与管理
28	医药企业管理	戴 宇 徐茂红	药品经营与管理、药学、药品服务与管理
29	药品储存与养护（第3版）	徐世义 宫淑秋	药品经营与管理、药学、中药学、药品生产技术
30	药品经营管理法律实务（第3版）*	李朝霞	药品经营与管理、药品服务与管理
31	医学基础（第3版）	孙志军 李宏伟	药学、药物制剂技术、生物制药技术、化学制药技术、中药制药技术
32	药学服务实务（第2版）	秦红兵 陈俊荣	药学、中药学、药品经营与管理、药品服务与管理

序号	教材名称	主编	适用专业
33	药品生产质量管理(第3版)*	李 洪	药物制剂技术、化学制药技术、中药制药技术、生物制药技术、药品生产技术
34	安全生产知识(第3版)	张之东	药物制剂技术、化学制药技术、中药制药技术、生物制药技术、药学
35	实用药物学基础(第3版)	丁 丰 张 庆	药学、药物制剂技术、生物制药技术、化学制药技术
36	药物制剂技术(第3版)*	张健泓	药学、药物制剂技术、化学制药技术、生物制药技术
	药物制剂综合实训教程	胡 英 张健泓	药学、药物制剂技术、药品生产技术
37	药物检测技术(第3版)	甄会贤	药品质量与安全、药物制剂技术、化学制药技术、药学
38	药物制剂设备(第3版)	王 泽	药品生产技术、药物制剂技术、制药设备应用技术、中药生产与加工
39	药物制剂辅料与包装材料(第3版)*	张亚红	药物制剂技术、化学制药技术、中药制药技术、生物制药技术、药学
40	化工制图(第3版)	孙安荣	化学制药技术、生物制药技术、中药制药技术、药物制剂技术、药品生产技术、食品加工技术、化工生物技术、制药设备应用技术、医疗设备应用技术
41	药物分离与纯化技术(第3版)	马 娟	化学制药技术、药学、生物制药技术
42	药品生物检定技术(第2版)	杨元娟	药学、生物制药技术、药物制剂技术、药品质量与安全、药品生物技术
43	生物药物检测技术(第2版)	兰作平	生物制药技术、药品质量与安全
44	生物制药设备(第3版)*	罗合春 贺 峰	生物制药技术
45	中医基本理论(第3版)*	叶玉枝	中药制药技术、中药学、中药生产与加工、中医养生保健、中医康复技术
46	实用中药(第3版)	马维平 徐智斌	中药制药技术、中药学、中药生产与加工
47	方剂与中成药(第3版)	李建民 马 波	中药制药技术、中药学、药品生产技术、药品经营与管理、药品服务与管理
48	中药鉴定技术(第3版)*	李炳生 易东阳	中药制药技术、药品经营与管理、中药学、中草药栽培技术、中药生产与加工、药品质量与安全、药学
49	药用植物识别技术	宋新丽 彭学著	中药制药技术、中药学、中草药栽培技术、中药生产与加工

序号	教材名称	主编	适用专业
50	中药药理学（第3版）	袁先雄	药学、中药学、药品生产技术、药品经营与管理、药品服务与管理
51	中药化学实用技术（第3版）*	杨 红 郭素华	中药制药技术、中药学、中草药栽培技术、中药生产与加工
52	中药炮制技术（第3版）	张中社 龙全江	中药制药技术、中药学、中药生产与加工
53	中药制药设备（第3版）	魏增余	中药制药技术、中药学、药品生产技术、制药设备应用技术
54	中药制剂技术（第3版）	汪小根 刘德军	中药制药技术、中药学、中药生产与加工、药品质量与安全
55	中药制剂检测技术（第3版）	田友清 张钦德	中药制药技术、中药学、药学、药品生产技术、药品质量与安全
56	药品生产技术	李丽娟	药品生产技术、化学制药技术、生物制药技术、药品质量与安全
57	中药生产与加工	庄义修 付绍智	药学、药品生产技术、药品质量与安全、中药学、中药生产与加工

说明：* 为“十二五”职业教育国家规划教材。全套教材均配有数字资源。

全国食品药品职业教育教材建设指导委员会
成员名单

主 任 委 员： 姚文兵　中国药科大学

副主任委员： 刘　斌　天津职业大学　　　　　马　波　安徽中医药高等专科学校

陈彦云　广东食品药品职业学院　　　袁　龙　江苏省徐州医药高等职业学校

冯连贵　重庆医药高等专科学校　　　缪立德　长江职业学院

张彦文　天津医学高等专科学校　　　张伟群　安庆医药高等专科学校

陶书中　江苏食品药品职业技术学院　罗晓清　苏州卫生职业技术学院

许莉勇　浙江医药高等专科学校　　　葛淑兰　山东医学高等专科学校

昝雪峰　楚雄医药高等专科学校　　　孙勇民　天津现代职业技术学院

陈国忠　江苏医药职业学院

委　　　员（以姓氏笔画为序）：

于文国　河北化工医药职业技术学院　杨元娟　重庆医药高等专科学校

王　宁　江苏医药职业学院　　　　　杨先振　楚雄医药高等专科学校

王玮瑛　黑龙江护理高等专科学校　　邹浩军　无锡卫生高等职业技术学校

王明军　厦门医学高等专科学校　　　张　庆　济南护理职业学院

王峥业　江苏省徐州医药高等职业学校　张　建　天津生物工程职业技术学院

王瑞兰　广东食品药品职业学院　　　张　铎　河北化工医药职业技术学院

牛红云　黑龙江农垦职业学院　　　　张志琴　楚雄医药高等专科学校

毛小明　安庆医药高等专科学校　　　张佳佳　浙江医药高等专科学校

边　江　中国医学装备协会康复医学装　张健泓　广东食品药品职业学院

　　　　备技术专业委员会　　　　　张海涛　辽宁农业职业技术学院

师邱毅　浙江医药高等专科学校　　　陈芳梅　广西卫生职业技术学院

吕　平　天津职业大学　　　　　　　陈海洋　湖南环境生物职业技术学院

朱照静　重庆医药高等专科学校　　　罗兴洪　先声药业集团

刘　燕　肇庆医学高等专科学校　　　罗跃娥　天津医学高等专科学校

刘玉兵　黑龙江农业经济职业学院　　邴枝花　安徽医学高等专科学校

刘德军　江苏省连云港中医药高等职业　金浩宇　广东食品药品职业学院

　　　　技术学校　　　　　　　　　周双林　浙江医药高等专科学校

孙　莹　长春医学高等专科学校　　　郝晶晶　北京卫生职业学院

严　振　广东省药品监督管理局　　　胡雪琴　重庆医药高等专科学校

李　霞　天津职业大学　　　　　　　段如春　楚雄医药高等专科学校

李群力　金华职业技术学院　　　　　袁加程　江苏食品药品职业技术学院

莫国民　上海健康医学院

顾立众　江苏食品药品职业技术学院

倪　峰　福建卫生职业技术学院

徐一新　上海健康医学院

黄丽萍　安徽中医药高等专科学校

黄美娥　湖南食品药品职业学院

晨　阳　江苏医药职业学院

葛　虹　广东食品药品职业学院

蒋长顺　安徽医学高等专科学校

景维斌　江苏省徐州医药高等职业学校

潘志恒　天津现代职业技术学院

前　言

为满足全国高等职业教育药品类专业教学工作的需要以及市场对高职高专药品类专业人才的需要，全国食品药品职业教育教材建设指导委员会组织编写了本套国家卫生健康委员会"十三五"规划系列教材。

人体解剖生理学是药品类专业的重要基础课之一，它对后续课程如药理学、临床医学概要、临床药物治疗学等的学习具有支撑作用。本教材主要包括人体解剖学和人体生理学两部分。《人体解剖生理学》第3版教材的编写是在第2版教材的基础上进行的，主要根据高职高专药品类专业的教学需要及学生的学习能力和学习特点，同时结合第2版教材使用中的反馈信息，紧跟"互联网+"在当前学校教育教学中与日俱增的趋势。其主要特色：一是编写内容的补充和完善，如增加了心血管活动的调节、呼吸运动的调节和消化活动的调节等内容；二是增设了"导学情景"和"边学边练"两个栏目；三是增加了与教材配套的数字资源，包括每一章中的PPT课件和同步练习，以满足信息化时代职业教育中"教与学"的需求。

整套教材的编写框架保留了第2版教材中的六个必设栏目，又增加了"导学情景"和"边学边练"两个栏目。"导学情景"是为了使每一章的教学有一个比较好的切入点和（或）是对每一章教学内容的一个高度概括；"边学边练"主要是将第2版教材中每一章后的实验内容集中放到全部理论内容之后，同时在理论内容的相应位置插入"边学边练"栏目，目的是将理论教学内容和实验教学内容分开而更有利于教学，同时也明确了理论和实验内容的"关联"之处。教材中的每一节后面都有"点滴积累"，每一章后都有"目标检测"，其余栏目则根据教材内容的实际需要进行合理设置。"点滴积累"主要是让学生明确本节需要掌握的重点或是考点内容；"目标检测"主要是让学生强化巩固所学的重点知识，也可对教学效果进行评估。数字资源中与教材匹配的"PPT课件"可为教师教学提供帮助，也有助于学生进行课前预习或课后复习；"同步练习"附有答案及习题解析，能使学生更好地掌握教学重点和考点。

在教材筹备和编写过程中，得到相关院校领导和出版社的大力支持和各位编者的通力合作，在此一并表示感谢。由于时间紧迫、水平有限，书中难免有不妥之处，望广大师生及读者给予批评指正，以使该教材再版时能够得到更好的完善。

贺　伟　吴金英

2018年7月

目　录

第一章

绪 论

ER-01章PPT

导学情景

情景描述：

正式上课前，新生们在教室里交谈着或是讨论着什么，有位学生低头看着手机里的课表，若有所思地问到：我们是"学药"的，为什么要学人体解剖生理学这门课呢？

学前导语：

药品类专业的学生主要学习与"药"相关的专业知识，而这些"药"主要是用于预防或治疗人体疾病的。如何判断人体是否患病？对病或对症下药后的治疗效果如何？这些"药"是如何在人体发挥作用的？这些问题的解决都需要同学们首先掌握正常人体功能方面的知识，而正常人体功能与正常人体结构又是密不可分的。人体解剖生理学就是有关正常人体形态结构和功能的一门科学，也是学好药品类专业课的一门重要医学基础课，并且可以为今后学习或工作中的慢病管理和用药服务打好基础。

人体解剖生理学主要包括人体解剖学和人体生理学两部分内容，是研究正常人体形态结构和生命活动规律的科学。人体解剖学主要研究的是人体各器官的形态结构、位置及毗邻关系，而人体生理学主要研究的是正常人体生命活动及其规律。两门学科从不同的角度、以不同的方法、在不同的层面对正常人体进行研究，将所获得的知识进行有机融合，逐步形成了人体解剖生理学这门学科。

第一节　概述

一、人体解剖生理学与药学的关系

人体解剖生理学是高职高专药品类专业的一门重要的专业基础课程，是学习和研究现代医药学的重要基础。只有认识并掌握正常人体的形态结构和生理功能，才能更好地掌握药物对人体结构及功能活动的影响、理解药物对人体的作用机制、指导临床医疗中的合理用药，并有助于不断地研制和开发疗效确切、毒副作用小且价格便宜的新药，以造福人类。

二、学习人体解剖生理学的基本观点和方法

（一）平面与立体相联系

学习人体解剖生理学时，教材及教学课件中提供参考的一些细胞、组织与器官的图谱、组织切片

及标本显示的是平面结构,然而同一细胞、组织与器官的形态结构在不同切面和角度的情况下并不是完全相同的。因此,在观察平面结构时,要发挥抽象思维能力和空间想象力,将一个个不同的平面形象联系起来转变为完整的立体形象,从而加深对人体内细胞、组织、器官整体结构的认识。

（二）结构与功能相联系

结构与功能是正常人体密不可分的两个方面,组织结构是人体功能活动的物质基础,而人体功能活动则是组织结构的运动形式。如果组织结构异常,则可导致人体功能活动异常;相反,如果长期的功能改变,又可引起组织结构发生改变。因此,要用辩证思维的方法去学习、理解和记忆教学内容,既要在掌握形态结构知识的基础上理解功能活动的机制及其规律,同时又要注意联系功能活动来加深对形态结构的认知。

（三）局部与整体相联系

人体是一个有机的统一整体,各局部的细胞、组织与器官系统都是这个整体的一部分。人体解剖生理学的内容绝大多数是从器官系统水平及细胞分子水平的实验研究中获得的。在学习每一系统的结构与功能时,一定要注意其与人体其他各部分的联系,否则就会导致"盲人摸象"的结果。

（四）人体与环境相联系

人的生存离不开环境,环境包括外环境和内环境。美好和谐的自然环境与社会环境（外环境）是人健康生存与发展的重要前提;而人体内环境的稳态又是细胞新陈代谢这一最基本的生命活动特征的重要保证。相关内容将在本章第二节阐述。

（五）理论与实践相联系

理论来源于实践,又能够更好地指导实践。人体解剖生理学是药品类专业的专业基础课,学习时,首先要认真上好实验课,巩固和加深对理论知识的理解和掌握;其次要注意将人体解剖生理学知识与后续课程的学习、医药临床及生活实际联系起来,以提高运用所学的基础知识分析解决问题的能力。

▶▶ **边学边练**

实验课有哪些要求？ 如何撰写实验报告？ 请参见人体解剖生理学实验总论。 如何使用显微镜观察组织细胞的结构？ 使用过程需要注意哪些事项？ 请参见:实验一 显微镜的构造和使用。

三、人体的组成与分部

（一）人体的组成

细胞是组成人体的最基本的结构和功能单位。人体内的细胞形态和结构各异,由许多形态结构相似、功能相近的细胞与细胞间质有机地组合在一起,形成具有一定功能的结构,称为组织。人体有4类基本组织,即上皮组织、结缔组织、肌组织和神经组织。几种不同的组织组合成具有一定形态和功能的结构,称为器官,如脑、心、胃、肾等。由若干个功能相关的器官组合起来,共同完成某一方面的连续性生理功能,构成系统。人体有运动系统、消化系统、呼吸系统、泌尿系统、生殖系统、脉管系统、感觉器官、神经系统、内分泌系统等。人体各器官、系统在神经和体液因素的调节下,彼此联系、互相协调,构成一个和谐统一的整体。

（二）人体的分部

人体从整体外形上可分为四大部分,即头、颈、躯干和四肢。头可分为面部和颅部。颈可分为颈部和项部。躯干分为胸部、腹部、背部、盆部和会阴等部分。四肢分为上肢和下肢。上肢又分为肩、臂、前臂和手四部分,下肢又分为臀、大腿、小腿和足四部分。

四、常用的人体解剖学术语

人体各部或各器官的形态结构和位置关系可能因体位、姿势等变化而发生改变。为了准确地描述人体各部分和各器官的形态结构、位置及其相互关系,必须使用国际通用的统一标准和描述术语,方可统一认识,避免混淆与误解(图 1-1)。

（一）解剖学姿势

身体直立,两眼平视正前方,上肢下垂于躯干两侧,掌心向前,下肢并拢,足尖向前的姿势称为解剖学姿势。在描述人体结构时,无论标本或模型以何种方式放置,均应以解剖学姿势为标准。

（二）轴

轴是通过某部分或某结构的假设线。人体共有 3 种相互垂直的轴。

1. **垂直轴** 呈上下方向,与人体长轴平行并与地平面相垂直的轴。

2. **矢状轴** 呈前后方向,与冠状轴和垂直轴相互垂直的轴。

3. **冠状轴** 呈左右方向,与矢状轴和垂直轴相互垂直的轴。

（三）面

解剖学常用的面有 3 种,相互间呈垂直关系。

1. **矢状面** 沿前后方向,将人体纵切为左、右两部分,其断面即矢状面。在人体正中线上的矢状面称为正中矢状面,它将人体分为左右对称的两部分。

2. **冠状面** 沿左右方向,将人体纵切为前、后两部分,其断面即冠状面。

3. **水平面** 指与地平面平行,将人体横切为上、下两部分的断面即为水平面(图 1-1)。

此外,器官的切面一般以器官本身的长轴为依据,凡是与器官长轴平行的切面称纵切面,与其长轴垂直的切面称横切面。

（四）方位术语

对人体内部结构及其位置的描述,一律使用下列方位术语。

1. **上和下** 近头顶者为上,近足底者为下。

2. **前和后** 近腹面者为前,又称腹侧;近背面者为后,

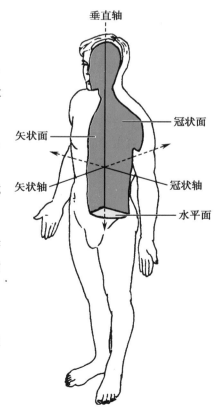

图 1-1 人体的轴与面

又称背侧。

3. 内侧和外侧 近正中矢状面者为内侧,远离正中矢状面者为外侧。在四肢,前臂的内侧和外侧又称尺侧和桡侧,小腿的内侧和外侧又称胫侧和腓侧。

4. 内和外 凡有空腔的器官,近内腔者为内,远离内腔者为外。

5. 浅和深 近体表者为浅,远离体表而距人体内部中心近者为深。

6. 近侧和远侧 多用于四肢。距肢体根部近者为近侧,又称为上;反之为远侧,又称为下。

五、常用的人体生理学概念

(一) 刺激和反应

刺激是指能被人体感受并产生反应的环境变化。刺激的种类包括:①化学性刺激,如某些药物、酸、碱、盐、化妆品和PM$_{2.5}$等;②生物性刺激,如病毒、细菌、支原体、衣原体等;③社会心理性刺激,如学习和工作中的竞争压力、情绪变化等;④物理性刺激,如声、光、电、温度、辐射、机械等。刺激引起人体产生反应需要具备以下3个条件:刺激的强度、刺激的作用时间和刺激强度的变化率。

反应是指人体或组织细胞受到刺激后所产生的活动变化。反应的基本形式有两种:兴奋和抑制。兴奋是指受刺激后,人体或组织细胞由相对静止变为活动或者是活动在原有的基础上增强的变化;抑制是指受刺激后,人体或组织细胞由活动变为相对静止或者是活动在原有的基础上减弱的变化。

(二) 兴奋性

兴奋性是人体生命活动的一个重要特征,它是指人体对刺激发生反应的能力或特性。

人体内不同的组织,其兴奋性的高低不同;同一组织在不同的环境中或不同的功能状态下,其兴奋性的高低也不相同。组织兴奋性的高低可以用阈值进行衡量比较。阈值是指引起组织兴奋的最小刺激强度。强度等于阈值的刺激称为阈刺激;强度高于阈值的刺激称为阈上刺激;强度低于阈值的刺激称为阈下刺激。组织兴奋性的高低与阈值呈反变关系,即兴奋性∝1/阈值。如果用阈刺激可引起组织兴奋,表明组织的兴奋性正常;如果用阈下刺激可引起组织兴奋,表明组织的兴奋性高于正常;如果用阈上刺激才能引起组织兴奋,表明组织的兴奋性低于正常。人体内的神经、肌肉、腺体这3种组织的兴奋性比较高,通常将它们称为可兴奋组织或易兴奋组织。

点滴积累 V

1. 对于人体来说,进入体内的药物就是刺激,药物的剂量就是刺激的强度;药物引起人体产生的有利反应就是药物的作用,不利反应就是药物的副作用。

2. 不同个体对药物刺激的反应能力不同(即兴奋性不同),同一个体在不同的时期对药物刺激的反应能力也会不同,因此每个患者的用药剂量及疗程也不是完全相同的。

第二节 人体内环境及其稳态

体液是人体内的所有液体的总称。成人的体液量约占体重的60%,按其分布可分为细胞内液和细胞外液两大部分。细胞内液约占40%,细胞外液约占20%(其中血浆约占5%,组织液约占15%)。

一、人体与外环境

人作为一个整体生活的环境称为外环境,它包括自然环境和社会环境。自然环境与社会环境的变化会影响每个人,需要人对其变化必须或不得不作出适应性的反应,即适者生存。然而人体对自然环境和社会环境变化的适应能力是有一定限度的,如果外环境因素发生过度的、人体无法适应的变化,将会导致相关疾病的发生,甚至是死亡。

二、内环境与稳态

细胞是人体最基本的结构和功能单位,人体的绝大多数细胞并不直接与外界环境发生接触,而是浸浴在细胞外液中。相对外环境而言,内环境是指体内细胞直接生存的环境,即细胞外液(包括组织液、血浆、淋巴液、脑脊液、房水等)。内环境中最重要、最活跃的部分是血浆,它可随血液循环流动至全身各处,成为沟通人体各部分组织液以及与外环境进行物质交换的重要环节。

正常情况下,内环境的成分和理化性质(如pH、渗透压、温度、各种物质浓度等)保持相对稳定的状态,称为内环境稳态。所谓相对稳定,是指在正常生理情况下内环境的各种理化性质只在很小的范围内发生变动,是一种动态平衡状态。内环境稳态是细胞维持正常生理功能的必要条件,也是人体维持正常生命活动的必要条件。如果内环境稳态遭受破坏,人体功能将发生紊乱,导致疾病,甚至危及生命。

稳态的概念现已泛指人体内的生理活动在神经、体液等因素调节下保持相对稳定和相互协调的状况。

点滴积累 V

1. 患者到医院就医时,医师需要进行有关血液方面的检查,即通常说的"验血",就是通过了解血液及血浆内环境的变化,为疾病的诊治提供依据。
2. 从生理学的角度看,健康指的就是人体的功能活动处于稳态水平;疾病就是人体的功能活动偏离了稳态水平,而与稳态水平偏差越大,说明病情越严重;用药物等手段对患者进行治疗的过程,就是让人体的功能活动接近或重新恢复到稳态水平。

第三节 人体生理功能的调节

调节是指人体对内、外环境变化所作出的适应性反应的过程。人体生理功能的调节通常是由神经调节、体液调节和自身调节来完成的。

一、人体功能的调节方式

(一)神经调节

神经调节是指通过神经系统的活动对人体功能进行的调节。它在人体功能的调节中起主导作用。神经调节的基本方式是反射。反射是指在中枢神经系统参与下,人体对刺激产生的规律性反应。反射的结构基础是反射弧。反射弧由五部分组成,即感受器、传入神经、中枢、传出神经和效应器(图1-2)。

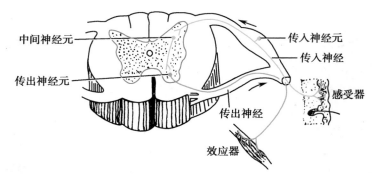

图1-2 反射弧示意图

根据反射活动形成的过程和条件不同,可将反射分为非条件反射和条件反射两种类型。①非条件反射:其特点是先天遗传、种族共有、反射弧固定,是由非条件刺激引起的反射,在人体内存在的数量较少,如酸性食物刺激口腔黏膜的化学感受器引起唾液分泌就属于非条件反射;②条件反射:是在非条件反射基础上产生的,其特点是通过后天学习训练获得、有个体差异、反射弧不固定(不强化、易消失),是由条件刺激引起的反射,在人体内存在的数量较多,如"望梅止渴"中的唾液分泌就属于条件反射。

神经调节的特点是反应迅速、历时短暂、作用精确。

▶▶ 边学边练

反射活动的结构基础是反射弧;反射是按着反射弧顺序进行的,反射弧的任何一部分受到破坏,反射活动都会减弱甚至消失。关于反射弧的组成及其与反射活动之间的关系请参见:实验二 反射弧分析

(二)体液调节

体液调节是指通过体液中的化学物质对人体功能进行的调节。参与体液调节的化学物质很多,主要有内分泌细胞分泌的各种激素(如胰岛素、甲状腺激素、甲状旁腺激素等)、细胞代谢产物(如CO_2、H^+、乳酸等)和一些生物活性物质(如组胺、缓激肽、前列腺素等)。

激素通过血液循环运送到远处的组织器官而发挥调节作用,称为全身性体液调节。接受激素调节的器官或细胞称为激素的靶器官或靶细胞。某些组织细胞分泌的生物活性物质及代谢产物经组织液的扩散,调节邻近细胞的活动,称为局部性体液调节。

体液调节的特点是调节速度较慢、持续时间较长、作用范围较广。

在完整的人体内,体液调节和神经调节是相辅相成的。体液调节常作为神经调节反射弧传出通路的一个环节而发挥作用。这种复合调节方式称神经-体液调节(图1-3)。

(三)自身调节

自身调节是指组织、细胞不依赖于神经或体液的调节而对环境变化自动产生的适应性反应。这

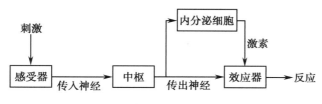

图 1-3　神经-体液调节示意图

种反应是组织、细胞本身的生理特性。生理情况下,肾血流量与脑血流量的相对恒定主要是依靠自身调节维持的。例如当平均动脉血压在 80~180mmHg 变化时,肾血流量可保持相对恒定,而不会随全身血压的变化而波动,即使在去神经支配的离体灌流肾脏也有这种现象,由于这种调节机制存在于肾脏血管本身,故称为自身调节,相关内容将在第十章泌尿系统中阐述。

自身调节的特点是调节准确、稳定,但调节幅度小、灵敏度低、调节范围局限。

二、人体功能调节的控制系统

用工程控制论原理分析人体生理功能调节时,可以认为人体的各种功能调节系统都是控制系统。任何控制系统都由控制部分和受控部分组成。人体的神经系统和内分泌系统是控制系统中的控制部分,效应器或靶器官、靶细胞是受控部分。控制系统可分为非自动控制系统、反馈控制系统和前馈控制系统三大类。

(一)非自动控制系统

非自动控制系统是一种开环系统。这种控制方式是单向的,由控制部分发出指令到达受控部分,但受控部分的活动不会反过来影响控制部分的活动。在人体正常生理功能的调节中,这种方式的控制极为少见。

(二)反馈控制系统

反馈控制系统是一个闭环系统,在控制部分与受控部分之间存在着往返的双向信息联系(图 1-4),即由控制部分发出控制信息改变受控部分的活动,受控部分将反馈信息送回至控制部分,纠正和调整控制部分的活动。受控部分发出信息反过来调节控制部分的过程称为反馈。

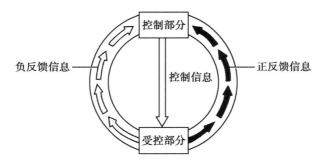

图 1-4　反馈环路和正、负反馈示意图

反馈分为负反馈和正反馈。负反馈是指反馈信息的作用与控制信息的作用方向相反,抑制或减弱原效应的过程,即反馈后的效应向原效应的相反方向变化。负反馈调节是可逆的,其作用是使某种生理活动保持相对稳定的水平,即维持稳态。负反馈在人体调节中最为常见。正反馈是指反馈信息的作用与控制信息的作用方向相同,不断促进与加强原效应的过程。正反馈过程一旦发动起来,就逐渐加速加强,直至完成。正反馈在人体调节中比较少见,血液凝固、排尿反射、排便反射、射精反射和分娩等过程存在正反馈调节。

(三)前馈控制系统

前馈是指人体在控制部分向受控部分发出指令的同时,又通过另一快捷的通路向受控部分发出指令,使受控部分的活动更加准确和适度。受控部分在接受控制部分的指令进行活动时,能及时地受到前馈信号的调控,因此活动可以更加准确。条件反射也是前馈调节。例如食物的信号(如食物的外观、气味等)在食物进入口腔之前就可引起唾液、胃液分泌等消化活动。前馈与反馈相比更为迅速,可使人体的反应更具有预见性和超前性。

点滴积累 V

1. 人体所处的内、外环境总是在变化的,正常人体对其感受到的环境变化能及时准确地作出反应,而这些反应大多数都是在神经调节和体液调节的控制下完成的。

2. 生理情况下,内环境及人体的各种功能活动都要保持稳态,即不强不弱、不多不少、不快不慢、不高不低,而稳态的维持主要是人体控制系统中负反馈调节的结果。

目标检测

一、单项选择题

1. 人体解剖生理学主要研究的是
   A. 正常人体结构   B. 异常人体结构   C. 正常人体功能
   D. 异常人体功能   E. 正常人体结构和功能

2. 以体表为准的方位术语是
   A. 内、外   B. 前、后   C. 内侧、外侧
   D. 浅、深   E. 上、下

3. 可将人体分为左右对称的两部分的切面是
   A. 矢状面   B. 冠状面   C. 水平面
   D. 正中矢状面   E. 纵切面

4. 将人体分为前、后两部分的切面是
   A. 矢状面   B. 水平面   C. 冠状面
   D. 正中矢状面   E. 纵切面

5. 标准的人体姿势是
   A. 身体直立   B. 下肢分离   C. 足尖向外
   D. 手掌向后   E. 身体侧卧

6. 下列关于方位的描述,错误的是
   A. 近头者为上,近足者为下

B. 近腹者为腹侧,近背者为背侧

C. 距正中面近者为内侧,远者为外侧

D. 以体表为准,距表面近者为近侧,距表面远者为远侧

E. 以体表为准,距表面近者为浅,距表面远者为深

7. 能引起人体发生反应的各种环境变化统称为

A. 刺激   B. 反应   C. 反射

D. 兴奋   E. 兴奋性

8. 反应的基本形式有

A. 兴奋和兴奋性   B. 去极化和超极化   C. 兴奋和抑制

D. 肌肉收缩和腺体分泌   E. 肌肉收缩和舒张

9. 衡量组织兴奋性的指标是

A. 阈电位   B. 阈值   C. 强度/时间变化率

D. 静息电位   E. 动作电位

10. 人体最重要的内环境是

A. 细胞内液   B. 细胞外液   C. 血浆

D. 淋巴液   E. 体液

11. 人体内环境的稳态是

A. 细胞内液的理化性质保持不变

B. 细胞外液的理化性质保持不变

C. 细胞内液的理化性质相对恒定

D. 细胞外液的理化性质相对恒定

E. 细胞内液和细胞外液的化学成分相对恒定

12. 神经调节的基本方式是

A. 反应   B. 反射   C. 反馈

D. 正反馈   E. 负反馈

13. 维持人体某种功能状态的稳定主要依赖于下列哪个调节过程

A. 神经调节   B. 体液调节   C. 自身调节

D. 正反馈调节   E. 负反馈调节

14. 下列哪个过程不存在正反馈调节

A. 分娩   B. 血液凝固   C. 排尿反射

D. 降压反射   E. 射精过程

15. 体液调节的特点是

A. 速度快   B. 范围小   C. 持续时间长

D. 调节幅度小   E. 不存在负反馈

二、多项选择题

1. 解剖学姿势规定

   A. 两眼平视正前方　　　　B. 双上肢下垂　　　　C. 手背朝向外侧

   D. 双下肢并拢　　　　　　E. 足尖向前

2. 人体的分部

   A. 人体从整体外形上可分为头、颈、躯干和四肢

   B. 头的前部为面

   C. 颈的后部为项

   D. 四肢分为上肢和下肢

   E. 躯干分为胸、腹、背、盆和会阴

3. 下列属于条件反射的有

   A. 谈虎色变　　　　　　　B. 望梅止渴　　　　　C. 画饼充饥

   D. 老马识途　　　　　　　E. 一朝被蛇咬，十年怕井绳

4. 人体的可兴奋组织包括

   A. 神经　　　　　　　　　B. 骨　　　　　　　　C. 肌肉

   D. 腺体　　　　　　　　　E. 上皮

5. 下列哪些人体过程存在正反馈

   A. 分娩　　　　　　　　　B. 排尿反射　　　　　C. 血液凝固

   D. 体温调节　　　　　　　E. 肺牵张反射

三、简答题

1. 何谓解剖学姿势？为什么要确定解剖学姿势？

2. 人体常用的切面和轴有哪些？

3. 为什么内环境要维持稳态？如何维持稳态？

4. 人体功能的调节方式有几种？其调节特点各是什么？

5. 简述反馈的类型及生理意义。

（贺　伟　于翠萍）

第二章

细 胞

ER-02-PPT

导学情景 ∨

情景描述：

老师带领学生参观生命科学馆，小明同学在一台电子显微镜前停下来。通过显微镜头，他看到了各种各样、不同颜色的形状，他兴奋地让老师给他讲解一下"镜头下看到的是什么"？老师看了看回答到：你看到的是细胞！

学前导语：

细胞是人体结构和功能的基本单位。人体内不同组织或器官的生命活动现象是千差万别的，但是在细胞水平上的基本生命过程和原理却有很大程度的共性。本章将和同学们一起学习正常人体细胞的结构及发生在细胞水平上的共同的生命现象，为本教材后续内容的学习及后续课程的学习打好基础。

人体各器官和系统的功能活动与构成该器官和系统的细胞群体是密不可分的，人体的各种生理功能和生化反应都是在细胞水平进行的，因此细胞是人体结构和功能的基本单位。研究细胞的结构和功能，有助于更深入地理解人体的各种生命活动现象。

第一节 细胞的基本结构

人体内共有细胞约 10^{14} 个，组成不同组织的细胞虽大小、形态和功能各异（图 2-1），但它们的基本结构相同，都包括细胞膜、细胞质和细胞核三部分。

一、细胞膜

细胞膜是分隔细胞质与细胞周围环境的一层薄膜结构，厚 7～8nm。细胞膜和细胞内各种细胞器的膜结构及其化学组成基本相同，主要由脂质、蛋白质和少量糖类组成。关于细胞膜分子结构，被广为接受的是 1927 年 Singer 和 Nicholson 提出的液态镶嵌模型。这一学说认为，膜的基本结构是以液态脂质双分子层构成膜的基架，其中镶嵌着具有不同结构和功能的蛋白质，糖类分子与脂质、蛋白质结合后附在膜的表面（图 2-2）。其中，脂质在体温条件下呈液态，使膜具有某种程度的流动性；蛋白质是膜功能的主要体现者，根据膜蛋白在膜中的存在形式，可分为表面蛋白和整合蛋白；糖类主要作为一种分子标记发挥受体或抗原的作用。

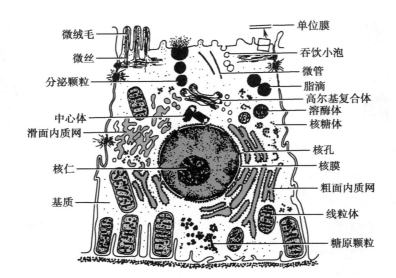

图 2-1　细胞超微结构模式图

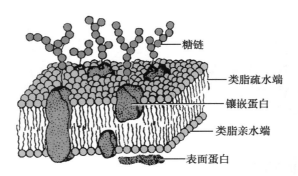

图 2-2　细胞膜的基本结构——液态镶嵌模型

细胞膜既是细胞的屏障,又是细胞与细胞外液之间进行物质和信息交换的媒介,如跨膜物质转运、生物电活动、跨膜信号转导以及许多药物对机体的作用等都与细胞膜密切相关。

二、细胞质

细胞质是指存在于细胞膜与细胞核之间的物质,是细胞新陈代谢的重要场所,主要包括基质、细胞器和包含物三部分。

(一)基质

基质指细胞质内呈液态的部分,是细胞质的基本成分,主要含有多种可溶性酶、糖、无机盐和水等。细胞的各种功能以及细胞形态的维持都需要基质参与。

(二)细胞器

细胞器是细胞质中具有一定形态和功能的结构,主要包括以下几种:

1. 核糖体　主要由核糖体 RNA(rRNA)和蛋白质构成,是合成蛋白质的主要结构,其功能是按照 mRNA 的指令由氨基酸合成蛋白质。

2. 线粒体　内含催化物质代谢和能量转换的各种酶和辅酶,通过氧化磷酸化合成腺苷三磷酸(ATP),为细胞的生命活动提供能量,细胞生命活动所需能量的 80% 都是由线粒体提供的(图 2-3)。

3. **内质网** 是由单位膜围成的相互连续的小管、小泡和扁囊样结构组成的三维网状膜系统(图2-4)。根据其外表面是否有核糖体附着可将内质网分为两类:一类附着有核糖体,称粗面内质网,主要功能是合成与分泌蛋白质;另一类无核糖体附着,称滑面内质网,功能复杂,主要参与糖原代谢、脂类代谢和其他多种代谢过程,包括固醇类激素的合成、解毒以及调节 Ca^{2+} 的浓度等。

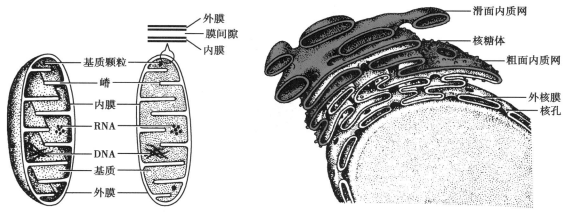

图 2-3　线粒体结构示意图　　　　图 2-4　内质网结构示意图

4. **高尔基复合体** 是由膜性的多层扁平囊泡及其周围成簇囊泡组成的。其主要功能是对内质网合成的蛋白质进一步分类加工、修饰和浓缩,最后形成分泌泡和溶酶体。

5. **中心体** 电子显微镜下可见每个中心体含有两个中心粒,这两个中心粒相互垂直排列。它能自我复制,参与细胞的分裂活动。

6. **溶酶体** 是由一层单位膜包围而成的,呈球形或卵圆形,内含有多种高浓度的酸性水解酶。其主要功能是进行内源性和外源性物质的消化,而且还参与机体的某些生理活动和发育过程。

7. **过氧化物酶体** 由一层单位膜包裹而成的圆形或卵圆形小体,内含多种高浓度的氧化酶。其主要功能是对细胞吸收或产生的各种物质氧化解毒,防止它们在细胞内聚集。

8. **细胞骨架** 是由蛋白纤维交织而成的立体网架结构,包括微管、微丝和中间纤维 3 种类型。主要功能是参与细胞形态的维持、细胞运动、细胞内的物质运输、细胞分裂等过程。

三、细胞核

细胞核是遗传物质储存、复制和转录的场所,是细胞生命活动的控制中心。它是由核膜、核仁、染色质和核基质组成的(图2-5)。人体细胞除成熟的红细胞外,都有细胞核,每个细胞通常只用 1 个核,但有些细胞为双核或多核。细胞核的形态各不相同,常与细胞的形状、细胞类型、发育时期有关。

(一)核膜

核膜是包被核内容物的双层膜结构,对核内的物质有保护作用。电镜下的结构组成包括外核膜、内核膜、核间隙、核纤层和核孔。核膜的功能主要有稳定细胞核的形态和成分,控制细胞核和细胞质之间的物质交换,参与蛋白质、核酸等生物大分子的合成等。

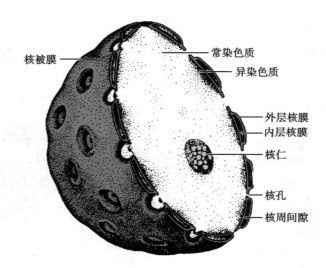

核被膜　　　　　　　　　常染色质
　　　　　　　　　　　　异染色质

　　　　　　　　　　　　外层核膜
　　　　　　　　　　　　内层核膜
　　　　　　　　　　　　核仁

　　　　　　　　　　　　核孔
　　　　　　　　　　　　核周间隙

图 2-5　细胞核结构示意图

（二）核仁

每个细胞中有核仁 1~2 个,甚至多个。光镜下核仁为均匀、海绵状的球体,无膜包裹,是由多种成分构成的一种大的网络结构。核仁的主要化学组成为 RNA、DNA、蛋白质和酶类等。其功能与细胞内蛋白质的合成密切相关,是蛋白质合成机器——核糖体的重要装配场所。

（三）染色质和染色体

染色质和染色体都是遗传物质在细胞中的储存形式,主要组成成分均为核酸和蛋白质。它们是同一物质在不同细胞时相所表现出的不同形态。间期细胞中,染色质呈细网状,不规则形态;进入分裂期,经高度凝集形成染色体。

（四）核基质

核基质是指真核细胞核内除去核膜、核纤层、染色质、核仁以外存在的一个由纤维蛋白构成的网架体系,因此又称为核骨架。核基质的主要功能是维持细胞形态结构,为核内 DNA 复制提供支架,是基因转录加工的场所,以及参与染色体的构建等。

点滴积累 ∨

1. 细胞的基本结构包括细胞膜、细胞质和细胞核三部分。
2. 细胞膜的分子结构——液态镶嵌模型。 这一模型认为细胞膜以液态脂质双分子层为基架,其中镶嵌着具有不同分子结构和功能的蛋白质。 其中的蛋白质是细胞膜功能的主要执行者。
3. 细胞核是遗传物质储存、复制和转录的场所,是细胞生命活动的控制中心。

第二节　细胞的基本功能

一、细胞膜的物质转运功能

由于新陈代谢的需要,细胞要不断从细胞外液中摄取 O_2 和营养物质,并将代谢产物排出,这些物质的进入和排出都需要经过细胞膜转运。对于理化性质不同的物质,细胞膜有不同的转运机制。

（一）单纯扩散

单纯扩散指脂溶性小分子物质(如 O_2、CO_2、N_2、乙醇、尿素、甘油等)从细胞膜高浓度一侧向低浓度一侧进行的跨膜转运。这一扩散方式是单纯的物理现象,无生物学机制的参与,也无须能量消耗。影响单纯扩散的因素主要有两个:被转运物质在膜两侧的浓度差;细胞膜对该物质的通透性,即物质通过细胞膜的难易程度。浓度差越大,通透性越高,单位时间内物质扩散的量越多。

（二）易化扩散

易化扩散指的是非脂溶性的小分子物质或带电离子在膜蛋白质帮助下,顺浓度差或电位差梯度进行的跨膜转运过程。根据参与转运的膜蛋白不同,将易化扩散分为经载体的易化扩散和经通道的易化扩散两种形式。

1. 经载体的易化扩散 指水溶性小分子物质(如葡萄糖、氨基酸等)在载体蛋白介导下顺浓度梯度进行的跨膜转运,属于载体蛋白介导的被动转运(图 2-6)。

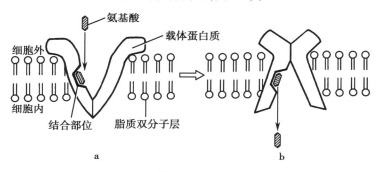

图 2-6 经载体的易化扩散示意图
a. 载体蛋白质在膜的一侧与被转运物结合;b. 载体蛋白质在膜的另一侧与被转运物分离

经载体的易化扩散具有以下特点:①结构特异性:各种载体仅能识别和结合具有特定化学结构的底物,载体的结合位点与被转运物质之间具有结构特异性;②饱和现象:由于载体和载体结合位点的数量有限,因此当被转运的底物浓度增加到一定程度时,底物的扩散速度便达到最大值,不再随底物浓度的增加而发生改变;③竞争性抑制:化学结构相似的两种物质如果都能经同一载体转运,则两个底物之间将发生竞争性抑制,浓度低的物质的转运就会减少。

2. 经通道的易化扩散 指各种带电离子在通道蛋白的介导下,顺浓度梯度和(或)电位梯度进行的跨膜转运。通道贯穿细胞膜脂质双层,中央有亲水性孔道,通道关闭时,离子不能通过;通道开放时,离子可经孔道从高浓度一侧向低浓度一侧扩散,离子通过时无须与通道蛋白结合,因此离子跨越细胞膜的速度极快(每秒达 $10^6 \sim 10^8$ 个)(图 2-7)。

离子通道具有如下特征:①离子选择性:每种通道只对一种或几种离子的通透性较大,而对其他离子的通透性很小或无通透性。根据通道对离子的选择性,可将通道分为 Na^+、K^+、Ca^{2+}、Cl^- 通道等。②门控特性:大部分通道蛋白分子内部有一些可移动的结构或化学基团,在通道内起"闸门"样作用,许多因素可引起"闸门"运动,导致通道开放或关闭,这一过程称门控(图 2-8)。在静息状态下,大部分离子通道呈关闭状态,在受到刺激后,闸门可开放,根据闸门对不同刺激敏感性的不同,可将离子通道分为:①电压门控性通道,这类通道由膜电位变化控制其开放或关闭,如神经元上存在的电压门控性 Na^+ 通道;②化学门控性通道,这类通道由化学物质控制其开放或关闭,如骨骼肌细胞终板膜上存在的 N_2 型乙酰胆碱受体;③机械门控性通道,这类通道由机械性刺激控制其开放或关闭,如耳蜗内毛细胞膜上存在的机械门控性 K^+ 通道。

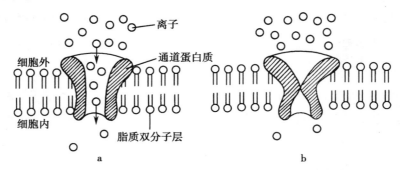

图 2-7　经通道的易化扩散示意图
a. 通道开放;b. 通道关闭

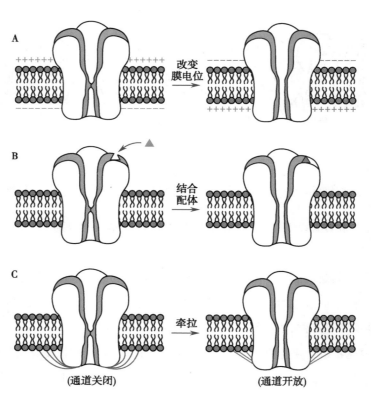

图 2-8　离子通道的门控特性示意图
A. 电压门控性通道;B. 化学门控性通道;C. 机械门控性通道

(三) 主动转运

　　有些离子或小分子物质在膜蛋白帮助下,由细胞代谢提供能量进行逆浓度梯度和(或)电位梯度进行的跨膜转运。根据转运过程中膜蛋白是否需要直接消耗能量,可将主动转运分为原发性主动转运和继发性主动转运。

　　1. 原发性主动转运　细胞直接利用代谢产生的能量将物质逆浓度和(或)电位梯度进行的跨膜

转运。介导这一过程的膜蛋白是离子泵。离子泵的化学本质是一类膜蛋白,具有 ATP 酶的活性,可以分解 ATP 使之释放能量,并能利用此能量进行离子的逆电-化学梯度跨膜转运。细胞膜上离子泵的种类较多,如钠-钾泵、钙泵、质子泵等。

钠-钾泵是哺乳动物细胞膜中普遍存在的离子泵,简称钠泵。当细胞内的 Na^+ 浓度升高或细胞外的 K^+ 浓度升高时,钠泵即被激活,每分解 1 分子 ATP 释放的能量,可以逆电-化学梯度将 3 个 Na^+ 转运到细胞外,同时将 2 个 K^+ 转运回细胞内(图 2-9)。钠泵的生理意义主要是形成和保持 Na^+、K^+ 在细胞膜内、外的浓度差,Na^+、K^+ 在细胞内、外分布的不均衡是细胞生物电产生的基础,也是其他物质继发性主动转运的动力。

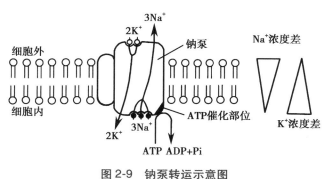

图 2-9 钠泵转运示意图

知识链接

钠-钾泵的提出

我们身体的细胞生活在一个含较高浓度 Na^+ 和较低浓度 K^+ 的咸水内环境中,而细胞内离子分布恰好相反,是什么机制导致活细胞具有这样神奇的功能呢? 1941 年,生理学家 R. B. Dean 基于用放射性钠元素对肌肉细胞的实验提出了在细胞膜一定有一种泵存在,能逆浓度地运输 K^+ 和 Na^+,将其称之为"钠-钾泵"。 不过,在当时这只是一个猜想,没有引起人们的注意。 1949 年,英国生理学家和细胞生物学家霍奇金将这一猜想引入并用来解释动作电位后静息电位的形成。 他认为:动作电位后,细胞膜仍然要恢复到原来的静息状态,这就需要将流入细胞内的 Na^+ 重新转运到细胞外。 由于 Na^+ 从膜内运出膜外是逆浓度梯度转运,需要消耗能量,需要钠-钾泵来完成转运。

2. 继发性主动转运 有些物质主动转运所需的能量不直接来自于 ATP 的分解,而是利用原发性主动转运所形成的某些离子的浓度梯度,在这些离子顺浓度梯度扩散的同时将其他物质逆浓度梯度和(或)电位梯度而进行的跨膜转运过程。例如葡萄糖、氨基酸在小肠黏膜上皮细胞和肾上管上皮细胞的转运。其转运的能量并不是直接来自于 ATP 的分解,而是来自于 Na^+ 在膜两侧的浓度梯度势能,后者是由钠泵利用分解的 ATP 释放的能量建立的(图 2-10)。

继发性主动转运分为两类:一类是同向转运,是指被转运的物质或离子都向相同方向转运,例如葡萄糖、氨基酸在小肠黏膜上皮细胞和肾小管上皮细胞的转运,甲状腺上皮细胞的聚碘过程等;另一类是逆向转运,是指被转运的物质或离子都向相反方向转运,例如心肌细胞的 Na^+-Ca^{2+} 交换过程等。

（四）入胞和出胞

大分子物质或物质团块进出细胞不是直接穿越细胞膜,它们首先被膜包围形成囊泡,再通过膜包裹、膜融合和膜离断等一系列过程完成跨膜转运,这是一个主动过程,需要消耗能量（图 2-11）。

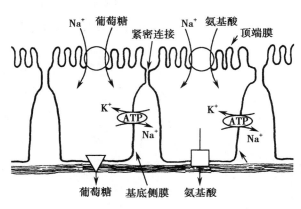

图 2-10 继发性主动转运示意图

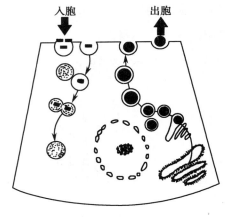

图 2-11 入胞和出胞过程示意图

1. **入胞** 指细胞外的大分子物质或物质团块如细菌、死亡细胞和细胞碎片等被细胞膜包裹后以囊泡形式进入细胞的过程。入胞时,细胞外的某物质与细胞膜接触,接触处的细胞膜发生内陷或伸出伪足包裹该物质,包裹部分的细胞膜与膜结构离断,使该物质连同包裹它的那部分细胞膜一起进入细胞,形成吞噬小泡并与溶酶体融合,内容物被溶酶体中的酶消化分解。固态物质（如细菌、病毒、异物颗粒等）进入细胞的过程称为吞噬,仅发生于一些特殊的细胞,如单核细胞、巨噬细胞和中性粒细胞;液态物质进入细胞的过程称为吞饮,可发生于体内几乎所有的细胞,是多数大分子物质如蛋白质分子进入细胞的唯一途径。

2. **出胞** 是指胞质内的大分子物质以分泌囊泡的形式排出细胞的过程。出胞时,在多种蛋白质的介导下,囊泡逐渐移向细胞膜的内侧,并与细胞膜发生融合、破裂,最后将其内容物释放到细胞外,如内分泌细胞分泌激素、神经纤维末梢释放神经递质等过程。

二、细胞的受体功能

细胞的信号转导是指生物学信息（兴奋或抑制）在细胞间或细胞内转换和传递,并产生生物效应的过程。信号转导的本质就是细胞和分子水平的功能调节,是机体生命活动中的生理功能调节的基础。在信号转导中,受体和配体是两个重要的概念。受体是指细胞膜上或细胞内能与某些化学物质（如激素、神经递质或某些药物）进行特异性结合并诱发生物效应的特殊生物分子。能与受体发生特异性结合的化学物质统称为配体。受体的化学本质通常是蛋白质。受体按分布的部位不同可分为膜受体、胞质受体和核受体。膜受体又分为 G 蛋白偶联受体、酶联受体和离子通道型受体。受体的基本功能:一是识别和结合配体;二是进行跨膜信号转导;三是产生相应的生理效应。体内的多数神经递质、激素以及某些药物首先要与细胞膜上的受体结合,才能发挥其生物学效应,可见受体的作用是细胞生理功能的一个重要的研究靶点。

点滴积累 ⋁

1. 物质的跨膜转运方式有单纯扩散、易化扩散、主动转运、入胞和出胞。

2. 单纯扩散的特点:顺浓度梯度进行,不需消耗能量。 影响因素:物质在膜两侧的浓度差,膜对该物质的通透性。

3. 易化扩散的特点:顺浓度梯度(或电位梯度)进行,不需消耗能量,需要膜蛋白帮助。 分为经载体的易化扩散、经通道的易化扩散。

4. 主动转运的特点:逆浓度梯度(或电位梯度)进行,需要消耗能量,需要膜蛋白帮助。 分为原发性主动转运,直接消耗 ATP,依赖泵蛋白帮助;继发性主动转运,间接利用 ATP,依赖转运体蛋白质帮助。

第三节 细胞的生物电现象

一切活的细胞无论处于安静还是活动状态,都普遍存在一种重要的生命现象,即生物电现象。细胞的生物电现象是由细胞膜两侧的不同离子跨膜扩散产生的,故又称为跨膜电位,是细胞实现各种功能活动的基础。临床上使用的心电图、脑电图和肌电图等就是利用仪器在器官水平上记录到的生物电,借此对疾病进行诊断和对健康进行评估。

细胞的跨膜电位主要有两种表现形式,即安静状态下的静息电位和受到刺激时产生的动作电位。

知识链接

生物电现象的发现

18 世纪末,意大利医师和生理学家 Galvani A 在实验中偶然发现,挂在铁栅栏铜钩上的蛙腿在风的吹动下左右摇晃时,一旦碰到铁栅栏,蛙腿就会猛烈收缩一次,它认为这种收缩是由于肌细胞内部有电流。 1939 年,英国剑桥大学的 Hodgkin 等人利用新发现的枪乌贼巨轴突,首次成功记录了神经纤维的跨膜电位,并因此获得了诺贝尔生理学或医学奖。 自此,生物电现象得以发现。

一、静息电位

(一)静息电位及有关概念

在安静状态下,存在于细胞膜内、外两侧的电位差称为静息电位。如图 2-12 所示,参考电极置于细胞外液,细胞外液接地使之保持在零电位水平;测量电极可插入细胞内不会明显损伤细胞。a 和 b 显示细胞外或细胞内任意两点之间的电位相等,没有电位差;c 则显示细胞膜内、外两侧存在电位差,即为静息电位。假如设定细胞膜外表面的电位为0,那么静息电位为负值。不同的细胞其静息电位不同,但大都在-10~-100mV,如骨骼肌细胞约为-90mV、神经细胞约为-70mV、平滑肌细胞约为-55mV、红细胞约为-10mV。

生理学中,细胞在安静状态下膜两侧处于内负外正的状态称为极化,极化和静息电位是同一种现象的两种不同描述,均表示细胞处于安静状态下。静息电位负值减小,如细胞内电位由-70mV减小到-50mV,称为去极化;静息电位负值增大,如细胞内电位由-70mV增至-90mV,称为超极化。细胞膜去极化之后再向静息电位方向恢复的过程称为复极化。

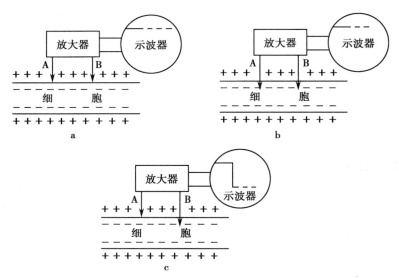

图 2-12 静息电位测定示意图
a. 电极 A、B 均置于细胞膜外表面;b. 电极 A、B 均插入细胞内;
c. 电极 A 置于细胞膜外表面,电极 B 插入细胞内

（二）静息电位的产生机制

关于静息电位的产生机制,普遍采用细胞的离子流学说来解释。该学说认为静息电位形成是由于细胞膜内、外两侧离子分布不均匀及细胞膜对各种离子的通透性不同造成的。细胞在静息状态时,细胞膜上的钠泵活动造成细胞膜内、外离子的不均衡分布(细胞外液的 Na^+ 浓度约为细胞内液的10倍,而细胞内液的 K^+ 浓度约为细胞外液的30倍);而且细胞在静息状态时,细胞膜对 K^+ 的通透性较大,对 Na^+ 的通透性很小,对有机负离子(A^-)几乎没有通透性。因此,部分 K^+ 就会顺浓度差向膜外扩散;因为膜对 A^- 几乎没有通透性,A^- 被阻隔在膜内。这样就形成了膜外侧带正电荷、膜内侧带负电荷的状态。但 K^+ 并不能无限制地进行外流,因为先扩散到膜外的 K^+ 形成的电场力会阻止 K^+ 的继续外流,随着 K^+ 外流的增加,这种阻力也不断增大,当推动 K^+ 外流的浓度差驱动力与阻止 K^+ 外流的电位差驱动力达到平衡时,膜对 K^+ 的净流量等于0,这时细胞膜内、外两侧就形成了一个相对稳定的电位差,这就是静息电位,即 K^+ 电-化学平衡电位。但 K^+ 电-化学平衡电位的数值与静息电位的实测值略有差别(表2-1)。例如骨骼肌细胞的 K^+ 电-化学平衡电位为-95mV,而它的静息电位实测值为-80mV,这是因为在安静时细胞膜也允许少量的 Na^+ 内流。

表 2-1　哺乳动物骨骼肌细胞内、外主要离子的浓度梯度和平衡电位

离子	胞外浓度（mmol/L）	胞内浓度（mmol/L）	浓度比值	平衡电位（mV）	静息电位（mV）
Na^+	145	12	12	+67	
K^+	4.5	155	0.026	−95	−80
Cl^-	116	4.2	29	−89	
Ca^{2+}	1.0	10^{-4}	10^4	+123	

注：监测温度为37℃

　　另外，钠泵通过主动转运可维持细胞膜内、外两侧 Na^+ 和 K^+ 的浓度差，为静息电位的形成奠定基础；同时，钠泵活动本身具有生电作用，也可影响静息电位。

案例分析

案例

1990 年 4 月，Jack Kevorkian 医师由于帮助 Janet Adkins 自杀而震惊了医学界。 Janet Adkins，54 岁，是一个有 3 个孩子的母亲，她被确诊为阿尔茨海默病——一种逐步导致老年性痴呆并死亡的脑部疾病。 Janet Adkins 夫人是 Hemlock 协会的成员，该协会提倡以安乐死代替晚期疾病导致的死亡。 Kevorkian 医师同意帮助 Janet Adkins 夫人结束她自己的生命。 在密歇根州 Oakland 县一个野营地的一辆大众车后排，Janet Adkins 夫人的静脉滴注管中被注入了一种含有麻醉剂的溶液，然后被自动地转换为高浓度的氯化钾溶液，使 Janet Adkins 夫人的心脏很快停止跳动而导致死亡。

分析

细胞膜对膜外 K^+ 浓度升高很敏感，当膜外 K^+ 的浓度升高 10 倍，静息电位即消失。 而如果静息电位消失，心肌细胞就不能产生导致其收缩的兴奋冲动而停止跳动。 因此，静脉滴注高浓度氯化钾是一种致死性注射。

二、动作电位

（一）动作电位的概念和特点

　　动作电位是指细胞受到有效刺激后，膜电位在静息电位的基础上产生的一次迅速、可向远处传播的电位变化。动作电位的产生是细胞兴奋的标志。

　　以神经细胞为例，当受到一个有效刺激后，膜电位由−70mV 首先去极化达到阈电位水平（见下文），然后迅速去极化达+30mV，形成动作电位的上升支（去极相），其中由 0mV 上升为+30mV 的过程称为反极化，0mV 以上的部分称为超射；随后膜电位由+30mV 迅速下降至接近静息电位水平，形成动作电位的下降支（复极相）。上升支和下降支形成尖锋状的电位变化称为锋电位，锋电位是动作电位的主要部分，是动作电位的标志。在锋电位后，膜电位出现的微小、缓慢而连续的波动称为后电位（图 2-13）。

动作电位具有以下特点：①具有"全或无"现象：刺激未达到阈强度时，不会引起动作电位的发生；动作电位一旦发生，其幅度就将达到最大，不会再因刺激强度的增加而增大。②不衰减性传导：细胞膜某一部位产生的动作电位可以沿着细胞膜不衰减地传导至整个细胞膜，而且其幅度和波形在传播过程中始终保持不变。③脉冲式：由于绝对不应期的存在，连续刺激所产生的动作电位不会完全融合，呈现一个个分离的脉冲式发放。

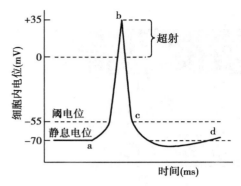

图 2-13　神经纤维动作电位示意图
ab. 动作电位上升支；bc. 动作电位下降支；
abc. 锋电位；cd. 后电位

（二）动作电位的产生机制

动作电位的形成机制也可以用离子流学说来解释，与细胞膜的通透性及离子的跨膜流动有关。

当细胞受到一次有效刺激后，首先导致局部膜的去极化，引起膜上的部分电压门控性 Na^+ 通道开放，少量 Na^+ 顺浓度差流入细胞，使膜局部去极化。当 Na^+ 内流使膜去极化达到某一临界值（阈电位）时，就会引起膜上的电压门控性 Na^+ 通道大量开放，细胞外的 Na^+ 顺着电-化学梯度快速大量内流，结果使膜内电位迅速升高，转而出现正电位，形成动作电位的上升支。当膜内正电位增大形成的阻止 Na^+ 内流的电位差驱动力与促使 Na^+ 内流的浓度差驱动力达到平衡时，此时膜电位达到一个新的平衡点，即 Na^+ 电-化学平衡电位。动作电位上升支达顶点后，Na^+ 迅速失活而关闭，Na^+ 内流停止，K^+ 通道开放，K^+ 顺电-化学梯度快速外流，膜内电位迅速下降，恢复到原来的静息电位水平，形成动作电位的下降支。

每发生一次动作电位，都会使膜内、外的离子分布发生改变，这将激活细胞膜上的钠泵，将进入细胞内的 Na^+ 泵出，将细胞外的 K^+ 泵入，以恢复细胞在静息时的离子的不均衡分布，从而为下一次兴奋的产生打下基础。

（三）动作电位的产生条件

动作电位是细胞兴奋的标志，是细胞接受有效刺激后引起的。所谓的有效刺激，指的是能使细胞产生动作电位的阈刺激或阈上刺激，通常单个阈下刺激不能触发动作电位。

1. 阈电位　当细胞受到一次阈刺激或阈上刺激时，受刺激处的细胞膜 Na^+ 通道少量开放，Na^+ 顺电-化学梯度内流，膜内的负电位减小而轻度去极化。当去极化达到某一数值时，Na^+ 通道突然大量开放，Na^+ 大量内流，从而引发动作电位。这个能使膜上的 Na^+ 通道突然大量开放，触发动作电位产生的临界膜电位值称为阈电位（threshold potential，TP）。所以，只要细胞膜去极化达到阈电位就能触发动作电位。一般来说，阈电位的绝对值比静息电位低 10~20mV，如神经细胞的静息电位是-70mV，其阈电位约为-55mV。静息电位与阈电位的距离大小可影响细胞的兴奋性，如两者的距离增大，则细胞的兴奋性下降。

2. 局部电位　当细胞受到单个阈下刺激时，可引起细胞膜 Na^+ 通道少量开放，去极化幅度较小不能达到阈电位水平，不能引发动作电位产生，这种较小幅度的去极化电位变化称为局部电位（local potential，LP）（图 2-14）。局部电位的特点是：①无"全或无"特性，局部电位的幅度与阈下刺激强度成正比；②电紧张性扩布，局部电位的幅度随传播距离延长而逐渐减小，呈衰减性传播；③总和效应，多个阈下刺激相继或同时引起的局部电位可以叠加起来,当达到阈电位时即可暴发动作电位(图 2-14)。

因此,动作电位既可由单个阈刺激或阈上刺激引起,也可由多个阈下刺激引起。

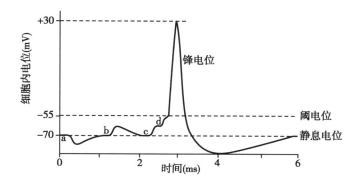

图 2-14 刺激引起的超极化、局部电位、局部电位的总和及阈电位
a. 超极化;b. 局部电位;c、d. 局部电位的时间总和

(四) 动作电位的传导

动作电位一旦在细胞膜上的某点产生,就会迅速沿细胞膜向周围扩布,直到传遍整个细胞为止。动作电位在同一细胞上的扩布过程称为传导。沿着神经纤维传导的动作电位称为神经冲动。

动作电位的传导机制可用局部电流学说来解释。以无髓神经纤维为例,当神经纤维在某点受刺激兴奋产生动作电位时,该兴奋部位呈现内正外负的反极化状态,而它相邻的未兴奋部位为内负外正的极化状态,因此兴奋部位和未兴奋部位之间存在电位差,从而引起电荷移动,产生局部电流。

局部电流流动的方向是膜内的正电荷从兴奋部位流向未兴奋部位,膜外的正电荷则从未兴奋部位流向兴奋部位,结果使相邻的未兴奋部位细胞膜发生去极化;当去极化达到阈电位水平时,就会引起膜上的 Na^+ 通道突然大量开放,Na^+ 大量快速内流,从而暴发动作电位。局部电流因此沿神经纤维膜不断传递下去,犹如多米诺骨牌倾倒一样,使得动作电位在整个细胞内进行传导。

骨骼肌、心肌和无髓神经纤维等都是以上述相同的机制完成动作电位传导的。但在有髓神经纤维,动作电位的传导有所不同。因为有髓神经纤维的轴突具有胶质细胞反复包绕形成的髓鞘,髓鞘不是连续的,每隔一段就有一个轴突裸露区,称为郎飞结。髓鞘是绝缘的,因此动作电位只能在郎飞结处产生,出现动作电位的郎飞结与相邻未兴奋的郎飞结之间形成局部电流,使相邻的郎飞结产生动作电位。这种动作电位从一个郎飞结跳跃到下一个郎飞结的传导方式称为跳跃式传导(图 2-15)。因此,有髓神经纤维动作电位的传导速度比无髓神经纤维快得多,据测定,有髓神经纤维最高的传导速度可达到 100m/s 以上,而许多无髓神经纤维的传导速度尚不足 1m/s。

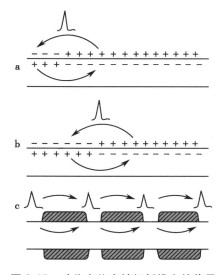

图 2-15 动作电位在神经纤维上的传导
a、b. 在无髓神经纤维上动作电位依次传导;
c. 在有髓神经纤维上动作电位跳跃式传导

点滴积累 ∨

1. 生物电现象又称为跨膜电位，主要包括静息状态下的静息电位和接受有效刺激后产生的动作电位。

2. 神经细胞的静息电位是 K^+ 电-化学平衡电位。

3. 神经细胞的动作电位包括上升支（去极相）和下降支（复极相）。 动作电位上升支主要是由 Na^+ 内流引起的，下降支主要是由 K^+ 外流引起的。

4. 动作电位产生的必要条件是膜电位去极化达到阈电位水平。

5. 动作电位传导机制是局部电流学说；有髓神经纤维传导呈跳跃式传导，传导速度比无髓神经纤维快。

目标检测

一、单项选择题

1. Na^+ 进入细胞内的转运方式是

   A. 载体转运   B. 单纯扩散   C. 主动转运

   D. 通道转运   E. 入胞作用

2. 白细胞吞噬细菌属于

   A. 主动转运   B. 易化扩散   C. 被动转运

   D. 入胞作用   E. 单纯扩散

3. 关于易化扩散的叙述,错误的是

   A. 以载体为中介的易化扩散,如葡萄糖通过细胞膜进入细胞内的过程

   B. 以通道为中介的易化扩散,如 Na^+ 由膜的高浓度一侧向低浓度一侧的扩散

   C. 作为载体的膜蛋白质与被转运物质之间有高度的结构特异性

   D. 通道蛋白质对被转运的物质没有选择性

   E. 通道蛋白质对被转运的物质有选择性

4. 在神经细胞动作电位的去极相,通透性最大的离子是

   A. K^+ B. Na^+ C. Ca^{2+}

   D. Cl^- E. H^+

5. 细胞受刺激而兴奋时,膜内电位负值减少称为

   A. 极化   B. 去极化   C. 复极化

   D. 超射   E. 反极化

6. 关于动作电位,下列说法正确的是

   A. 阈下刺激,出现低幅度的动作电位

   B. 阈上刺激,出现刺激幅度更大的动作电位

   C. 动作电位的传导随传导距离的增加而变小

   D. 各种可兴奋细胞动作电位的幅度和持续时间可以各不相同

E. 以上都不是

7. 刺激引起兴奋的基本条件是使跨膜电位达到

    A. 阈电位　　　　　　　　B. 时值　　　　　　　　C. 阈强度

    D. 强度-时间变化率　　　E. 基强度

8. 静息电位的大小接近于

    A. Na^+电-化学平衡电位　　　　　　B. K^+电-化学平衡电位

    C. 锋电位与超射之差　　　　　　　　D. 后电位

    E. Na^+平衡电位与 K^+平衡电位之和

二、多项选择题

1. Na^+泵

    A. 是一种酶

    B. 是一种通道蛋白

    C. 能分解 ATP,主动转运 Na^+ 和 K^+

    D. 受细胞内高 Na^+ 和细胞外高 K^+的调节

    E. 能主动将 Na^+由细胞内转运到细胞外

2. 关于膜电位的描述,正确的是

    A. 极化是静息时细胞膜两侧内负外正的状态

    B. 去极化是指膜内电位负值减小的过程

    C. 反极化是指跨膜电位为外负内正的状态

    D. 复极化是指去极化后膜内电位负值增大恢复极化的过程

    E. 超极化是指在静息电位的基础上膜电位负值增大的过程

3. 动作电位

    A. 可通过局部电流沿细胞膜扩布　　　B. 是可兴奋细胞具有的共同特征

    C. 多个阈下刺激共同作用也不能引发　D. 具有"全或无"特性

    E. 可以总和

4. 局部兴奋

    A. 是一种"全或无"现象　　　　　　　B. 有电紧张性扩布的特征

    C. 可产生时间总和　　　　　　　　　D. 可产生空间总和

    E. 没有不应期

5. 动作电位包括

    A. 锋电位和后电位　　　　　　　　　B. 去极化和复极化

    C. 上升支和下降支　　　　　　　　　D. 静息电位和锋电位

    E. 极化和去极化

二、简答题

1. 什么是静息电位？试述其产生机制。

2. 什么是动作电位？其产生意义和主要特点是什么？

3. 细胞膜的物质转运方式有几种？各种转运形式的主要特点是什么？

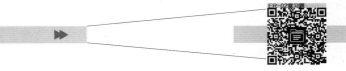

（周　华）

第三章

基本组织

导学情景 ∨

情景描述：

　　2015年的某天中午，在王某家中，妻子正在院子里忙碌，突然听到锅盖响动的声音，当她跑到后屋一看，3岁的儿子竟然掉到了热水锅里，她赶紧把儿子抱出来，但为时已晚，儿子腰部以下的皮肤几乎全部脱落，家长赶紧送往医院就诊，医师诊断为大面积深度烫伤。经过数次植皮、整形手术后，基本康复。

学前导语：

　　皮肤覆盖于人体体表，属于复层扁平上皮，是上皮组织的一种。人体的基本组织除上皮组织外，还有结缔组织、肌组织和神经组织。本章将和大家一起学习有关正常人体的基本组织方面的知识。

　　人体各器官系统都是由上皮组织、结缔组织、肌组织和神经组织有机地结合而成的，所以将它们统称为基本组织。

第一节　上皮组织

　　上皮组织简称上皮，其结构特点是细胞数量多，排列紧密，细胞间质少，具有保护、吸收、分泌和排泄等功能。

一、上皮组织的种类

　　根据分布与功能，上皮组织可分为被覆上皮、腺上皮和特殊上皮。通常所说的上皮是指被覆上皮。

（一）被覆上皮

被覆上皮覆盖于体表及某些实质性器官的外表面或衬贴于体内各种管、腔及囊的内表面。根据细胞层数及其形态，被覆上皮的分类如下：

1. 单层上皮　单层上皮可分为单层扁平上皮、单层立方上皮、单层柱状上皮和假复层纤毛柱状上皮（彩图1）。

（1）单层扁平上皮：由一层扁平细胞组成。表面观，细胞呈不规则形或多边形；垂直切面观，细胞呈梭形、薄扁细长，核呈卵圆形。

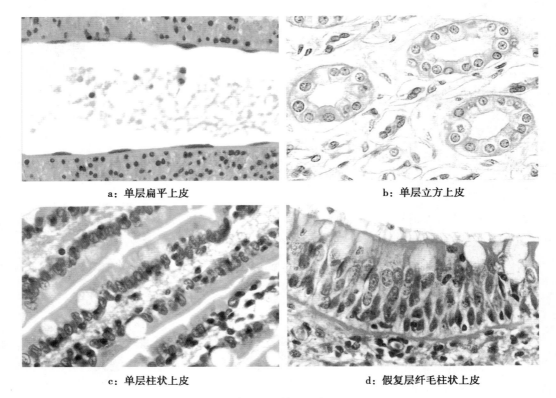

a：单层扁平上皮　　　　　　　　　　　　　b：单层立方上皮

c：单层柱状上皮　　　　　　　　　　　　d：假复层纤毛柱状上皮

彩图 1　单层上皮

衬于心、血管和淋巴管腔面的单层扁平上皮称为内皮，内皮表面薄而光滑，有利于血液和淋巴液的流动及物质透过；分布于胸膜、腹膜和心包膜等处的单层扁平上皮称为间皮，间皮能分泌浆液，表面湿润光滑，有利于器官的活动。

（2）单层立方上皮：由一层立方形细胞组成。垂直切面观，细胞呈立方形，核圆形、居中。主要分布于甲状腺滤泡、肾小管等处，具有分泌和吸收功能。

（3）单层柱状上皮：由一层棱柱状细胞组成。垂直切面观，细胞呈柱状，核长椭圆形，多位于细胞近基底部。主要分布于胃、小肠、胆囊及子宫等处，具有保护、吸收和分泌功能。在肠管腔面的单层柱状上皮细胞间夹有杯状细胞，形似高脚酒杯，可分泌黏液，具有润滑和保护肠黏膜的作用。

（4）假复层纤毛柱状上皮：由形状、大小、高矮不等的纤毛柱状细胞、梭形细胞、杯状细胞和锥体形细胞等组成，形似多层细胞，实际上所有细胞基底面都附着在基膜上，主要分布在气管、支气管的腔面。

2. 复层上皮　复层上皮可分为复层扁平上皮、复层柱状上皮和变移上皮。

（1）复层扁平上皮：又称复层鳞状上皮，由多层细胞紧密排列组成（彩图 2）。紧靠基膜的基底层为一层立方形或矮柱状细胞，具有较强的分裂增殖能力；中间为数层多边形细胞；浅层为数层扁平形细胞。复层扁平上皮主要分布在口腔、食管、肛门、阴道等处的内腔面，耐酸、耐碱、耐摩擦，具有保护作用。

（2）复层柱状上皮：深层为一层或几层多边形细胞，浅层为一层排列较整齐的柱状细胞。此种上皮分布于结膜和男性尿道等处。

（3）变移上皮：由多层细胞组成,衬于排尿管道的腔面（彩图3）。

其特点是细胞的形状和层次可随器官的功能状态不同而改变。

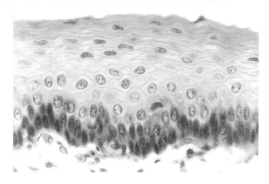

彩图2　复层扁平上皮

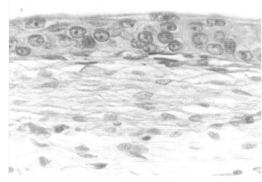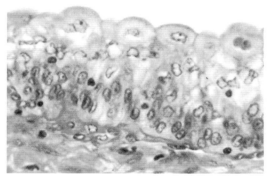

a：膀胱充盈时　　　　　　　　　　　　　　　b：膀胱空虚时

彩图3　变移上皮

（二）腺上皮

以分泌功能为主的上皮称腺上皮,以腺上皮为主构成的器官称腺。腺分为两类,一类称外分泌腺,如胃底腺、肠腺等,具有导管,其分泌物经导管排出;另一类称内分泌腺,如甲状腺、肾上腺等,没有导管,其分泌物（激素）直接进入血液。

（三）特殊上皮

特殊上皮分布于某些器官或管腔,如生殖上皮、感觉上皮等,能完成特殊的功能。

知识链接

上 皮 化 生

化生是指一种分化成熟的细胞因受刺激的作用转化为另一种分化成熟的细胞的过程。 主要发生在上皮细胞,如柱状上皮、移行上皮等化生为鳞状上皮（简称鳞化）,胃黏膜腺上皮化生为肠上皮（简称肠化）等。 化生的生物学意义利害兼有。 由呼吸道黏膜的纤毛柱状上皮化生为鳞状上皮后,可一定程度地增强呼吸道局部黏膜对刺激的抵抗力,但同时却减弱了黏膜的自净机制。 化生的上皮可发生恶变,如支气管黏膜鳞化可发生鳞状细胞癌、胃黏膜肠化可发生肠型腺癌等。

二、上皮组织的特殊结构

在上皮细胞的各面(游离面、侧面和基底面)常形成一些特殊的结构,以适应上皮组织的功能。

1. 游离面

(1)微绒毛:指上皮细胞的细胞膜和部分细胞质向游离面伸出的微细指状突起(彩图4)。存在于小肠和肾小管上皮游离面的微绒毛在光镜下呈现为纹状缘或刷状缘。微绒毛可显著扩大细胞的表面积,有利于细胞的吸收功能。

(2)纤毛:指上皮细胞的细胞膜和部分细胞质向细胞游离面伸出的较长突起,比微绒毛粗且长,光镜下清晰可见。分布于呼吸道假复层纤毛柱状上皮的表面。纤毛可定向摆动,有利于清除分泌物和异物。

2. 侧面 上皮细胞的邻接面存在有特殊的细胞连接,如紧密连接、中间连接、桥粒和缝隙连接(彩图4)。存在两个或两个以上的细胞连接称为连接复合体。其功能是使细胞连接紧密,加强细胞间的黏着,封闭细胞间隙,防止体液丢失和病原体的侵入,并与细胞间的物质交换和信息传递密切相关。

3. 基底面 在上皮细胞的基底面与深部结缔组织之间有一层半透明膜状的结构,称为基膜。它有利于物质交换,并有支持和连接作用。

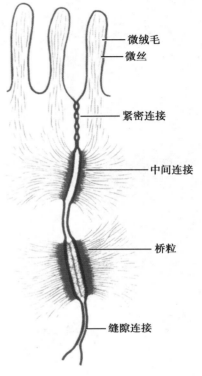

微绒毛
微丝
紧密连接
中间连接
桥粒
缝隙连接

彩图4 微绒毛与细胞连接模式图

点滴积累 ∨

1. 上皮组织包括被覆上皮、腺上皮和特殊上皮;上皮组织无血管,其营养主要是经过基膜进行物质交换而获得的。

2. 被覆上皮根据细胞的层数可分为单层和复层两大类。 两者根据细胞的形状又可分为很多类型, 其结构和分布各异, 功能也不同。

3. 上皮的细胞有 3 个面: 游离面、侧面和基底面; 每个面上有不同的特殊结构, 因此具有不同的功能。

第二节 结缔组织

结缔组织由少量细胞和大量细胞间质构成,细胞间质又包括纤维和基质,具有连接、支持、营养、保护和修复等作用。结缔组织在体内分布广泛、形态多样,广义的结缔组织包括固有结缔组织、血液、软骨组织与骨组织。通常所说的结缔组织是指固有结缔组织,包括疏松结缔组织、致密结缔组织、脂肪组织和网状组织。

一、疏松结缔组织

疏松结缔组织又称蜂窝组织，广泛分布于细胞、组织、器官之间。其特点是细胞种类多而数量少；细胞间质基质多而纤维少，排列稀疏且不规则。具有连接、支持、营养、防御、保护和修复等功能（彩图5）。

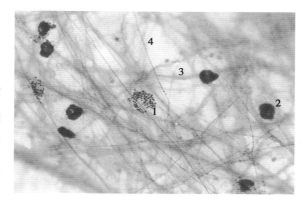

彩图5 疏松结缔组织
（腹腔注射台盼蓝，醛复红与偶氮焰染色）
1：巨噬细胞；2：肥大细胞；3：胶原纤维；4：弹性纤维

（一）细胞

疏松结缔组织的细胞种类较多，主要有以下几种：

1. 成纤维细胞 数量多，细胞扁平多突起，胞质丰富；核较大，呈扁卵圆形。成纤维细胞具有合成纤维和基质的功能，在创伤愈合中起重要作用。

2. 巨噬细胞 形态多样，常有不规则突起；胞质丰富，内含大量溶酶体、吞噬体等物质；核较小，呈圆形。巨噬细胞具有强大的吞噬作用，能分泌多种生物活性物质，参与机体的免疫功能。

3. 浆细胞 呈卵圆形，胞质丰富；核圆，偏于细胞一侧，形似车轮状。浆细胞来源于血液中的B淋巴细胞，具有合成和分泌抗体、参与机体体液免疫的功能。

4. 肥大细胞 呈圆形或卵圆形，胞质丰富，其内充满粗大颗粒；核小而圆，居中。胞质颗粒内含肝素、组胺、嗜酸性粒细胞趋化因子等。肝素具有抗凝血作用，组胺等参与机体过敏反应。

5. 脂肪细胞 细胞体积大，胞质内充满脂滴，核常被挤向细胞一侧。在HE染色切片上因脂滴被溶解，细胞呈空泡状。具有合成和贮存脂肪的功能。

6. 未分化间充质细胞 属于分化程度较低的一种干细胞，在机体需要时，可分化为成纤维细胞、脂肪细胞等。

知识链接

荨麻疹

荨麻疹是一种常见的皮肤病，是由各种因素致使皮肤黏膜血管发生暂时性炎性充血与大量液体渗出，造成局部水肿性损害而引起的，严重者可伴腹痛、腹泻、呼吸困难，甚至出现血压降低、窒息等表现。荨麻疹可由多种内、外源性过敏原引起，如食物、药物、感染、吸入花粉及理化因素（日光、冷、热）等。发病机制主要是由各种过敏原引起的Ⅰ型变态反应。即某过敏原进入人体后，导致机体产生相应的抗体，与组织中的肥大细胞和血液中的嗜碱性粒细胞表面的特异性受体结合而使人致敏。当该过敏原再次进入机体与相应的抗体结合后，就使细胞释放组胺、5-羟色胺等血管反应物，引起毛细血管扩张、血管通透性增加、平滑肌收缩和腺体分泌增加等效应，从而出现相应的临床表现。

（二）纤维

1. 胶原纤维 数量最多,新鲜时呈白色,有光泽,又称白纤维。HE 染色切片中呈浅红色,纤维粗细不等,呈波浪形,并互相交织。胶原纤维韧性大,抗拉力强。

2. 弹性纤维 新鲜时呈黄色,又称黄纤维。纤维较细,分支交织,富有弹性,但韧性较差。

3. 网状纤维 较细,分支多,交织成网。浸银染色呈黄褐色,又称嗜银纤维。多分布于基膜内、淋巴器官、造血器官等处。

（三）基质

基质是一种无定形的均质胶状物质,充填于细胞和纤维之间,其主要成分是蛋白多糖和水。以透明质酸长链分子为支架的蛋白多糖聚合体形成许多微孔状的分子筛结构,能阻止细菌、异物通过,起屏障作用。溶血性链球菌和癌细胞等能产生透明质酸酶,破坏基质的防御屏障,致使感染和肿瘤浸润扩散。此外,基质中含有大量从毛细血管中渗出的组织液,有利于细胞与血液之间进行物质交换,成为组织和细胞赖以生存的内环境。

二、致密结缔组织

致密结缔组织是一种以纤维为主要成分的固有结缔组织,其结构特点是纤维粗大、排列致密、细胞和基质少,具有支持和连接的功能(彩图 6)。主要分布在肌腱、腱膜、韧带、真皮、硬脑膜、巩膜等处。

三、脂肪组织

脂肪组织主要由大量的脂肪细胞构成,被疏松结缔组织分隔成许多小叶(彩图 7)。主要分布于皮下组织、网膜和黄骨髓等处,具有贮存脂肪、维持体温、缓冲压力等作用。

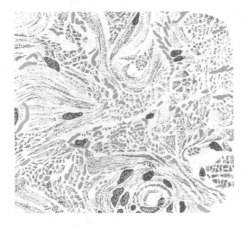

彩图 6 致密结缔组织

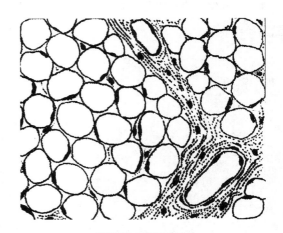

彩图 7 脂肪组织

四、网状组织

网状组织由网状细胞、网状纤维和基质构成。主要分布于造血器官和淋巴器官等处,为血细胞和淋巴细胞的发育提供适宜的微环境。

点滴积累 ⋁ ⋯⋯

1. 广义的结缔组织包括固有结缔组织、软骨、骨和血液。
2. 固有结缔组织包括疏松结缔组织、致密结缔组织、脂肪组织和网状组织。
3. 疏松结缔组织的细胞包括成纤维细胞、巨噬细胞、浆细胞、肥大细胞、脂肪细胞和未分化间充质细胞;纤维包括胶原纤维、弹性纤维和网状纤维。

第三节 肌组织

一、肌组织的分类

根据肌纤维的结构特点和功能,将肌组织分为骨骼肌、心肌和平滑肌(彩图 8)。骨骼肌的活动受意识支配,也称随意肌;心肌和平滑肌的活动不受意识控制,属不随意肌。各类肌组织的特点及分布见表 3-1。

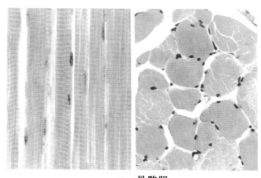

a：骨骼肌

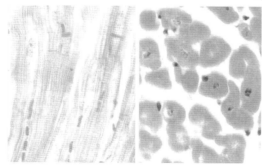

b：心肌

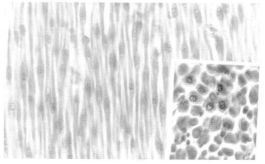

c：平滑肌

彩图 8 三种肌组织的光镜结构
切片左:纵切面;右:横切面

表3-1 3种肌组织比较表

	平滑肌	骨骼肌	心肌
分布	内脏、血管壁	附于骨骼	心
形状	长梭形	细长圆柱状	短柱状分支成网
细胞核	1个,长椭圆形,位于细胞中央	多,扁椭圆形,位于肌膜深面	1~2个,卵圆形,位于细胞中央
横纹	无	有,明显	有,较明显
闰盘	无	无	有
肌质网及横小管	无	发达,形成三联体	不发达,二联体
神经支配	不随意肌	随意肌	不随意肌

二、骨骼肌的微细结构及收缩功能

(一)骨骼肌纤维的微细结构

1. 肌原纤维和肌节 骨骼肌的肌质内含有许多与细胞长轴平行排列的肌原纤维。肌原纤维上有明暗相间的带,分别称为明带(I带)和暗带(A带)。暗带和明带中央各有1条线,分别称为M线和Z线。相邻两条Z线之间的一段肌原纤维称为肌节,它包括1/2明带、1个暗带和1/2明带(彩图9)。肌节是肌细胞收缩和舒张的基本结构和功能单位。

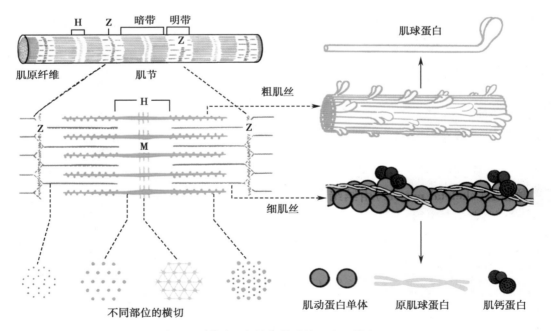

彩图9 骨骼肌纤维超微结构及分子模式图

每个肌节中含有两类不同的肌丝。明带只有细肌丝,暗带由粗肌丝及其插入其间的细肌丝构成。M线是固定粗肌丝的结构,其两侧没有细肌丝插入的部分较为透亮,称为H带。

知识链接

体育锻炼与肌纤维的关系

生命在于运动，运动可使肌肉强壮。长期参加体育锻炼可使骨骼肌强壮发达，主要是肌纤维的增粗和加长，而不是肌纤维数量的增加（细胞的数量在出生时已经由基因确定）。锻炼引起肌节增长，肌丝和肌节增多，使肌原纤维变粗加长；线粒体等细胞器以及贮存的糖原增加；毛细血管和结缔组织细胞增多。长期卧床可导致肌肉失用性萎缩。

2. 肌丝的分子组成 每条肌原纤维由许多粗肌丝和细肌丝构成。

（1）粗肌丝：由许多肌球蛋白构成，肌球蛋白分子形如豆芽，分为杆部和头部。粗肌丝的头部又称为横桥，具有 ATP 酶的活性，可分解 ATP。

（2）细肌丝：由肌动蛋白、原肌球蛋白和肌钙蛋白组成。肌动蛋白构成细肌丝的主体，上面有与横桥结合的位点；原肌球蛋白位于肌动蛋白与粗肌丝之间，在肌细胞安静时遮盖肌动蛋白与横桥结合的位点，产生"位阻效应"；肌钙蛋白的作用是与 Ca^{2+} 结合，触发肌肉收缩。

3. 肌管系统 骨骼肌细胞内有两套独立的肌管系统，即横小管和纵小管。横小管由肌膜向细胞内凹陷而成；纵小管也称肌质网，其末端在横小管附近较膨大形成终池，可贮存和释放 Ca^{2+}。横小管与其两侧的终池形成三联体。

（二）骨骼肌纤维的收缩功能

1. 骨骼肌纤维的收缩原理

（1）肌丝滑行过程：关于骨骼肌细胞的收缩原理，目前常用肌丝滑行学说来解释。该学说认为，肌细胞收缩时肌原纤维的缩短不是由于肌丝本身的缩短，而是由于每一个肌节内发生了细肌丝在粗肌丝之间向暗带中央的滑行。

当肌细胞兴奋时，通过三联体的信息传递，使纵小管释放 Ca^{2+} 进入肌质，Ca^{2+} 与肌钙蛋白结合，使原肌球蛋白分子位移，解除"位阻效应"，横桥得以与肌动蛋白结合，同时分解 ATP 获得能量而摆动，拉动细肌丝向暗带中央滑行，肌节缩短，肌细胞收缩。

随后，终池膜上的钙泵将肌质中的 Ca^{2+} 泵回终池，使肌质内的 Ca^{2+} 浓度下降，Ca^{2+} 与肌钙蛋白解离，原肌球蛋白复位，又产生"位阻效应"，促使横桥与肌动蛋白分离，细肌丝滑出，肌节恢复原长，肌细胞舒张。

（2）兴奋收缩耦联：在骨骼肌收缩过程中，将以膜的电变化为特征的兴奋过程和以肌丝滑行为基础的收缩过程联系起来的中介过程称为兴奋收缩耦联；其结构基础是三联体，兴奋收缩耦联因子是 Ca^{2+}。

2. 骨骼肌纤维的收缩形式

（1）等长收缩和等张收缩：肌肉收缩时，张力增加而长度不变的收缩称为等长收缩；肌肉收缩时，长度缩短而张力不变的收缩称为等张收缩。在整体情况下，骨骼肌的收缩大多是混合形式的收缩。

（2）单收缩和强直收缩：肌肉受到一次有效刺激，产生一次收缩和舒张的过程称为单收缩；肌肉受到连续刺激而出现的强而持久的收缩称为强直收缩。按照刺激频率不同,在前一次收缩的舒张期发生新的收缩称为不完全强直收缩,在前一次收缩的收缩期发生新的收缩称为完全强直收缩。正常体内骨骼肌的收缩都是完全强直收缩。

点滴积累 ∨

1. 肌组织分为骨骼肌、心肌和平滑肌。

2. 骨骼肌纤维含大量肌原纤维和肌管系统。

3. 肌节是肌细胞收缩和舒张的基本结构和功能单位。 每个肌节中含有规律排列的粗、细肌丝。

4. 肌细胞收缩是由于肌节内细肌丝在粗肌丝之间向暗带中央滑行使肌节变短的结果。 在肌膜的兴奋与收缩之间存在兴奋收缩耦联。

第四节　神经组织

神经组织由神经细胞和神经胶质细胞组成。神经细胞又称神经元,是神经系统的结构和功能单位。具有接受刺激、整合信息和传导冲动的功能;神经胶质细胞对神经元起支持、保护、绝缘和营养等作用。

一、神经元

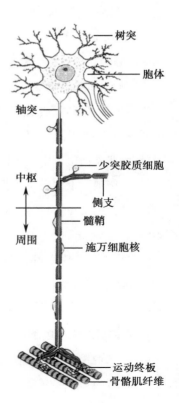

彩图10　神经元模式图

（一）神经元的形态结构

神经元的形态多样、大小不一,但基本形态包括胞体和突起两部分(彩图10)。

1. 胞体　是神经元的营养和代谢中心,主要分布在中枢神经系统及神经节内。细胞核大而圆、居中,核异染色质少,故着色浅,核仁大而明显。细胞质含有尼氏体和神经原纤维(彩图11)。

（1）尼氏体:呈嗜碱性的颗粒或小块,由粗面内质网和高尔基复合体构成,具有合成蛋白质、神经递质与神经调质的功能。

（2）神经原纤维:呈细丝状,交织成网并伸入突起内,贯穿突起全长,对神经元起支持作用。

2. 突起　神经元的突起包括树突和轴突两种。

（1）树突:多呈树枝状分支,每个神经元有一至多个树突。具有接受神经冲动并将冲动传向胞体的功能。

（2）轴突:呈细索状,每个神经元只有1个轴突。胞体发出轴突的部位常呈圆锥形,称轴丘。轴突末端常有分支,称轴突终末。具有将冲动传出胞体的功能。

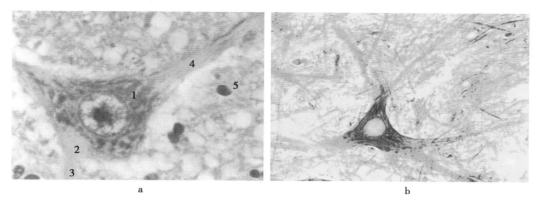

彩图 11　脊髓前角运动神经元
a. HE 染色;b. 镀银染色。1:尼氏体;2:轴丘;3:轴突;4:树突;5:神经胶质细胞

（二）神经元的分类

神经元根据结构（突起的数目）可分为多极神经元、双极神经元和假单极神经元;根据功能可分为感觉神经元、运动神经元和中间神经元;根据释放的神经递质可分为胆碱能神经元、肾上腺素能神经元和肽能神经元。

二、神经胶质细胞

神经胶质细胞散在于神经元之间,种类较多,形态功能各不相同,分为中枢神经胶质细胞和周围神经胶质细胞两类。

中枢神经胶质细胞主要有 4 种:①星形胶质细胞,其突起参与构成血-脑屏障;②少突胶质细胞,参与形成神经纤维的髓鞘;③小胶质细胞,具有吞噬功能;④室管膜细胞,形成脑室及脊髓中央管的膜,并与该处的血管共同构成脉络组织和脉络丛,分泌脑脊液。

周围神经胶质细胞主要有施万细胞,它形成周围神经纤维的髓鞘和神经膜。此外,还有包裹神经节内神经元胞体的卫星细胞,又称被囊细胞。

三、神经纤维

神经纤维由神经元的长突起以及周围的神经胶质细胞所组成。周围神经系统的神经纤维集合在一起,外包结缔组织构成神经。

（一）神经纤维的分类

根据包裹轴突的胶质细胞是否形成髓鞘,神经纤维可分为有髓神经纤维和无髓神经纤维。有髓神经纤维由神经元长突起表面包绕一层髓鞘和神经膜而成。髓鞘呈节段性,相邻节段间无髓鞘,称郎飞结。神经冲动在郎飞结之间呈跳跃式快速传导。无髓神经纤维由较细的轴突和神经膜构成,由于无髓鞘,故神经冲动传导速度较慢。

（二）神经纤维的功能

1. 传导兴奋　在神经纤维传导的兴奋或动作电位称为神经冲动。神经纤维传导兴奋具有以下特征:①生理完整性:神经纤维在结构和功能上保持完整性才能传导兴奋;②双向性:兴奋能由受刺激部位同时向神经纤维两端传导；③绝缘性：每条神经内各神经纤维传导的兴奋互不干扰；④相对不疲劳性：神经纤维能较长时间地保持传导兴奋的能力,表现为不容易发生疲劳。

2. 运输物质 神经纤维轴突内的轴浆流动具有运输物质的作用,称为轴浆运输,对维持神经元的正常结构和功能有着重要意义。

3. 营养性作用 神经纤维末梢经常释放一些营养性因子,能调节受支配组织的代谢活动,影响其结构、生化和生理功能。

▶▶ **边学边练**

人体的基本组织包括上皮组织、结缔组织、肌组织和神经组织,这些组织细胞有哪些结构方面的特点? 请参见：实验三 基本组织切片的观察

四、神经末梢

神经末梢是周围神经纤维终止于其他组织或器官所形成的特殊结构。按其功能分为感觉神经末梢和运动神经末梢两类。

(一) 感觉神经末梢

感觉神经末梢是感觉神经元周围突的终末部分,它们或呈游离状态,或与其他结构共同组成感受器。感觉神经末梢可接受刺激,并将其转变为神经冲动经感觉神经纤维传至中枢,产生感觉。

1. 游离神经末梢 是感觉神经末梢的终末细小分支,主要分布在表皮、角膜、毛囊的上皮细胞间,能感受冷、热和痛的刺激；另外,还分布于各种结缔组织内,如真皮、骨膜、脑膜、血管外膜、关节囊和牙髓等处,感受温度、张力和某些化学物质(如 O_2、CO_2、H^+ 和 K^+)的浓度变化。

2. 有被囊神经末梢 在神经纤维末梢有结缔组织被囊包裹,常见的有 3 种形式：①触觉小体：分布于皮肤真皮乳头处,感受触觉；②环层小体：分布于皮下组织、腹膜、肠系膜、韧带和关节囊等处,感受压觉和振动觉；③肌梭：呈梭形,分布于骨骼肌内,主要感受肌纤维的张力变化。

(二) 运动神经末梢

运动神经末梢是运动神经元轴突的末端,分布于肌组织和腺体内并与邻近组织共同组成效应器,支配肌肉收缩和腺体分泌。分布于骨骼肌的运动神经末梢反复分支,形成葡萄状终末与骨骼肌纤维建立突触联系,形成运动终板或称神经-肌突触。

点滴积累 ∨

1. 神经组织由神经元和神经胶质细胞组成。

2. 神经元的基本结构包括胞体和突起两部分,突起又分为树突和轴突。

3. 神经元的长突起以及神经胶质细胞构成神经纤维,主要功能是传导兴奋。

目标检测

一、单项选择题

1. 分布有间皮的结构是

    A. 心包   B. 血管   C. 淋巴管

    D. 心腔面   E. 肺泡

2. 复层扁平上皮分布于

    A. 子宫   B. 气管   C. 膀胱

    D. 胃   E. 皮肤

3. 疏松结缔组织的基本结构是

    A. 由细胞和纤维构成   B. 由细胞和基质构成

    C. 由细胞、纤维和基质构成   D. 由成纤维细胞和细胞间质构成

    E. 由纤维和细胞间质构成

4. 能合成纤维和基质的细胞是

    A. 巨噬细胞   B. 脂肪细胞   C. 肥大细胞

    D. 成纤维细胞   E. 间充质细胞

5. 浆细胞来源于

    A. B 淋巴细胞   B. 血小板   C. 中性粒细胞

    D. 单核细胞   E. 肥大细胞

6. 兴奋收缩耦联中起关键作用的离子是

    A. K^+ B. Na^+ C. Ca^{2+}

    D. Cl^- E. Mg^{2+}

7. 骨骼肌纤维结构和功能的基本单位是

    A. 肌丝   B. 肌质网   C. 横小管

    D. 三联体   E. 肌节

8. 骨骼肌纤维收缩的结构基础是

    A. 横小管   B. 肌质网   C. 三联体

    D. 线粒体   E. 粗、细肌丝

9. 神经组织的组成是

    A. 神经细胞和细胞间质   B. 神经细胞和神经纤维

    C. 神经胶质细胞和神经纤维   D. 神经细胞和神经胶质细胞

    E. 细胞间质和神经纤维

10. 神经元的基本结构是

    A. 胞体、树突和轴突   B. 胞体、树突和神经纤维

    C. 胞体、有髓神经纤维和无髓神经纤维   D. 胞体、神经原纤维、尼氏体

E. 胞体、神经纤维和神经末梢

二、多项选择题

1. 单层柱状上皮的结构特点是

    A. 细胞呈柱状   B. 细胞核呈椭圆形

    C. 细胞核多位于细胞的基底部   D. 细胞的游离面有绒毛

    E. 细胞间质较多

2. 以下上皮属于复层上皮的是

    A. 假复层纤毛柱状上皮   B. 角化的复层扁平上皮

    C. 未角化的复层扁平上皮   D. 变移上皮

    E. 生精上皮

3. 以下属于固有结缔组织的是

    A. 疏松结缔组织   B. 血液   C. 致密结缔组织

    D. 脂肪组织   E. 网状组织

三、简答题

1. 简述上皮组织的特点。

2. 简述被覆上皮的种类与分布。

3. 简述结缔组织的结构特点及功能。

4. 简述神经元的结构特点和分类。

ER-03 复习题

（隋月林）

第四章

运动系统

导学情景 ∨

情景描述：

　　2016年春天，某医院一位男性患者前来就诊。 患者的年龄为56岁，其在搬重物时突感腰部剧痛，疼痛向左侧大腿和小腿放射，并有麻木及刺痛感。 体格检查发现脊柱腰曲变小，躯干歪向右侧，腰椎活动受到限制，右侧下肢上举时疼痛明显。 临床诊断为腰椎间盘突出。

学前导语：

　　运动系统由骨、骨连结和骨骼肌组成，对人体起支持、保护和运动等作用。 正常成年人有206块骨，其中椎骨有24块。 相邻两个椎体之间的连结结构称椎间盘，因脊柱腰部活动度较大，故临床上腰椎间盘突出比较常见。 本章我们将带领同学们学习运动系统的基本知识，为今后的专业课程学习奠定基础。

　　运动系统由骨、骨连结和骨骼肌组成，约占成人体重的60%，对人体起支持、保护和运动等作用。全身各骨借骨连结相连形成骨骼（图4-1），构成人体的支架，骨骼肌附着于骨，在神经支配下，以关节为支点收缩和舒张，产生运动。运动过程中，骨起杠杆作用，关节是运动的枢纽，骨骼肌则是运动的动力器官。

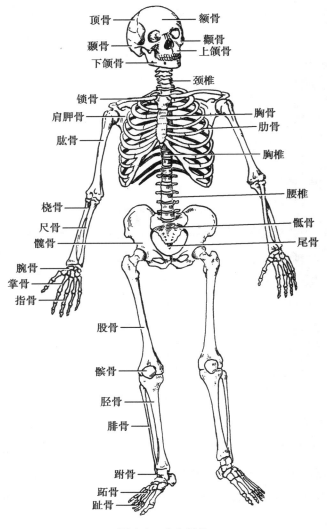

顶骨
额骨
颞骨
颧骨
上颌骨
下颌骨
颈椎
锁骨
肩胛骨
胸骨
肱骨
肋骨
胸椎
桡骨
腰椎
尺骨
骶骨
髋骨
尾骨
腕骨
掌骨
指骨
股骨
髌骨
胫骨
腓骨
跗骨
跖骨
趾骨

图 4-1　全身骨骼

第一节　骨与骨连结

一、概述

（一）骨

骨是具有一定形态和功能的器官,坚硬而有弹性,成年人有 206 块骨,分为颅骨、躯干骨和四肢骨三部分。

1. 骨的形态　按照形态,骨可分为长骨、短骨、扁骨和不规则骨 4 种。

（1）长骨:呈中空管状。中部细长称骨干;内部的空腔称骨髓腔,容纳骨髓;两端膨大称骺,其表面有光滑的关节面,关节面上覆有关节软骨。长骨多分布于四肢,如肱骨和股骨等。

（2）短骨:呈立方形,较短小,多成群存在,位于连结牢固、运动较复杂的部位,如腕骨和跗骨等。

（3）扁骨：呈板状，主要构成颅腔、胸腔和盆腔的壁，对器官起保护和支持作用，如顶骨和胸骨等。

（4）不规则骨：呈不规则形，如椎骨和颞骨等。

2. 骨的构造　骨由骨质、骨膜和骨髓三部分构成（图4-2）。

（1）骨质：分为骨密质和骨松质两种。骨密质构成骨的表层，骨干处较厚，由紧密排列成层的骨板构成，抗压性强。骨松质主要分布于骨的内部，结构松弛，呈海绵状，由大量相互交织排列的骨小梁构成，骨小梁的排列方向与骨所承受的压力和张力方向一致，因而能承受较大的重量。

（2）骨膜：是一层致密结缔组织膜，覆盖于除关节面以外的骨表面。骨膜内含有丰富的血管、神经和成骨细胞等，对骨的营养、生长和损伤后的修复有重要作用。

（3）骨髓：充填于骨髓腔和骨松质间隙内，分为红骨髓和黄骨髓两种。红骨髓呈深红色，含大量不同发育阶段的血细胞，有造血功能。胎儿和婴幼儿时期的骨髓都是红骨髓。从6岁左右起，骨髓腔内的红骨髓逐渐被脂肪组织替代，转变为黄骨髓。黄骨髓失去造血活力，但保持造血潜力。当慢性失血过多或重度贫血时，黄骨髓可转化为红骨髓，恢复造血功能。髂骨、胸骨、肋骨及肱骨和股骨上、下两端的松质内终身都是红骨髓，因此，临床上常在髂骨、胸骨等处做骨髓穿刺，抽取骨髓做骨髓细胞学检查。

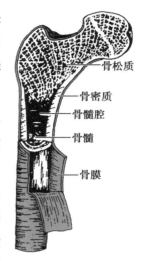

图4-2　骨的构造

骨松质
骨密质
骨髓腔
骨髓
骨膜

知识链接

骨 质 疏 松

原发性骨质疏松是以骨量减少、骨的微观结构退化为特征，致使骨的脆性增加以及易于发生骨折的一种全身性骨骼疾病。表现为骨质萎缩变薄，骨小梁变细、数量减少，主要影响椎骨、股骨颈等。老年人尤其是绝经后的老年女性易发生胸、腰椎压缩性骨折，股骨颈、肱骨上端及桡骨下端骨折。预防措施：①多晒太阳，充足的日光照射可以促进体内合成足量的维生素D，有助于钙的吸收；②适量运动，以改善骨骼的血液供应，增加骨密度；③多吃含钙及蛋白质的食物，饮用牛奶是一种良好的补钙方法。

3. 骨的化学成分和物理特性　骨由有机质和无机质构成。有机质主要是骨胶原纤维和黏多糖蛋白，可使骨具有一定的韧性和弹性。无机质主要是碳酸钙和磷酸钙，可使骨具有一定的硬度。

成人的骨中有机质约占1/3，无机质约占2/3。在人的一生中，随着年龄的增长，骨的有机质和无机质的比例也发生不断变化。幼年时，骨的有机质含量相对多、无机质较少，不易发生骨折，但受不良姿势的影响易发生弯曲和变形。老年人有机质含量减少、无机质相对增多，因此骨的脆性增加，在外力作用下易发生骨折。

（二）骨连结

骨与骨之间的连结称骨连结。根据其连结形式的不同，可分为直接连结和间接连结。

1. 直接连结 骨与骨之间借致密结缔组织、软骨或骨直接相连,其间几乎没有腔隙,较牢固,活动范围很小或完全不能活动。如椎骨之间的椎间盘、颅骨之间的缝等。

2. 间接连结 又称滑膜关节或关节。骨与骨之间借结缔组织囊相连,囊内有腔隙,内含滑液,活动度大,是人体骨连结的主要形式。

(1)关节的基本构造:关节由关节面、关节囊和关节腔3种基本结构构成(图4-3)。

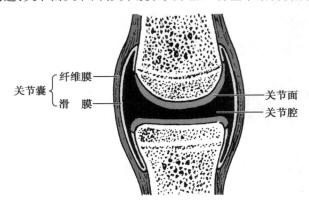

图4-3 关节的基本构造

1)关节面:是指构成关节各骨的相对面,关节面上覆有一层关节软骨,光滑而有弹性,可减少运动时的摩擦,缓冲震荡和冲击。

2)关节囊:是包在关节面周围或附近骨面上的结缔组织囊,分内、外两层。外层为纤维膜,厚而坚韧,主要起连结作用;内层为滑膜,能分泌少量滑液,具有营养和润滑关节的作用。

3)关节腔:是关节囊的滑膜层与关节软骨围成的密闭、潜在的腔隙,腔内为负压,有助于关节的稳固性。

某些关节除上述基本结构外,还有一些辅助结构,以增加关节的稳固性和灵活性,如韧带、关节盘、关节唇等。

(2)关节的运动:关节有4种基本运动形式。

1)屈和伸:是关节围绕冠状轴的运动。一般两骨之间的夹角变小为屈,反之为伸。踝关节的屈和伸分别称为跖屈和背屈。

2)内收和外展:是关节围绕矢状轴的运动。骨向正中矢状面靠近称内收,反之为外展。

3)旋转:是关节围绕垂直轴的运动。骨的前面转向内侧为旋内,反之为旋外。在前臂,手背转向前方为旋前,反之为旋后。

4)环转:是骨绕关节的冠状轴和矢状轴进行的屈、展、伸和收的复合运动。运动时骨的近端在原位转动,远端做圆周运动。

二、躯干骨及其连结

躯干骨包括椎骨、肋和胸骨,共51块,借骨连结构成脊柱和胸廓。

(一)脊柱

脊柱位于背部正中,由26块椎骨借椎间盘、韧带和关节连结而成,具有支持体重、传递重力、缓冲震荡、保护脊髓和内脏器官及运动等功能。

1. **椎骨** 椎骨包括颈椎 7 块、胸椎 12 块、腰椎 5 块、骶骨 1 块和尾骨 1 块。

（1）椎骨的一般形态：椎骨由前方的椎体和后方的椎弓两部分构成（图 4-4）。椎体呈短圆柱状，椎弓连于椎体的后部，呈弓形。

椎体与椎弓共同围成椎孔，所有椎骨的椎孔连成椎管，管内容纳脊髓。椎弓的前部较细，称椎弓根，其上、下缘各有一切迹，相邻两椎骨上、下缘的切迹共同围成椎间孔，孔内有脊神经通过。椎弓的后部较宽称椎弓板，从椎弓板上发出 7 个突起，包括向后方伸出的 1 个称棘突，向两侧伸出的 1 对称横突，向上、向下各伸出 1 对上关节突和下关节突。

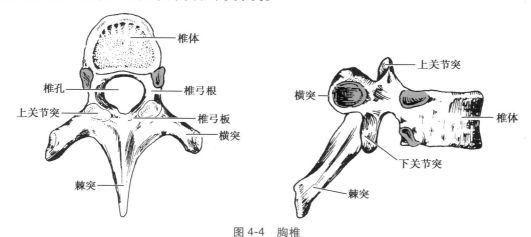

图 4-4　胸椎

（2）各部椎骨的特点：颈椎（图 4-5）椎体较小，横突根部有横突孔，棘突短，第 2~6 颈椎棘突末端分叉。第 1 颈椎又称寰椎，呈环形，无椎体、无棘突。第 2 颈椎又称枢椎，椎体有 1 个突向上方的齿突。第 7 颈椎又称隆椎，棘突长，末端不分叉，低头时易在体表触及，可用来确定椎骨的序数。

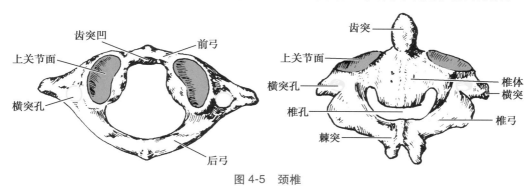

图 4-5　颈椎

胸椎（图 4-4）：棘突细长斜向后下方，并互相掩盖，呈叠瓦状，椎体侧面的上、下缘和横突末端有与肋相连结的关节面，称肋凹。

腰椎（图 4-8）：椎体大，棘突宽而短，呈板状，水平伸向后方，间隙较大。

骶骨（图 4-8）：由 5 块骶椎融合而成。骶骨呈倒三角形，底朝上，借椎间盘接第 5 腰椎，前缘突出称骶岬，尖向下，接尾骨。骶骨前面光滑且微凹，有 4 对骶前孔；后面粗糙隆凸，有 4 对骶后孔。骶骨侧面上部有耳状面，与髋骨相关节。骶骨内有纵行的骶管，与椎管及骶前、后孔相通。

尾骨(图 4-8):由 3~4 块退化的尾椎融合而成,呈倒三角形,较小,上接骶骨,末端游离。

2.椎骨的连结 椎骨之间借椎间盘、韧带和关节等相连。

(1)椎间盘:是连结相邻两个椎体之间的纤维软骨盘,由髓核和纤维环构成(图 4-6)。髓核位于椎间盘的中部稍偏后,是柔软且富有弹性的胶状物;纤维环围绕髓核呈多层同心圆排列,坚韧而有弹性。椎间盘既能牢固连结椎体,承受压力,又有缓冲震荡、保护脑的作用,同时还有利于脊柱的运动。

当脊柱剧烈、过度运动或劳损时,可引起纤维环破裂,髓核突向椎间孔或椎管,压迫脊髓或脊神经,引起剧烈疼痛,临床上称椎间盘脱出症,以腰椎间盘脱出常见。

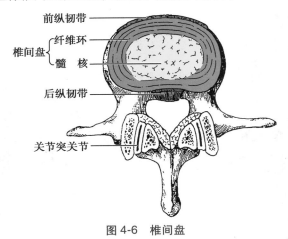

前纵韧带

纤维环

椎间盘

髓 核

后纵韧带

关节突关节

图 4-6 椎间盘

知识链接

椎间盘脱出症的微创介入治疗

近年来,国内外学者对椎间盘脱出症的微创治疗做了大量的探索,微创介入治疗法已越来越被人们接受。 其主要方法包括:①经皮穿刺腰椎间盘切吸术;②胶原酶溶解术;③射频热凝靶点治疗术;④激光椎间盘减压术;⑤经皮穿刺臭氧髓核氧化术;⑥经皮穿刺椎间盘内热波治疗术;⑦等离子髓核成形术;⑧经皮腰椎间盘旋切减压术;⑨硬膜外腔镜技术等。 以上各种方法都存在不同的优缺点,都有局限性。 总结多年的临床经验,其中盘内减压、盘外消融、靶点消融、纤维环修补等方法的巧妙配合或联合应用,可以从根本上彻底治愈腰椎间盘脱出症。

(2)韧带:连结椎骨的韧带有长、短两类(图 4-7)。

1)长韧带:可纵贯脊柱全长,有 3 条。前纵韧带位于椎体和椎间盘的前面,有防止脊柱过度后伸的作用。后纵韧带位于椎体和椎间盘的后面,有限制脊柱过度前屈的作用。棘上韧带连于各棘突的尖端。

2)短韧带:连结于相邻的两个椎骨之间,有 2 条。在椎弓板之间有黄韧带,与椎弓板共同围成椎管的后壁。在棘突之间有棘间韧带。

(3)关节:连结椎骨的关节有关节突关节和寰枢关节。关节突关节由相邻两椎骨的上、下关节突构成(图 4-6),运动幅度很小。寰枢关节由寰椎和枢椎组成,以齿突为轴做旋转运动。

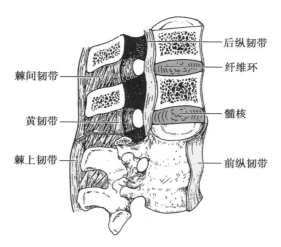

图 4-7 椎骨间的连结

3. 脊柱的整体观 成人脊柱长约 70cm,女性略短,椎间盘的厚度约占脊柱全长的 1/4。

前面观,椎体自上而下逐渐增大,至骶骨以下又逐渐缩小。

后面观,可见棘突纵列成一条直线,颈椎棘突短,但隆椎棘突长而突出。胸椎棘突斜向后下方,相邻棘突呈叠瓦状排列。腰椎棘突水平后伸,棘突间隙较大。

侧面观,可见脊柱有 4 个生理性弯曲,颈曲、腰曲凸向前,胸曲、骶曲凸向后。这些弯曲增大了脊柱的弹性,在行走和跳跃时可减轻对脑和脏器的冲击与震荡,并有利于维持身体的平衡(图 4-8)。

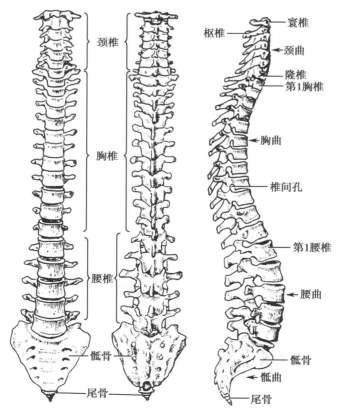

图 4-8 脊柱

知识链接

脊柱生理弯曲

脊柱生理弯曲是随着生长发育而逐渐形成的,新生儿的脊柱只有简单的向背侧的弯曲。出生3个月左右,婴儿开始抬头、学坐,1岁左右学习站立、走路,在这个过程中,生理弯曲逐渐形成。儿童和青少年脊柱的发育时间较长,到20~21岁脊柱才最后定型。在脊柱的整个生长发育期间,易受多种因素影响。因此,儿童、青少年不仅应保持坐立行走的良好姿势,还应避免如单肩背书包等使脊柱一侧长期受累的行为,否则易造成脊柱侧曲、驼背等。

4. 脊柱的运动　相邻两个椎骨之间的活动很小,但整个脊柱的运动幅度很大,可做前屈、后伸、侧屈和旋转等多种形式的运动。

(二)胸廓

胸廓由12块胸椎、12对肋和1块胸骨连结而成(图4-9),具有支持、保护胸腹腔脏器和参与呼吸运动等功能。

1. 胸骨　位于胸前壁正中,自上而下依次由胸骨柄、胸骨体和剑突组成。胸骨柄上缘中部微凹,称颈静脉切迹。胸骨柄和胸骨体连结处微向前凸,称胸骨角,两侧平对第2肋(软骨),体表可触及,是计数肋和肋间隙的重要标志。剑突薄而狭长,末端游离。

2. 肋　共12对,呈细长的弓形,由后部的肋骨和前部的肋软骨构成。

第1~7对肋骨前端借肋软骨与胸骨相连;第8~10肋的肋软骨依次连于上位肋软骨的下缘,形成肋弓,是触摸肝、脾的骨性标志;第11、第12肋前端游离于腹壁肌肉内,称浮肋。

3. 胸廓的形态和运动　胸廓呈上窄下宽、前后略扁的圆锥形(图4-9)。胸廓有上、下两口:上口较小,由第1胸椎、第1肋和胸骨柄上缘围成;下口较大,不规则,由第12胸椎、第12肋、第11肋前端、肋弓和剑突围成。两侧肋弓之间的夹角称胸骨下角,相邻两肋之间的间隙称肋间隙。

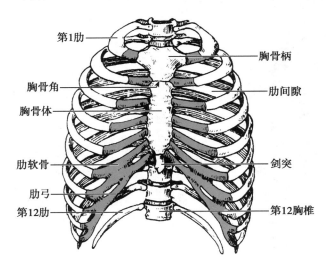

图 4-9　胸廓

胸廓参与呼吸运动。在呼吸肌作用下,肋的前端上提,胸廓前后径和左右径扩大,胸腔容积增大,导致吸气;反之,肋下降,胸廓恢复原状,胸腔容积随之缩小,导致呼气。

知识链接

鸡胸与桶状胸

新生儿的胸廓横径与前后径大致相等,呈桶状;出生后 2 年内,逐渐呈椭圆形;成年人呈扁圆锥形;老年人因弹性减退,运动减弱,胸廓呈扁而长。

经常参加体育锻炼的人,由于胸肌和肺发育好,胸廓宽阔;身体瘦弱和肺发育不好的人,胸廓扁平狭长。而佝偻病患儿胸廓前后径大,胸骨向前突出,形成所谓的"鸡胸";肺气肿患者胸廓各径都增大,形成所谓的"桶状胸"。

（三）躯干骨主要的骨性标志

第 7 颈椎棘突、全部胸腰椎棘突、胸骨角、肋弓、剑突。

三、颅骨及其连结

（一）颅的组成

颅位于脊柱上方,由 23 块颅骨连结而成（不包括 3 对听小骨）,分为脑颅和面颅（图 4-10）。

脑颅位于颅的后上部,由 8 块颅骨构成,包括成对的顶骨、颞骨和不成对的额骨、枕骨、蝶骨、筛骨,它们共同围成颅腔,容纳并保护脑。

面颅位于颅的前下部,由 15 块颅骨构成,包括成对的上颌骨、鼻骨、泪骨、颧骨、下鼻甲、腭骨和不成对的舌骨、下颌骨、犁骨,它们构成颜面的基本轮廓。

（二）颅的整体观

1. **颅顶面观**　颅的顶面有呈"工"字形的 3 条缝:额骨与两顶骨之间的缝称冠状缝;左、右顶骨之间的缝称矢状缝;两顶骨与枕骨之间的缝称人字缝。

新生儿颅骨因骨化尚未完成,骨与骨之间仍保留有一定面积的结缔组织膜,称为囟。位于两顶骨和额骨之间呈菱形的称前囟,于 1 岁半左右闭合;位于两顶骨和枕骨之间呈三角形的称后囟,出生后不久即闭合。

2. **颅底内面观**　由前向后依次分为颅前窝、颅中窝和颅后窝。

（1）颅前窝:位置较浅,中央有一向上的突起称鸡冠,其两侧的水平骨板称筛板,筛板借许多小孔与鼻腔相通。

（2）颅中窝:中部隆起,由蝶骨体构成,中央呈马鞍形的结构为蝶鞍,正中有一容纳垂体的垂体窝。垂体窝的前外侧有与眶腔相通的视神经管。

（3）颅后窝:位置最低,中央是枕骨大孔,向下与椎管相续。枕骨大孔的外侧有颈静脉孔。颞骨岩部后面中央稍内侧是内耳门,向外通入内耳道。

3. **颅底外面观**　颅底外面凹凸不平,分前、后两区。

(1)前区:中央有一水平骨板称骨腭,构成口腔的顶。骨腭周围的弓形隆起称牙槽弓。

(2)后区:中部为枕骨大孔,其后部正中的突起称枕外隆凸。在颈静脉孔外侧有一圆锥形突起称乳突,在乳突前方有一明显的关节窝称下颌窝,与下颌骨相关节。

颅底的沟、管、孔、裂较多,一般都有血管或神经通过,这些部位是颅底的薄弱部位,当外伤骨折时往往沿这些孔、管断裂,导致血管和神经损伤。

4. **颅的侧面观**　中部是外耳门,外耳门前方的弓状骨梁称颧弓,可在体表摸到。颧弓上方的浅窝称颞窝。颞窝内侧壁由额骨、顶骨、颞骨、蝶骨4骨构成,4骨汇合处呈H形的骨缝称翼点,此处骨质薄弱,其内面有脑膜中动脉的分支经过。当因外力而发生骨折时,容易损伤血管,引起颅内出血,危及生命(图4-10)。

5. **颅的前面观**　上方两侧为眶腔,容纳眼;中部有骨性鼻腔;下方是由上颌骨和下颌骨等围成的骨性口腔(图4-10)。

(1)眶腔:呈四面锥体形,尖向后内方,经视神经管与颅中窝相通。底向前外,其上、下缘分别称眶上缘和眶下缘。眶有4个壁,上壁的外侧部有容纳泪腺的泪腺窝,内侧壁的下部近前缘处有泪囊窝。

(2)骨性鼻腔:位于面部中央,正中有骨性鼻中隔,将腔分为左、右两部分。骨性鼻腔的前方开口称梨状孔,后方的开口称鼻后孔。

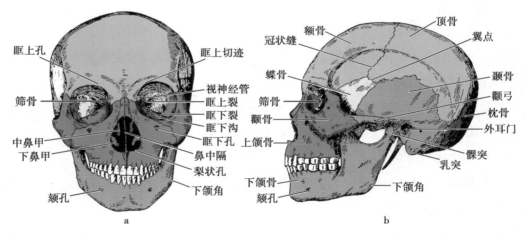

图 4-10　颅
a. 前面;b. 侧面

（三）颅骨的连结

颅骨之间多数以缝或软骨连结,不能运动。只有下颌骨和颞骨之间构成颞下颌关节,其关节囊松弛,内有关节盘,两侧颞下颌关节联合运动,可做张口、闭口和侧方运动。

（四）颅骨的主要骨性标志

枕外隆凸、乳突、下颌角、颧弓。

四、四肢骨及其连结

四肢骨包括上肢骨和下肢骨。由于上肢是灵活运动的劳动器官,因而上肢骨轻巧灵活;下肢起支持和行走的作用,故而下肢骨粗大而坚实。

（一）上肢骨及其连结

1. 上肢骨　上肢骨每侧各有 32 块(图 4-11)。

（1）锁骨:位于颈部和胸部交界处,呈"～"形,全长均可在体表摸到。内侧端钝圆,与胸骨柄相连;外侧端扁平,与肩峰相关节。

（2）肩胛骨:位于胸廓背面外上方,呈三角形的扁骨,分两面、三角、三缘。后面有一斜向外上方的骨嵴称肩胛冈,冈的外侧端扁平称肩峰,是肩部的最高点。肩胛骨外侧角膨大,有一朝向外侧的关节面称关节盂,与肱骨头相关节。下角平对第 7 肋,在体表易于摸到,是计数肋及肋间隙的重要标志。

（3）肱骨:位于臂部,为典型的长骨,分上、下两端和体。

肱骨上端呈半球状的膨大称肱骨头,与肩胛骨的关节盂构成肩关节。上端与肱骨体交界处稍细的部分称外科颈,是肱骨易发生骨折的部位。

肱骨体的后面有由内上斜向外下的浅沟,称桡神经沟。

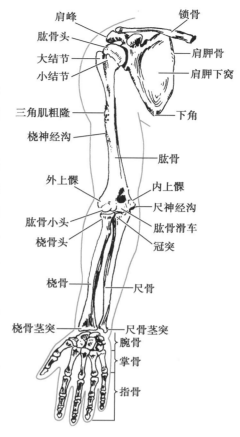

图 4-11　上肢骨

肱骨下端扁平,末端有两个关节面,外侧的呈球状,称肱骨小头,与桡骨相关节;内侧的形如滑车,称肱骨滑车,与尺骨相关节。下端两侧各有 1 个突起,分别称内上髁和外上髁,可在体表摸到。内上髁后下方的浅沟称尺神经沟,有尺神经通过。

（4）尺骨:位于前臂内侧,上端粗大,有两个朝前的突起,上方较大的称鹰嘴,下方较小的称冠突,两者之间半月形的光滑关节面称滑车切迹,与肱骨滑车相关节。冠突的外侧有一凹面称桡切迹,与桡骨头相关节。尺骨下端称尺骨头,与桡骨的尺切迹相关节。尺骨头后内侧向下的突起称尺骨茎突。

（5）桡骨:位于前臂外侧,上端呈短柱形膨大称桡骨头,头上面有关节凹,与肱骨小头相关节,头周围有环状关节面,与尺骨的桡切迹相关节。下端粗大,远侧面光滑,与腕骨相关节;桡骨下端内侧面有凹形关节面称尺切迹,外侧向下的突起称桡骨茎突。在桡骨茎突前可触摸到桡动脉的搏动。

（6）手骨:由上向下,包括腕骨、掌骨和指骨三部分。

1）腕骨:由 8 块短骨组成,分为远、近两列。由桡侧向尺侧,近侧列依次为手舟骨、月骨、三角骨和豌豆骨,远侧列依次为大多角骨、小多角骨、头状骨和钩骨。

2）掌骨:共 5 块,由桡侧向尺侧依次为第 1～5 掌骨。

3）指骨:共 14 块,拇指为 2 节,其余 3 节,由近侧向远侧依次为近节指骨、中节指骨和远节指骨。

2. 上肢骨的连结

（1）肩关节：由肩胛骨的关节盂和肱骨头构成（图4-12）。其结构特点为肱骨头大，关节盂小而浅，关节囊薄而松弛，关节囊内有肱二头肌长头肌腱通过。在关节囊的上壁、前壁和后壁有韧带和肌腱加强，但其下壁薄弱，当上肢极度外展时，易发生肱骨头向下脱位。肩关节是全身运动幅度最大、运动形式最多、最灵活的关节，可做屈、伸、内收、外展、旋内、旋外和环转运动。

（2）肘关节：由肱骨下端和桡、尺骨上端构成（图4-13）。肘关节包括3个关节：肱尺关节由肱骨滑车和尺骨滑车切迹构成；肱桡关节由肱骨小头和桡骨头关节凹构成；桡尺近侧关节由桡骨头环状关节面和尺骨桡切迹构成。其结构特点为3个关节包在1个关节囊内。关节囊的前、后壁薄弱而松弛，两侧壁紧张并有韧带加强。肘关节可做屈、伸运动，也可参与前臂旋前和旋后运动。

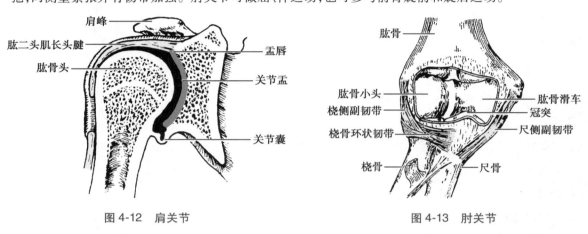

图 4-12　肩关节　　　　　　　　　　　　　图 4-13　肘关节

（3）桡腕关节：又称腕关节。由桡骨下端、尺骨头下方的关节盘和手舟骨、月骨、三角骨共同构成。其结构特点为关节囊松弛，四周有韧带加强。桡腕关节可做屈、伸、内收、外展和环转运动。

（二）下肢骨及其连结

1. 下肢骨　下肢骨每侧各有31块（图4-14）。

（1）髋骨：由髂骨、耻骨和坐骨融合而成。三骨融合处的外面有一深窝，称髋臼，与股骨头形成髋关节，髋臼的前下方有一大孔称闭孔。

髋骨的上部由髂骨构成，扁薄宽阔，其上缘称髂嵴。两侧髂嵴最高点的连线平对第4腰椎棘突，临床以此作为腰椎穿刺的定位标志。髂嵴前、后端的突出部分别称为髂前上棘和髂后上棘。髂嵴的前、中1/3交界处向外突出称髂结节，髂骨上部内面光滑微凹称髂窝，髂窝下界的弓形隆起称弓状线，由弓状线向耻骨延伸的骨嵴称耻骨梳，其前端终于耻骨结节。

髋骨的后下部由坐骨构成，较肥厚，最底部粗大的突起称坐骨结节，坐骨结节后上方的三角形突起称坐骨棘。坐骨棘的上、下方各有一切迹，分别称坐骨大切迹和坐骨小切迹。

髋骨的前下部由耻骨构成，较细小，内侧面有一朝向内侧的骨面，称耻骨联合面。

（2）股骨：位于大腿部，是人体最粗最长的长骨，约占身高的1/4，分上、下两端和体。

股骨上端有朝向内上方呈球状的股骨头。股骨头外下方较细称股骨颈，老年人在此处易发生骨折。股骨颈以下为股骨体,在颈体交界处有两个隆起,外上方的称大转子,可在体表摸到,内下方的称小转子。股骨下端膨大,并向后方突出,形成内侧髁和外侧髁。

(3)髌骨:位于股骨下端的前面,呈扁三角形,尖朝下,包在股四头肌腱内,后面与股骨髌面相关节。

(4)胫骨:位于小腿内侧,上端膨大,形成与股骨内、外侧髁相对应的内侧髁和外侧髁。胫骨上端与体移行处前面的粗糙面称胫骨粗隆。胫骨体呈三棱柱形,前缘锐利。胫骨下端向内下方突出的部分称内踝。

(5)腓骨:位于小腿后外侧,上端膨大称腓骨头,与胫骨相接;下端略扁呈三角形,其向下的突起称外踝。

(6)足骨:由后向前,包括跗骨、跖骨和趾骨三部分。

1)跗骨:共7块,由后向前排成3列,后列上部为距骨、后下部为跟骨,中列为足舟骨,前列由内侧向外侧依次为内侧楔骨、中间楔骨、外侧楔骨和骰骨。

2)跖骨:共5块,由内侧向外侧依次为第1~5跖骨。

3)趾骨:共14块,其分部和名称与手指骨相同。

2. 下肢骨的连结

(1)髋骨与骶骨的连结

1)骶髂关节:由骶骨和髂骨的耳状面构成(图4-15),运动幅度小,妇女妊娠期间活动度可稍增大。

2)耻骨联合:由左、右耻骨联合面和其间的纤维软骨共同构成。女性构成耻骨联合的软骨较厚,孕妇在分娩时耻骨联合可轻度分离,以利于胎儿娩出。

3)骶结节韧带和骶棘韧带:位于骶髂关节的后下方,自骶、尾骨侧缘连于坐骨结节的称骶结节韧带;自骶、尾骨侧缘连于坐骨棘的称骶棘韧带(图4-15)。

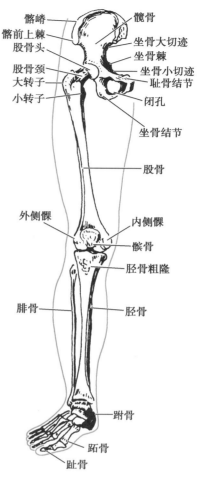

图4-14 下肢骨

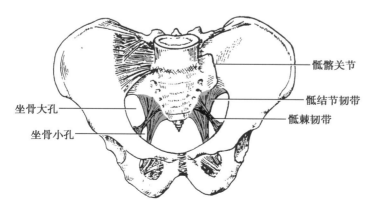

图4-15 骨盆的连结

4）骨盆：由骶骨、尾骨和左、右髋骨连结而成（图4-15）。骨盆以界线分为大骨盆和小骨盆，界线自后向前由骶骨岬、弓状线、耻骨梳和耻骨联合上缘依次连结而成。界线以上为大骨盆，以下为小骨盆。小骨盆的内腔称为盆腔，在女性是胎儿娩出的骨性通道。骨盆具有传递重力，承托、保护盆内器官等作用。

（2）髋关节：由髋臼和股骨头组成（图4-16）。其结构特点为股骨头大，髋臼深。关节囊厚而坚韧，周围有韧带加强，可限制髋关节过度后伸，对维持人体的直立姿势有重要作用。关节囊内有股骨头韧带，连于股骨头与髋臼之间，内有营养股骨头的血管通过。髋关节可做屈、伸、内收、外展、旋转和环转运动，但运动幅度较肩关节小。

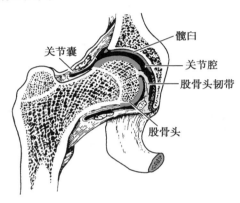

图4-16 髋关节

（3）膝关节：为人体最大、最复杂的关节。由股骨下端、胫骨上端和髌骨构成（图4-17）。其结构特点为关节囊宽阔松弛，周围有韧带加强，囊的前壁有股四头肌腱延续而成的髌韧带。关节囊内有前、后交叉韧带和内、外侧半月板。前、后交叉韧带牢固地将股骨和胫骨连结在一起，防止胫骨向前、后移位。内、外侧半月板位于股骨和胫骨关节面之间，不仅使股骨、胫骨的关节面更为适应，而且在剧烈运动时可起缓冲作用。膝关节主要做屈、伸运动；当关节处于半屈位时，还可做轻度的旋转运动。

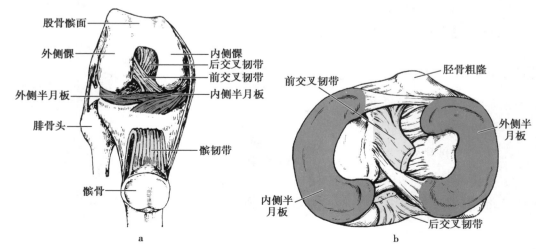

图4-17 膝关节
a. 前面；b. 上面

（4）距小腿关节：又称踝关节,由胫骨下端、腓骨下端和距骨组成。其结构特点为关节囊前、后壁松弛,两侧有韧带加强,但外侧的韧带较薄弱,在足过度内翻时可致外侧韧带损伤。踝关节可做背屈(伸)和跖屈(屈)运动,与跗骨间关节协同作用时可使足内翻和外翻。

（5）足弓：足骨借关节和韧带紧密相连,在人站立时,足以后方的跟骨结节和前方的第1、第5跖骨头三点着地,在纵、横方向上都形成凸向上方的弓形,称足弓。足弓具有弹性,在行走或跑跳时缓冲震荡,保护脑和内脏器官,同时也使足底的血管和神经免受压迫。

（三）四肢骨的主要骨性标志

肩峰、肩胛骨下角、桡骨茎突、髂嵴、髂前上棘、耻骨结节、坐骨结节。

点滴积累 ∨

1. 成人全身骨共206块,分为长骨、短骨、扁骨和不规则骨。骨由骨质、骨膜和骨髓构成。

躯干骨（51块）：椎骨、肋和胸骨

颅骨（23块）
- 脑颅：顶骨、颞骨、额骨、枕骨、蝶骨、筛骨
- 面颅：上颌骨、鼻骨、泪骨、颧骨、下鼻甲、腭骨、舌骨、下颌骨、犁骨

四肢骨（126块）
- 上肢骨：肩胛骨、锁骨、肱骨、尺骨、桡骨、腕骨、掌骨、指骨
- 下肢骨：髋骨、股骨、髌骨、胫骨、腓骨、跗骨、跖骨、趾骨

2. 关节主要由关节面、关节囊和关节腔构成,可做屈伸、收展、旋转、环转运动。上肢重要的关节有肩关节、肘关节和桡腕关节;下肢重要的骨连结有骨盆、髋关节、膝关节和踝关节。

第二节　骨骼肌

一、概述

骨骼肌分布广泛,全身有600多块,约占人体重量的40%。每块肌都是一个独立的器官,都有一定的形态结构,有丰富的血液供应,并受神经支配执行一定的功能。若肌的血液供应阻断或支配肌的神经损伤,可分别引起肌坏死和瘫痪。若长期不活动,肌则萎缩退化。

（一）肌的形态

骨骼肌按形态可分为长肌、短肌、扁肌和轮匝肌4类。长肌呈长梭形或长带状,多分布于四肢,收缩时可产生较大幅度的运动。短肌较短小,多分布于躯干的深层,收缩时运动幅度较小。扁肌扁薄宽阔,多分布于胸、腹壁,收缩时除运动躯干外,还有保护内脏的作用。轮匝肌呈环形,位于孔裂周围,收缩时可关闭孔裂。

（二）肌的构造

骨骼肌由肌腹和肌腱构成。肌腹呈红色,由肌纤维构成,是肌的收缩部分;肌腱呈银白色,由致密结缔组织构成,位于肌的两端并附着于骨,非常坚韧而无收缩功能,起固定作用。长肌的腱多呈条

索状,扁肌的腱呈薄膜状又称腱膜。

（三）肌的辅助结构

骨骼肌的辅助结构主要有筋膜、滑膜囊和腱鞘等,具有保持肌的位置、减少运动时的摩擦和保护等作用。

1. **筋膜** 包在肌的外面,分浅筋膜和深筋膜两种。

（1）浅筋膜:位于真皮下,又称皮下筋膜,由疏松结缔组织构成,内含脂肪组织、浅血管和皮神经等。

（2）深筋膜:位于浅筋膜深面,又称固有筋膜,由致密结缔组织构成,遍布全身且互相连续。它呈鞘状包裹肌、肌群、血管和神经,形成筋膜鞘。四肢的深筋膜伸入肌群之间与骨相连,分隔肌群,称肌间隔。

2. **滑膜囊** 为封闭的结缔组织扁囊,内有滑液,多位于肌腱或韧带与骨面相接触处,以减少摩擦、增加运动的灵活性。

3. **腱鞘** 包裹于活动幅度大而频繁的肌腱外面的鞘管,如腕、踝、手指和足趾等处。腱鞘分内、外两层,外层为纤维层,对肌腱有固定和约束作用;内层为滑膜层,由双层的腱滑膜鞘构成,鞘内含少量滑液,使肌腱能在鞘内自由滑动。

知识链接

频繁的操作键盘易患腱鞘炎

腱鞘是保护肌腱的纤维滑膜囊,使肌腱免受骨骼和其他组织的摩擦和压迫,保证肌腱润滑,有充分的活动度。 肌腱在短期内活动频繁或用力过度或慢性寒冷刺激是导致腱鞘炎的主要原因。

现在电脑、手机越来越普及,但是随着这些高科技产品的普及,发短信、发微博、玩游戏等频繁的操作键盘也使患腱鞘炎的人群也越来越多。 其症状有手指麻木、水肿、刺痛、不舒服、敏感性下降、握东西感到困难,手指活动时加重不适感等。 早期的腱鞘炎可以通过贴药膏和按摩缓解。

二、头肌

头肌分为面肌和咀嚼肌两部分。面肌起自于颅骨,止于面部皮肤,收缩时牵动面部皮肤产生出各种表情,故又称表情肌,主要有枕额肌、眼轮匝肌和口轮匝肌等。咀嚼肌分布于颞下颌关节的周围,可牵拉下颌骨产生咀嚼运动,主要有咬肌和颞肌等。

三、颈肌

颈肌位于颅和胸廓之间,主要有胸锁乳突肌,舌骨上、下肌群。胸锁乳突肌位于颈部外侧的浅层,起自于胸骨柄和锁骨的内侧端,斜向后上,止于颞骨乳突。胸锁乳突肌一侧收缩,使头向同侧屈,面转向对侧;两侧同时收缩,使头后仰。

案例分析

案例

患者，男，2 个月。 检查发现其颈部向右侧倾斜，面部向左侧倾斜，颈部僵硬，在颈部右前区有一质地较硬的肿块。 临床诊断为先天性斜颈。

分析

颈肌位于颅和胸廓之间，主要有胸锁乳突肌，舌骨上、下肌群。 其中胸锁乳突肌位于颈部外侧的浅层，起自于胸骨柄和锁骨的内侧端，斜向后上，止于颞骨乳突。 胸锁乳突肌一侧收缩，使头向同侧屈，面转向对侧；两侧同时收缩，使头后仰。 先天性斜颈是胸锁乳突肌的先天性单侧挛缩，导致头和颈的不对称畸形，头倾向患侧，颈部弯向健侧。

四、躯干肌

躯干肌包括背肌、胸肌、膈、腹肌和会阴肌。

（一）背肌

背肌为位于躯干后面的肌群，可分为浅、深两群。浅群主要有斜方肌、背阔肌等，深群主要有竖脊肌（图 4-18）。

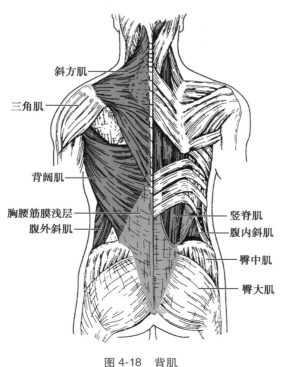

图 4-18　背肌

1. 斜方肌　位于项部及背上部的浅层，为三角形的扁肌，左、右两侧合起来为斜方形。上部肌束收缩，可上提肩胛骨；下部肌束收缩，可下降肩胛骨；全肌收缩，牵拉肩胛骨向脊柱靠拢。斜方肌瘫痪时，出现"塌肩"现象。

2. 背阔肌　为全身最大的扁肌,位于背下部、腰部及胸部后外侧。该肌收缩时使肩关节内收、旋内和后伸,如背手姿势。上肢上举固定时,可引体向上。

3. 竖脊肌　纵列于斜方肌和背阔肌深面、脊柱棘突两侧,起自于骶骨背面和髂骨后部,向上一直延伸到枕骨,沿途止于椎骨和肋骨。一侧收缩使脊柱侧屈,两侧同时收缩可伸脊柱和仰头,对维持人体的直立姿势有重要作用。

（二）胸肌

1. 胸大肌　位置表浅,呈扇形覆盖于胸壁前部(图 4-19)。收缩时可使肩关节内收、旋内和前屈。上肢上举固定时可上提躯干,也可提肋助吸气。

2. 前锯肌　紧贴于胸外侧壁(图 4-19),收缩时拉肩胛骨向前并紧贴胸廓;下部肌束收缩使肩胛骨下角旋外,协助上肢上举。

3. 肋间肌　位于肋间隙内,分浅、深两层。浅层称肋间外肌,收缩时可提肋,使胸腔前后径及横径扩大,以助吸气;深层称肋间内肌,收缩时降肋助呼气。

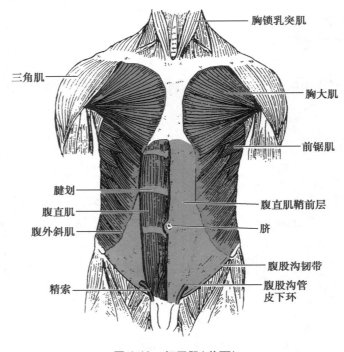

图 4-19　躯干肌（前面）

（三）膈

膈位于胸、腹腔之间,为向上膨隆的扁肌(图 4-20)。膈周围为肌部,附着于胸廓下口周缘和腰椎的前面,各部肌束向中央集中移行于中心腱。

膈上有 3 个孔:主动脉裂孔,位于第 12 胸椎前方,有主动脉和胸导管通过;食管裂孔,位于主动脉裂孔左前上方,约在第 10 胸椎水平,有食管和迷走神经通过;腔静脉孔,位于主动脉裂孔右前上方,约在第 8 胸椎水平,有下腔静脉通过。

膈是主要的呼吸肌,收缩时膈的顶部下降,胸腔容积扩大,助吸气;舒张时膈的顶部上升,胸腔容积缩小,助呼气。膈与腹肌同时收缩,可增加腹压,有协助排便和分娩等作用。

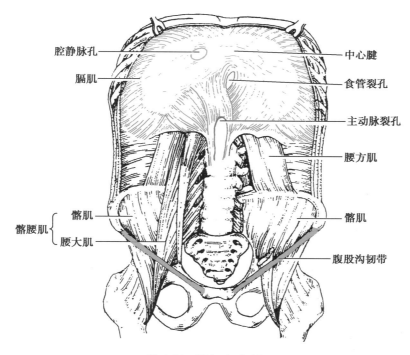

图 4-20　膈与腹后壁肌

（四）腹肌

腹肌位于胸廓与骨盆之间（图 4-19），参与组成腹壁，主要包括腹外斜肌、腹内斜肌、腹横肌和腹直肌。其中，腹外斜肌、腹内斜肌和腹横肌由浅入深成层排列，肌纤维相互交错，其腱膜包裹腹直肌，形成腹直肌鞘。腹直肌呈带状，位于腹前壁正中线两侧的腹直肌鞘内。腹直肌肌束方向呈纵行，全长有 3~4 条横行的腱性结构称腱划。

腹肌的作用：共同保护腹腔脏器，收缩时可增加腹压以协助排便、分娩、呕吐和咳嗽等功能，也可使脊柱做前屈、侧屈和旋转运动。

（五）会阴肌

会阴肌是指封闭小骨盆下口的诸肌，主要作用是支持和承托盆腔脏器。

五、四肢肌

四肢肌分上肢肌和下肢肌。上肢肌细小，数目较多，与上肢执行复杂灵活的劳动功能相适应；下肢肌数目较少，但粗壮有力，与下肢支持体重和行走功能相适应。

（一）上肢肌

上肢肌根据所在部位，分为肩肌、臂肌、前臂肌和手肌（图 4-21）。

1. **肩肌**　配布在肩关节周围，主要有三角肌。三角肌呈三角形，肌束从前、后和外侧三面包围肩关节，主要作用是外展肩关节。

2. **臂肌**　分前、后两群。

（1）前群：主要有肱二头肌，位于臂前部浅层，其主要作用是屈肘关节和使前臂旋后，还可协助屈肩关节。

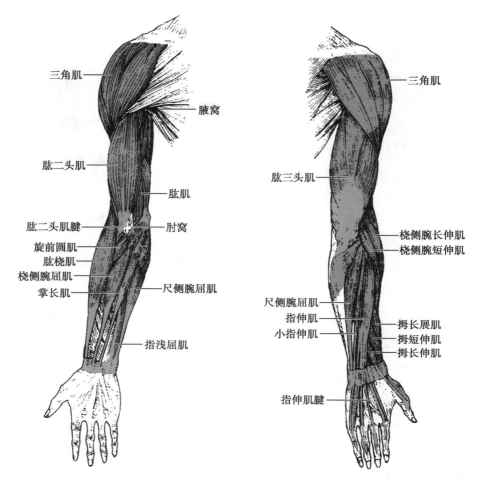

图 4-21 上肢浅层肌(右侧)

（2）后群：主要有肱三头肌，位于臂后部，是肘关节的主要伸肌。

3. 前臂肌   配布在桡、尺骨周围，分为前、后两群。前群是屈肌和旋前肌，后群是伸肌和旋后肌，主要运动腕关节、指骨间关节。

4. 手肌   位于手掌，主要运动手指。手肌与前臂的长肌共同作用，使手能执行一系列的重要功能，如抓、捏、握持、夹、提等。

（二）下肢肌

下肢肌根据所在部位，分为髋肌、大腿肌、小腿肌和足肌(图 4-22)。

1. 髋肌   位于髋关节周围，分前、后两群。

（1）前群：主要有髂腰肌(图 4-22)，由腰大肌和髂肌组成，主要作用是使髋关节前屈和旋外。下肢固定时，可使躯干前屈。

（2）后群：主要位于臀部，有臀大肌、臀中肌、臀小肌和梨状肌等。臀大肌大而肥厚，使髋关节后伸并外旋，在人体直立时，固定骨盆，防止躯干前倾。臀大肌外上部是肌内注射最常选的部位(图 4-22)。

2. 大腿肌   配布在股骨周围，分前群、内侧群和后群。

（1）前群：位于股骨前方，有缝匠肌和股四头肌。缝匠肌是全身中最长的肌，呈扁带状，可屈髋

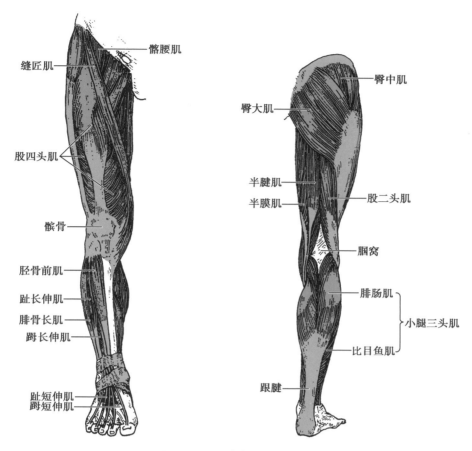

缝匠肌
髂腰肌
股四头肌
髌骨
胫骨前肌
趾长伸肌
腓骨长肌
踇长伸肌
趾短伸肌
踇短伸肌

臀中肌
臀大肌
半腱肌
半膜肌
股二头肌
腘窝
腓肠肌
小腿三头肌
比目鱼肌
跟腱

图 4-22　下肢浅层肌(右侧)

关节和膝关节。股四头肌是全身中体积最大的肌,有 4 个头,向下合并形成一强大肌腱,包绕髌骨,并向下延续为髌韧带,止于胫骨粗隆,作用是屈髋关节和伸膝关节。

(2)内侧群:位于大腿内侧,其主要作用是内收髋关节。

(3)后群:位于大腿后部,其中位于外侧的是股二头肌、内侧的是半腱肌和半膜肌,作用是伸髋关节和屈膝关节。

3. **小腿肌**　配布在胫、腓骨周围,分为前群、外侧群和后群。

(1)前群:位于小腿前面,作用是使足背屈、足内翻及伸趾。

(2)外侧群:位于腓骨外侧,作用是使足跖屈和足外翻。

(3)后群:位于小腿后方,分浅、深两层。浅层有小腿三头肌,由腓肠肌和比目鱼肌组成,肌腹膨大,向下形成强大的跟腱,止于跟骨。小腿三头肌可提足跟,使足跖屈;在站立时,能固定踝关节和膝关节,以防止身体向前倾倒。深群有 3 块肌,作用是使足跖屈、足内翻及屈趾。

▶▶ **边学边练**

运动系统由骨、骨连结和骨骼肌组成,约占成人体重的 60%,对人体起支持、保护和运动等作用。 关于运动系统的组成及结构特点,请参见:实验四　运动系统的观察

4. **足肌**　可分为足背肌和足底肌。足背肌的作用是伸趾,足底肌的作用是屈趾和维持足弓。

点滴积累 ∨

1. 骨骼肌按形态可分为长肌、短肌、扁肌和轮匝肌，由肌腹和肌腱构成。

2. 头肌分为面肌（表情肌）和咀嚼肌两部分。

3. 颈肌主要有胸锁乳突肌。

4. 躯干肌包括背肌、胸肌、膈、腹肌和会阴肌。

5. 上肢肌分肩肌、臂肌、前臂肌和手肌；下肢肌分髋肌、大腿肌、小腿肌和足肌。

目标检测

一、单项选择题

1. 分布于四肢的骨主要是

    A. 短骨   B. 不规则骨   C. 扁骨

    D. 长骨   E. 以上都不是

2. 下列属于胸椎特点的是

    A. 椎体较大   B. 有横突孔   C. 椎体上有肋凹

    D. 棘突呈板状   E. 椎体较小

3. 构成肋弓的肋软骨为

    A. 第 1~7 肋软骨   B. 第 7~10 肋软骨   C. 第 8~12 肋软骨

    D. 第 11、第 12 肋软骨   E. 第 1~10 肋软骨

4. 下列属于脑颅的是

    A. 颧骨   B. 上颌骨   C. 筛骨

    D. 腭骨   E. 泪骨

5. 两侧髂嵴最高点的连线经过

    A. 第 1 腰椎棘突   B. 第 2 腰椎棘突   C. 第 3 腰椎棘突

    D. 第 4 腰椎棘突   E. 第 5 腰椎棘突

6. 没有参加膝关节组成的骨是

    A. 股骨   B. 胫骨   C. 腓骨

    D. 髌骨   E. 以上都不是

7. 下列不属于肌的形态分类的是

    A. 长肌   B. 短肌   C. 扁肌

    D. 不规则肌   E. 轮匝肌

8. 关于肋间外肌的作用,正确的说法是

    A. 提肋助呼气   B. 提肋助吸气   C. 降肋助吸气

    D. 降肋助呼气   E. 以上都不是

9. 能屈肘关节的肌是

A. 肱二头肌   B. 肱三头肌   C. 背阔肌

D. 三角肌   E. 斜方肌

10. 下列肌中可伸膝关节的是

  A. 半膜肌   B. 半腱肌   C. 小腿三头肌

  D. 股四头肌   E. 股二头肌

二、多项选择题

1. 躯干骨包括

  A. 椎骨   B. 胸骨   C. 肋骨

  D. 锁骨   E. 肩胛骨

2. 脑颅骨包括

  A. 额骨   B. 鼻骨   C. 顶骨

  D. 颞骨   E. 泪骨

3. 面颅骨包括

  A. 筛骨   B. 上颌骨   C. 枕骨

  D. 舌骨   E. 颧骨

4. 参与组成胸廓的骨是

  A. 胸骨   B. 肋   C. 肩胛骨

  D. 锁骨   E. 胸椎

5. 屈膝关节的肌有

  A. 缝匠肌   B. 腓肠肌   C. 股四头肌

  D. 臀大肌   E. 股二头肌

三、简答题

1. 骨的化学成分包括哪两种物质？在成人各占的比例是多少？它们各有何作用？老年人与小儿的骨各有何特点？

2. 简述肘关节的组成、结构特点及运动形式。

3. 简述髋关节的组成、结构特点及运动形式。

4. 膈的裂孔有哪几个？各可通过哪些结构？

ER-04 复习题

（吴金英 张晓丽）

第五章

能量代谢和体温

ER-05章PPT

导学情景 ∨

情景描述:

某女性,32岁,近1个月以来突然出现身体消瘦、发热、心慌、乏力等症状,到医院就医。经检查确诊为甲状腺功能亢进(甲亢)。

学前导语:

正常人体内的热量来源于细胞内的能量代谢。甲状腺功能亢进患者体内的甲状腺激素水平异常升高,而甲状腺素能够提高人体细胞的能量代谢水平,使人体的产热量明显增加,因此会导致患者体温升高,出现"发热"的症状。

为什么正常人体温是相对恒定的? 为什么有些疾病会导致人体发热(俗称发烧)? 体温是如何进行调节的? 通过本章内容的学习,会对上述问题有所认识,并为后续课程如药理学"解热镇痛药"等知识的学习提供帮助。

人体的各项生理活动都需要能量的驱动,而这些能量是通过人体的物质代谢获得的。通常将人体在物质代谢过程中所伴随的能量的释放、转移、贮存和利用称为能量代谢。

第一节　能量代谢

一、机体能量的来源和利用

(一)能量的来源

人体一切生命活动所需的能量主要来源于食物中的三大营养物质,即糖、脂肪和蛋白质,它们是人体活动的能源物质。这三类营养物质中蕴藏着能被机体利用的化学能,当它们在体内氧化分解时,在生成 CO_2 和 H_2O 的同时,释放出其中蕴藏的化学能。

1. 糖　在一般生理情况下,人体所需能量的70%以上是由食物中的糖类分解代谢提供的。氧供充足时通过糖的有氧氧化获得能量;氧供不足时则通过糖的无氧酵解获得能量,这在人体处于缺氧状态时极为重要,因为这是人体的能源物质唯一不需氧的供能途径。神经系统消耗的能量几乎全部来自于葡萄糖的有氧氧化,所以对缺氧很敏感。

2. 脂肪　脂肪是人体内重要的供能物质,又是能源物质贮存的主要形式。人体所需能量的

30%左右来自于脂肪。正常体重者在短期饥饿的情况下,主要依靠脂肪供能,体内贮存的脂肪可供给饥饿者约2个月的能量。但由于脂肪酸经过氧化作用形成大量的乙酰辅酶A,会转化成大量酮体,因此长期饥饿者易发生酮症酸中毒。

3. 蛋白质 一般情况下,蛋白质是人体细胞的重要组成成分,人体不依靠蛋白质供能,只有在某些特殊情况下,如长期不能进食时,体内的糖原和贮存的脂肪大量消耗,能量极度缺乏,人体才会依靠分解蛋白质供能。

知识链接

肥 胖

肥胖是由于能量的摄取大于消耗造成的。肥胖可以用体重指数(BMI)来衡量,计算方法是BMI(kg/m^2)=体重/身高^2。

世界卫生组织的标准是BMI正常范围在18.5~24.9,>25为超重,>30为肥胖。

我国肥胖人群的特点是体型小、指数小。体型小决定了BMI的正常上限要低些,因此有专家建议国人的BMI最佳值应在20~22,>22.6为超重,>30为肥胖。

另外,国人肥胖的另一特点是腹围大、危害大。研究发现,BMI正常或不很高的人,若腹围男性>101cm、女性>89cm,或腰围/臀围比值男性>0.9、女性>0.85的腹型肥胖者,其危害与BMI高者一样大。

(二)能量的转移、贮存和利用

食物中的各种能源物质在体内氧化时所释放的能量有50%以上直接转化为热能,主要用于维持体温;其余不足50%的能量细胞不能直接利用,而是以高能磷酸键的形式贮存于腺苷三磷酸(ATP)中。组织细胞只能直接利用ATP中贮存的能量,因此ATP既是机体的重要贮能物质,又是直接的供能物质。当体内能量过剩时,ATP也能将能量转移,暂时贮存于磷酸肌酸(C~P)的高能磷酸键中。C~P是ATP的贮存库,它不能直接为机体的生命活动提供能量,但它可将贮存的能量转移给ATP,再由ATP供能。由于ATP有直接促进或改善组织代谢的作用,临床上常将ATP作为治疗昏迷、休克、脑血管疾病、心肌炎等疾病的急救辅助药物(图5-1)。

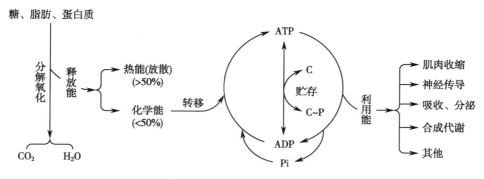

图5-1 能量的释放、转移、贮存和利用示意图
C:肌酸;Pi:无机肌酸;C~P:磷酸肌酸

人体利用 ATP 提供的能量完成各种功能活动,例如合成物质、转运物质、腺体分泌、神经传导和肌肉收缩等。人体在利用 ATP 完成的各种功能活动中,除骨骼肌收缩完成的机械功以外,其余的能量最后均转变为热能,并参与维持体温。

(三) 能量代谢的表示方法

体内食物氧化所释放的能量除骨骼肌收缩完成的机械功以外,其余的能量最后均转变为热能并散发出体外。因此,在人体安静状态下,测定单位时间内散发的总热量,就可测算出人体单位时间内所消耗的能量。人体在单位时间内的产热量称为能量代谢率。研究表明,能量代谢率若以体表面积为标准,则无论身材高大或瘦小,每平方米体表面积的产热量是比较接近的。所以通常以单位体表面积的产热量作为能量代谢率的衡量标准,单位为 $kJ/(m^2 \cdot h)$。

二、影响能量代谢的因素

影响能量代谢的因素即影响产热量的因素,主要有肌肉活动、精神活动、食物的特殊动力效应及环境温度等。

(一) 肌肉活动

肌肉活动对于能量代谢的影响最为显著。人体任何轻微的活动都可提高能量代谢率,且与肌肉活动的强度有关。人在剧烈运动或劳动时的产热量可超过安静状态下产热量的数倍至数十倍(表 5-1)。

表 5-1　劳动或运动时的能量代谢率 $[kJ/(m^2 \cdot min)]$

机体的状态	产热量	机体的状态	产热量
静卧	2.73	扫地	11.36
开会	3.40	打排球	17.04
擦窗	8.30	打篮球	24.22
洗衣	9.89	踢足球	24.96

(二) 精神活动

人体处于精神紧张状态,如烦恼、恐惧或情绪激动时,能量代谢可提高。这可能与精神紧张时肌紧张增强、交感-肾上腺髓质系统活动加强、参与代谢的激素分泌增多等因素使机体产热量增加有关。

(三) 食物的特殊动力效应

在进食后的一段时间内,人体即使处于安静状态,其产热量也比进食前有所增加。这种由食物引起人体额外增加产热量的现象称为食物的特殊动力效应。三大营养物质中,蛋白质的特殊动力作用是最明显的,进食蛋白质可使产热量增加30%左右,进食糖类或脂肪类可使产热量增加4%~6%,混合食物可使产热量增加10%左右。食物的特殊动力作用机制尚不十分清楚。

(四) 环境温度

人在安静时的能量代谢以在 20~30℃ 的环境中最为稳定。当环境温度低于20℃时,由于寒冷刺激反射性地引起寒战以及肌肉紧张度增强,使能量代谢增加;在10℃以下时,能量代谢增加更为显著。当环境温度超过30℃时,体内的生物化学反应速度加快,呼吸、循环功能增强等因素使能量代谢增加。

三、基础代谢

基础代谢是指人体在基础状态下的能量代谢。基础状态是指人体处于:①清晨、清醒、静卧;②空腹(禁食12小时以上);③室温20~30℃;④精神安宁。在基础状态下,体内的能量消耗只用于维持一些基本的生命活动,这时的能量代谢比较稳定。

单位时间内的基础代谢称为基础代谢率(BMR)。基础代谢率不是人体最低的能量代谢率。在熟睡时的代谢率更低,比BMR低8%~10%,但做梦时可增高。人体的BMR随年龄、性别不同而有所差异。我国正常人的BMR平均值见表5-2。

表5-2　我国正常人的基础代谢率平均值[kJ/(m^2·h)]

年龄（岁）	11~15	16~17	18~19	20~30	31~40	41~50	51以上
男性	195.5	193.4	166.2	157.8	158.6	154.0	149.0
女性	172.5	181.7	154.0	146.5	146.9	142.4	138.6

在临床上,BMR一般用实际测定数值与上述正常平均值比较,如相差在10%~15%以内,无论较高或较低,都认为属于正常。当相差值超过±20%时,才认为可能有病理变化。在各种疾病中,甲状腺功能的改变总伴有BMR的异常。当甲状腺功能亢进时,BMR可比正常值高25%~80%;甲状腺功能低下时,BMR可比正常值低20%~40%。因此,测定BMR是临床诊断甲状腺疾病的重要辅助手段。

此外,人体发热时BMR会升高。一般说来,体温每升高1℃,BMR升高13%左右。糖尿病、肾上腺皮质功能亢进、白血病等BMR也会升高;肾上腺皮质功能低下、肾病综合征等BMR会降低。

点滴积累 ⋁

1. 人体的能量来源于食物中的糖、蛋白质、脂肪。对于国人而言,人体内70%左右的能量来源于糖。
2. 细胞活动所需的能量由ATP提供,ATP既是贮能物质,又是直接的供能物质。
3. 影响能量代谢的主要因素有肌肉活动、精神活动、食物的特殊动力效应和环境温度,以肌肉活动的影响最为显著。
4. 单位时间内基础状态下的能量代谢称为基础代谢率（BMR）,实测值与正常平均值相差在±10%~±15%以内属正常。BMR测定是临床上诊断甲状腺疾病及评估治疗效果的重要辅助手段。

第二节　体温

人体的温度分为体表温度和深部温度。人体的皮肤温度属于体表温度,生理学所说的体温是指人体深部的平均温度。正常情况下,人体通过体温调节系统,使体温保持相对稳定。正常的体温既是新陈代谢的结果,又是保证人体正常新陈代谢和生命活动的重要条件。

一、人体的正常体温及生理变动

(一)体温的正常值

体内各器官的代谢水平不同,使各器官的温度存在差别,如肝脏温度最高,肾、胰腺等温度较低。但由于血液不断循环,使深部各器官的热量迅速交换,温度趋于一致,因此可用血液的温度代表人体深部的平均温度。

人体深部温度不易测量,故临床检查时,为了应用方便,通常测定直肠、口腔和腋窝温度来代表体温。直肠温度正常值为 $36.9 \sim 37.9℃$,口腔温度正常值为 $36.7 \sim 37.7℃$,腋窝温度正常值为 $36.0 \sim 37.4℃$。可见,无论是直肠温度、口腔温度还是腋窝温度,正常值均为37℃左右,变化幅度一般不超过1℃,这正是人体新陈代谢过程中酶促反应的适宜温度范围。

直肠温度测定一般用于小儿患者及昏迷患者。测定口腔温度时要注意呼吸、进食和喝水等对结果的影响。腋窝温度易受环境温度、出汗和测量姿势的影响,因此测定时要保持腋窝干燥,上臂要紧贴胸廓,测定时间至少需要持续 $5 \sim 10$ 分钟。在实验研究中可测量食管温度作为体温的指标,测量鼓膜温度作为脑组织温度的指标。

▶▶ **边学边练**

体温是人体重要的生命体征之一。 体温的正常值是多少? 临床或家庭生活中,常用测量体温的部位及测量体温时需要注意哪些事项? 请参见: 实验五　人体体温的测量

(二)体温的生理变动

人体的体温是相对稳定的,但在生理情况下,体温可随昼夜、年龄、性别等因素的不同而有所变化。

1. **昼夜变化**　在一昼夜之中,人体体温呈周期性波动。清晨 $2 \sim 6$ 时体温最低,午后 $1 \sim 6$ 时最高。波动的幅值一般不超过1℃。体温的这种昼夜周期性波动称为昼夜节律或日周期。

2. **年龄**　体温的高低与体内的能量代谢有关,不同年龄人的能量代谢不同,体温也不同。一般来说,儿童的体温高于成人,而老年人略低于成人。新生儿特别是早产儿的体温调节中枢发育还不完善,调节体温的能力差,体温易受环境温度的影响而发生波动。

3. **性别**　成年女性的体温平均比男性高 $0.3℃$ 左右,且基础体温随月经周期发生规律性的波动:月经期和排卵前期较低,排卵日最低,排卵后体温升高 $0.3 \sim 0.6℃$,一直持续至下次月经前(图5-2)。排卵后体温升高与黄体产生的孕激素的产热效应有关。临床上测定成年女性月经周期中基础体温的变化可以帮助了解有无排卵及排卵日期。

4. **肌肉活动与精神活动**　肌肉活动增强和精神情绪紧张时因代谢加强,产热量增加,可导致体温升高。所以,测量体温时应让患者安静一段时间后再测量。测量小儿的体温时应防止哭闹。

5. **其他因素**　进食、环境温度等因素对体温也有影响;麻醉药也因其抑制体温调节中枢,扩张血管,增加散热而影响体温。

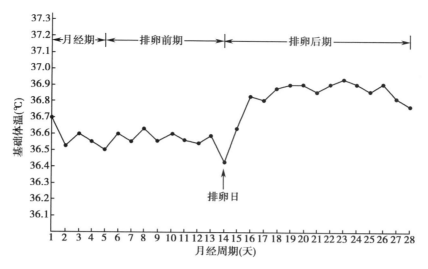

图 5-2　女性基础体温变化曲线

二、体热平衡

在体温调节机制的调控下,人体的产热过程和散热过程处于动态平衡即体热平衡,使体温维持相对恒定。

（一）产热过程

1. 主要产热器官　人体的热量来源于各种组织的能量代谢。组织的功能状态和代谢水平不同,所产生的热量也不同。人体安静时主要由内脏产热,其中肝脏的代谢最旺盛,产热量最大。活动时,骨骼肌是主要的产热器官。骨骼肌的紧张度稍有增强,产热量即可明显提高。几种组织、器官的产热量比较见表 5-3。

表 5-3　几种组织、器官的产热量比较

器官、组织	占体重的百分比（%）	产热量（%）	
		安静状态	劳动或运动
脑	2.5	16	1
内脏	34.0	56	8
骨骼肌	56.0	18	90
其他	7.5	10	

2. 产热的调节　人体受到持续的寒冷刺激时,骨骼肌将出现寒战,即不随意的节律性收缩。此时骨骼肌基本不做功,但能最大限度地产生热量。寒冷刺激还可使甲状腺激素分泌增加,使人在寒冷环境中的代谢率增加 20%～30%。寒冷刺激同时还能促进交感-肾上腺髓质系统活动增强,分泌大量的髓质激素如肾上腺素和去甲肾上腺素,增强组织细胞对糖、脂肪的氧化分解,提高组织的基础代谢率,增加人体产热量。

（二）散热过程

1. 散热途径　人体的散热途径包括皮肤、呼吸道、泌尿道、消化道等,其中最主要的途径是经皮肤散热。

2. 皮肤的散热方式

（1）辐射散热：是指人体以热射线的形式将体热散发于体外的一种散热方式。皮肤的有效散热面积越大，皮肤与环境之间的温差越大，则皮肤散热量越多；反之，当外界环境温度超过皮肤温度时，皮肤会吸收热射线热量，使体温升高。机体在安静且环境温度低于皮肤温度时，通过辐射散热的量占总散热量的 60%。

（2）传导散热：是指人体的热量直接传给与皮肤接触的较冷物体的一种散热方式。传导散热的量取决于皮肤与接触物表面之间的温度差、接触面积和接触物的导热性能等因素。与接触物的温度差及接触面积越大，接触物的导热性能越好，传导散热量越大。棉毛织物、木材、脂肪的导热性能差，传导散热量少，故穿衣服可以保暖。水、冰的导热性能好，故临床上常利用冰袋、冰帽等给高热患者降温。

（3）对流散热：是指通过气体的流动来进行热量交换的一种方式，它是传导散热的一种特殊形式。散热过程中，较冷的气体可通过接触体表及流动来带走人体的热量。散热速度取决于气体的流速及气体与皮肤温差的大小。例如电扇加快空气对流速度可增加散热。

（4）蒸发散热：是指人体通过体表水分的蒸发来散热的一种方式。体表每蒸发 1g 水，可使机体散发热量 2.43kJ，因此蒸发是一种很有效的散热方式。对高热患者使用乙醇擦浴，就是利用蒸发散热来达到降温的目的。当环境温度低于皮肤温度时，人体可通过辐射、传导和对流等方式来散热；而当环境温度等于或高于皮肤温度时，蒸发就成为机体唯一有效的散热方式。

人体蒸发散热有不感蒸发和可感蒸发两种形式。

不感蒸发也称不显汗，是指在不被机体察觉的情况下，水分从皮肤或黏膜渗出而被直接蒸发的一种散热方式。它与汗腺活动无关，也不受生理性体温调节机制的控制，任何时候即使环境温度低于皮肤温度也持续进行。人体每日不感蒸发水分的量约为 1000ml，其中经皮肤蒸发 600~800ml、经呼吸道黏膜蒸发 200~400ml。临床上给患者补液时，应该注意补充不感蒸发所丢失的液体量。

可感蒸发即发汗，是指通过汗腺分泌的汗液蒸发而散热的方式。汗液蒸发时可带走大量的体热。人在安静状态下，环境温度在 30℃ 左右开始发汗。劳动或运动时，由于体温升高，气温即使在 20℃ 以下也可发汗。人体的发汗可由体内、外的温热性刺激引起，称为温热性发汗，主要参与体温调节；也可由精神紧张或情绪激动引起，称为精神性发汗，在体温调节中的作用不大。

蒸发散热受环境温度、风速、空气湿度等因素的影响。环境温度越高，风速越快，蒸发散热量越大；空气湿度越大，蒸发散热越少。

汗液中水分占 99%，不到 1% 的固体成分主要是氯化钠，属于低渗液体，故大量出汗时可导致高渗性脱水。

3. 散热的调控 人体主要通过皮肤血流量的调节和发汗来调控散热。

当皮肤温度高于环境温度时，主要通过辐射、传导和对流方式散热，散热量大小主要取决于皮肤与外界环境之间的温度差，而皮肤血流量的大小决定了皮肤温度的高低。在寒冷环境中，交感神经活动增强，皮肤小动脉收缩，血流量减少，皮肤温度下降，皮肤与环境之间的温差减小，散热量减少；

而在炎热环境下,交感神经活动减弱,皮肤小动脉舒张,动静脉吻合支大量开放,血流量增加,皮肤温度升高,散热量增多。

当环境温度高于皮肤温度时,主要依靠发汗散热来调节体温。在一定范围内,发汗量随着气温的升高而增多。但当人在高温环境中停留时间过长,发汗速度会因汗腺疲劳而明显减慢。若环境中同时风速较低、湿度较大时,不易蒸发散热,易导致体温升高,甚至中暑。

> **知识链接**
>
> 中　暑
>
> 在高温（>32℃）、湿度大（>60%）的环境中，机体的产热、获热大于散热，引起的以体温调节中枢功能障碍、汗腺功能衰竭和水、电解质丢失过多为特点的疾病称为中暑。
>
> 根据发病机制和临床表现不同，分为：①热痉挛：患者骨骼肌痉挛伴收缩痛，体温不高；②热衰竭：表现为非特异性症状，如头晕、乏力、恶心、出汗、晕厥等，一般无高热，神志清醒；③热射病：特征为高热、无汗、昏迷，常见多器官衰竭，病死率可高达5%~30%。
>
> 快速降温为本病的治疗目标，如浸浴、蒸发、冰袋、冰帽等。
>
> 预防中暑的措施有：①炎热天气、高温作业时应补充淡盐水；②改善慢性病及老年体弱者的居住环境，加强通风；③热环境下工作的人应合理安排劳作时间，改善劳动条件。

三、体温的调节

当环境温度发生改变时,人体若要维持体温的相对稳定,有赖于自主性体温调节和行为性体温调节的共同参与,使人体的产热和散热过程处于动态平衡之中。自主性体温调节是指人体在下丘脑体温调节中枢的控制下,通过增减皮肤血流量、发汗、寒战等反应,对产热和散热过程进行调节,从而维持体温的相对恒定。行为性体温调节是指人体有意识地改变自身的姿势和行为来调节产热和散热活动的方式,如增减衣服、跺脚御寒等,是自主性体温调节的补充。以下主要讨论自主性体温调节。

（一）温度感受器

温度感受器是感受人体各处温度变化的特殊结构。按照分布的部位不同,可分为外周温度感受器和中枢温度感受器。

1. 外周温度感受器　是指分布于皮肤、黏膜、内脏和肌肉中的温度感受器,包括冷感受器和热感受器。它们都是对温度敏感的游离神经末梢,感受相应部位的冷热变化,并将信息传入体温调节中枢。

2. 中枢温度感受器　是指分布在中枢神经系统内对温度变化敏感的神经元,广泛分布于脊髓、延髓、脑干网状结构及下丘脑等部位,分为热敏神经元和冷敏神经元。它们能够感受人体深部组织的温度变化,从而参与体温调节。

在视前区-下丘脑前部(PO/AH)中,热敏神经元较多;在脑干网状结构和下丘脑弓状核中,冷敏神经元较多。

（二）体温调节中枢

实验证明,体温调节的基本中枢位于下丘脑,PO/AH是体温调节中枢整合的关键部位。

PO/AH的热敏神经元和冷敏神经元不但能感受人体深部组织温度变化的刺激,而且能对从其他途径传入的温度变化信息进行整合处理,并通过多种途径调控产热和散热,以维持体温稳定。主要包括以下途径:①通过交感神经系统调节皮肤血管舒缩反应和汗腺的分泌活动,改变人体的散热量;②由躯体神经来调节骨骼肌的活动,如寒战增强或减弱,改变产热量;③通过改变激素(如甲状腺激素、肾上腺髓质激素等)的分泌来调节人体的代谢率,改变产热量。

（三）体温调节的调定点学说

体温调定点学说认为,体温的调节类似于恒温器的调节,机体根据一个设定的温度值对产热和散热过程进行调节,使体温相对稳定在所设定的温度值,这个设定的温度值就称为体温调节的调定点。正常人的体温调定点值取决于PO/AH的温度敏感神经元感受温度的兴奋阈值,一般为37℃。

正常人体温调节的过程是当体温处于正常调定点温度值37℃时,机体的产热和散热过程处于平衡状态,使体温维持在37℃左右。当体温超过37℃时,通过体温调节中枢的调节,机体的产热活动减弱而散热活动增强,使体温回降到37℃;当体温低于37℃时,机体的产热活动增强而散热活动减弱,使体温回升到37℃。

调定点学说能较好地解释发热现象。当机体因各种原因引起体温调节中枢的调定点上移,体温升高超出正常范围时称为发热。发热可由细菌、病毒等各种病原体感染所致,也可由恶性肿瘤、中暑等非感染性疾病引起。该学说认为,发热是由于各种致热原作用于体温调节中枢,使调定点被重新调定,即调定点上移所致。例如由正常调定点37℃上移到39℃。当患者的体温低于这一新的调定点水平时,在体温调节中枢的作用下,机体的产热活动增强而散热活动减弱,使体温升高,直到39℃,并在新的调定点维持动态平衡。因此,在体温升高的过程中常有畏寒和寒战等症状,此时应注意保暖。如果致热原不消除,人体就会处于持续发热的状态,此期应采用降温措施如物理、药物降温等。而阿司匹林等解热镇痛药可使体温调定点重新回到正常水平,因而能使发热患者的体温降低到正常。也因为此,在体温下降期的患者表现为出汗多、皮肤潮湿,应及时更换汗湿的衣物。

点滴积累 ∨ ....

1. 体温是指机体深部的平均温度。 临床检查测定体温的部位为直肠、口腔和腋窝,其温度的正常平均值约为37℃。

2. 生理情况下,体温可随昼夜、年龄、性别、肌肉活动、精神因素等因素的不同而有所变化,但变化幅度一般不超过1℃。

3. 人体安静时的主要产热器官是内脏(以肝脏为主),运动时的主要产热器官是骨骼肌。

4. 人体最主要的散热器官是皮肤。 人体通过皮肤散热的方式有辐射、传导、对流和蒸发4种。 环境温度等于或高于皮肤温度时,蒸发是皮肤的唯一散热方式。

目标检测

一、单项选择题

1. 既是体内重要的贮能物质，又是直接的供能物质的是

   A. 肌醇 B. ATP C. ADP

   D. AMP E. C~P

2. 对能量代谢影响最显著的因素是

   A. 肌肉活动 B. 精神活动 C. 食物的特殊动力效应

   D. 高温 E. 寒冷

3. 基础代谢率的测定最常用于下列哪种疾病的诊断

   A. 垂体功能低下 B. 肾上腺皮质功能亢进 C. 糖尿病

   D. 白血病 E. 甲状腺功能亢进或低下

4. 关于产热和散热的叙述，错误的是

   A. 皮肤散热主要通过物理方式

   B. 环境温度高于皮肤温度时，辐射、传导、对流会加强

   C. 运动时骨骼肌的产热量占总产热量的90%

   D. 环境温度低于皮肤温度时，也有蒸发散热

   E. 安静时的产热器官主要是内脏，其中以肝脏的产热量最多

5. 体温是指

   A. 皮肤表面的温度 B. 腋窝的温度 C. 舌下的温度

   D. 直肠的温度 E. 机体深部的平均温度

6. 体温调节的基本中枢位于

   A. 脊髓 B. 延髓 C. 脑桥

   D. 下丘脑 E. 中脑

7. 决定体温调定点的部位在

   A. 大脑皮质 B. 下丘脑后部 C. PO/AH

   D. 下丘脑 E. 脑干网状结构

8. 发热开始前出现寒战的原因是

   A. 身体极度虚弱 B. 机体过度散热 C. 机体产热量不足

   D. 体温调定点上移 E. 体温调节中枢功能障碍

二、多项选择题

1. 下列因素可影响皮肤散热的是

   A. 环境温度 B. 空气湿度 C. 风速

   D. 皮肤血流量 E. 衣着

2. 人体在寒冷环境中的反应有

    A. 皮肤血管收缩　　　　　B. 肾上腺素分泌增加　　　C. 发汗

    D. 寒战　　　　　　　　　E. 脂肪合成增加

3. 下述有关体温的生理变异,正确的是

    A. 清晨 2~6 时最低,下午 1~6 时最高　　　B. 女性的基础体温排卵日最高

    C. 新生儿的体温易波动,老年人则趋于下降　　D. 运动时体温可暂时升高

    E. 儿童略高于成年人,女性略高于男性

三、简答题

1. 人体的能量代谢受哪些因素影响?

2. 人体的主要散热器官及散热方式有哪些? 生活中或临床上可采取哪些物理方法给发热患者降温?

3. 用所学的体温调定点学说方面的知识解释一下病理性发热的过程。

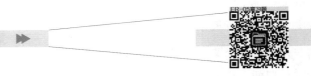

（李玲玲）

第六章

血 液

导学情景 ╲╱

情景描述：

某中学生，男性。 曾于 5 年前因手指被划破后流血不止，以后经常鼻出血，关节青紫肿痛、活动受限。 近日发现双侧眼球红肿，视力模糊，膝关节肿痛剧烈，行走困难。 经某医院检查后确诊为血友病。

学前导语：

血友病主要是由遗传因素导致的，是由于血液中的某些凝血因子缺乏引起的出血性疾病。 为什么正常人体受到小的损伤出血时，过一会儿就会自动停止出血？ 正常血液是由哪些物质组成的？ 血液又有哪些理化特性和生理功能？ 为什么正常人血管内的血液不会发生凝固，而流出体外的血液会快速凝固？ 为什么正常女性的月经血不发生凝固？ 血型是什么？ ……通过本章内容的学习，你可以找到这些问题的答案或是一些线索。

血液是在心血管系统内循环流动的红色液体，由血浆和血细胞组成，是体液的重要组成部分。血液具有物质运输功能，可以运输 O_2 和 CO_2、营养物质、激素和代谢产物等；血液具有防御和保护功能，血液中的白细胞能抵御病原微生物对人体的侵害，血液可以通过凝血机制防止出血，对机体具有保护意义；血液具有调节功能，血液中含有多种缓冲物质，可调节机体的酸碱平衡，维持机体内环境稳态；此外，血液还具有传递信息和体温调节功能。

第一节　血液的组成和理化特性

一、血液的组成

血液由血浆和血细胞两部分组成。血液经抗凝处理后，置于离心管中离心沉淀，可观察到血液分为 3 层：上层淡黄色的液体是血浆，下层呈不透明深红色的是红细胞；两层之间呈灰白色的一薄层是白细胞和血小板（图 6-1）。

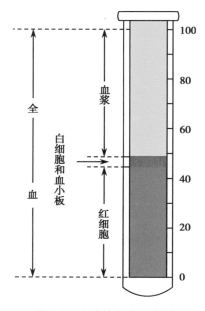

图 6-1　血液的组成示意图

（一）血浆

血浆的基本成分包括水（91%～92%）和溶质（8%～9%）。溶质主要由多种电解质、小分子有机化合物和一些气体组成。血液的组成如下所示：

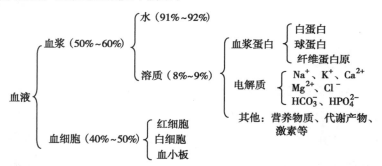

1. 水和无机盐　血浆中的水对于实现血液的物质运输、调节体温等功能具有重要作用。血浆中含有大量的晶体物质，如无机盐、葡萄糖、氨基酸、尿素等。无机盐中的正离子有 Na^+、K^+、Ca^{2+}、Mg^{2+} 等，其中主要是 Na^+；负离子有 Cl^-、HCO_3^-、HPO_4^{2-} 等，其中主要是 Cl^-。晶体物质中的无机盐在形成并维持血浆晶体渗透压、调节酸碱平衡、维持神经与肌肉的兴奋性等方面起着重要作用。正常情况下血浆中的各种溶质成分在一定范围内保持相对稳定（表 6-1），测定血浆成分可为临床诊断提供依据。

2. 血浆蛋白　血浆蛋白是血浆中多种蛋白质的总称，包括白蛋白、球蛋白和纤维蛋白原 3 类。正常成人的血浆蛋白含量为 65～85g/L，其中白蛋白（A）为 40～48g/L、球蛋白（G）为 15～30g/L、纤维蛋白原为 2～4g/L。白蛋白与球蛋白浓度的正常比值（A/G）为 1.5∶1～2.5∶1。血浆白蛋白和大多数球蛋白主要由肝脏合成，当肝功能障碍时 A/G 比值下降，甚至倒置。

血浆蛋白的主要生理作用有：①形成血浆胶体渗透压，调节血管内、外水的分布；②运输功能，多种物质可与血浆蛋白结合成复合物而被运输；③免疫功能，血浆球蛋白中的补体和免疫球蛋白参与体液免疫；④参与血液凝固、抗凝和纤溶等生理过程；⑤缓冲功能，白蛋白及其钠盐组成缓冲对，可调节酸碱平衡。

表 6-1　血浆的化学成分及正常值

化学成分	正常值	化学成分	正常值
总蛋白	$65\sim85g/L$	Cl^-	$96\sim107mmol/L$
白蛋白（A）	$40\sim48g/L$	Na^+	$135\sim148mmol/L$
球蛋白（G）	$15\sim30g/L$	K^+	$4.1\sim5.6mmol/L$
白蛋白/球蛋白（A/G）	$1.5\sim2.5g$	Ca^{2+}	$2.2\sim2.9mmol/L$
纤维蛋白原	$2\sim4g/L$	Mg^{2+}	$0.8\sim1.2mmol/L$
非蛋白（NPN）	$200\sim400mg/L$	尿素氮	$90\sim200mmol/L$
肌酐（全血）	$0.01\sim0.018g/L$	葡萄糖（全血）	$3.9\sim6.1mmol/L$
尿酸（全血）	$0.02\sim0.4g/L$	总胆固醇	$1.1\sim2.0g/L$

（二）血细胞

血细胞包括红细胞、白细胞、血小板。其中红细胞最多,约占血细胞总数的 99%;白细胞最少。血细胞在全血中所占的容积百分比称为血细胞比容,正常成年男性为 40%～50%、女性为 37%～48%;新生儿的血细胞数目较多,血细胞比容可达 55%。在血液浓缩如严重腹泻或大面积烧伤时,血细胞比容可增高;贫血患者的红细胞数量减少,血细胞比容降低。

二、血量

血量指体内血液的总量。正常成年人的血液总量相当于体重的 7%～8%,即相当于每千克体重 70～80ml。例如体重为 60kg 的人,血量为 4.2～4.8L。体内的血液大部分在心血管中流动,称为循环血量;小部分滞留在肝、肺、脾及静脉丛等储血库中,称为储存血量。人体在剧烈运动、情绪激动或失血等情况下,储血库中的血液可释放进入循环血液,补充循环血量的不足。

正常情况下血量总是保持相对恒定的,这是维持正常血压和各器官、组织正常血液供应的前提条件。当机体少量失血(不超过总血量的 10%)时,由于神经体液的调节,心血管活动增强,血管收缩,储存血量释放等功能代偿,机体可无明显的临床症状。因此,一次献血 200～300ml 对健康不会带来损害。中等失血(达全身血量的 20%)时,机体会出现脉搏细速、四肢冰冷、血压下降、眩晕甚至昏倒,机体的各种生命活动将受到影响。严重失血(达全身血量的 30% 以上)时,如不及时抢救,将危及生命。

三、血液的理化特性

（一）颜色

血液的颜色主要取决于红细胞内血红蛋白的颜色。动脉血由于红细胞中的血红蛋白与氧结合较多,故呈鲜红色;静脉血中红细胞中的血红蛋白与氧结合较少,故呈暗红色;血浆因含微量的胆色素,故呈淡黄色。空腹时血浆清澈透明;进餐后,尤其是进食较多的脂类食物后,血浆内因悬浮的脂蛋白微滴增多而变得浑浊。因此,临床对血液的化学成分进行检测时,要求空腹采血,以避免食物对血液检测结果产生影响。

（二）比重

正常人的全血比重为1.050~1.060,主要取决于红细胞数量;血浆比重为1.025~1.030,主要取决于血浆蛋白含量。测定全血和血浆的比重可间接估算红细胞或血浆蛋白含量。

（三）黏滞度

血液黏滞度主要源于血液内部分子或颗粒间的摩擦力。一般全血的黏滞度为水的4~5倍,主要取决于血细胞数量;血浆的黏滞度为水的1.6~2.4倍,主要取决于血浆蛋白含量。血液的黏滞度是形成血流阻力的重要因素之一。在机体大面积烧伤时,由于水分丢失,血液黏滞度增加;而在机体严重贫血时,由于红细胞数量减少,血液黏滞度下降。当一些疾病使血流速度减慢时,红细胞之间发生叠连和聚集,血液黏滞度会增高。

（四）酸碱度

正常人的血浆呈弱碱性,pH为7.35~7.45。pH增高或降低都会影响酶的活性,使组织细胞的代谢活动和正常的生理功能发生紊乱,甚至危及生命。血浆pH相对恒定主要取决于血液中的缓冲对。血浆中的缓冲对主要有$NaHCO_3/H_2CO_3$、蛋白质钠盐/蛋白质、Na_2HPO_4/NaH_2PO_4;红细胞中的缓冲对有血红蛋白钾盐/血红蛋白、氧合血红蛋白钾盐/氧合血红蛋白等。$NaHCO_3/H_2CO_3$是最重要的缓冲对,该缓冲对的比值在很大程度上决定了血浆的pH。此外,肺和肾在排出体内过剩的酸或碱中起着重要作用。

（五）血浆渗透压

1. 血浆渗透压的组成及正常值 溶液渗透压是指溶质分子通过半透膜吸引水分子的能力。渗透压的大小与单位体积溶液中溶质颗粒数目的多少成正比,与溶质的种类和颗粒大小无关。

血浆渗透压约为300mmol/L,相当于5790mmHg。血浆渗透压由两部分组成:由血浆中的晶体物质(主要是Na^+和Cl^-)所形成的渗透压称为血浆晶体渗透压,约为5775mmHg;由血浆蛋白等大分子胶体物质所形成的渗透压称为血浆胶体渗透压,约为25mmHg。

2. 血浆渗透压的作用 由于细胞膜和毛细血管壁是具有不同通透性的半透膜,因此血浆晶体渗透压和胶体渗透压具有不同的生理作用。①血浆晶体渗透压的作用:血浆中的大部分晶体物质不易通过细胞膜,水分子可以自由通过。因此,血浆晶体渗透压对调节细胞内、外水的平衡,维持红细胞的正常形态和功能具有重要的意义(图6-2)。在正常情况下,细胞内、外的溶液的渗透压相等。当血浆晶体渗透压升高时,红细胞内的水分就会渗出而发生皱缩;当血浆晶体渗透压降低时,进入红细胞内的水分就会增加,导致细胞肿胀,甚至破裂。红细胞由于各种原因破裂而使血红蛋白逸出的现象称为溶血。②血浆胶体渗透压的作用:由于血浆蛋白的分子量较大,不能自由透过毛细血管壁,因此血浆胶体渗透压对维持血管内、外水的平衡和保持正常的血浆容量具有重要作用。当某些因素(如肝、肾疾病)导致血浆蛋白减少,血浆胶体渗透压降低时,可使进入毛细血管内的水减少,组织间隙的水增多而引起水肿。

临床上使用的溶液,渗透压与血浆渗透压相等的称为等渗溶液,如0.9% NaCl溶液和5%葡萄糖溶液;渗透压高于血浆渗透压的溶液称为高渗溶液;渗透压低于血浆渗透压的溶液称为低渗溶液。临床给患者输液时,多采用等渗溶液。

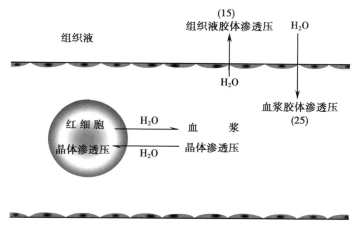

图 6-2 血浆晶体渗透压与血浆胶体渗透压作用示意图

点滴积累

1. 血液由血浆和血细胞组成。 血浆的主要成分是水、血浆蛋白、电解质等。 血细胞分为红细胞、白细胞、血小板。

2. 正常成人的血量为体重的 7%~8%。

3. 血液的比重为 1. 050~1. 060、相对黏度为 4~6、pH 为 7. 35~7. 45。 血浆渗透压约为 300mmol/L, 由血浆晶体渗透压和血浆胶体渗透压两部分组成。

4. 血浆晶体渗透压的生理作用是调节细胞内、外水的平衡, 维持细胞的正常形态和功能; 血浆胶体渗透压的生理作用是维持血管内、外水的平衡, 保持正常的血浆容量。

第二节 血细胞

一、红细胞

(一)红细胞的形态、数量和功能

1. **形态** 红细胞是血液中数量最多的细胞。正常的成熟红细胞呈双凹圆碟形,直径为 7~8μm,中央较薄,周边较厚,无核(彩图 12)。

2. **数量** 我国正常成年男性的红细胞数量为$(4.0 \sim 5.5) \times 10^{12}/L$,女性为$(3.5 \sim 5.0) \times 10^{12}/L$。新生儿的红细胞数量可超过 $6.0 \times 10^{12}/L$。运动时的红细胞数量要比安静时多;长期居住在高山地区的人比居住在平原地区的人多。红细胞内主要的蛋白质是血红蛋白,我国正常成年男性为 120~160g/L,女性为 110~150g/L,新生儿可达 200g/L。若血液中的红细胞数量或血红蛋白含量低于正常,称为贫血。

3. **功能** 红细胞的主要功能是运输 O_2 和 CO_2,这一功能是由细胞内的血红蛋白完成。血红蛋白只有存在于红细胞内才能发挥作用,一旦红细胞破裂,血红蛋白逸出到血浆中(如溶血),其将丧失运输气体的功能。此外,红细胞内含有多种缓冲对,对血液中的酸、碱性物质起缓冲作用。

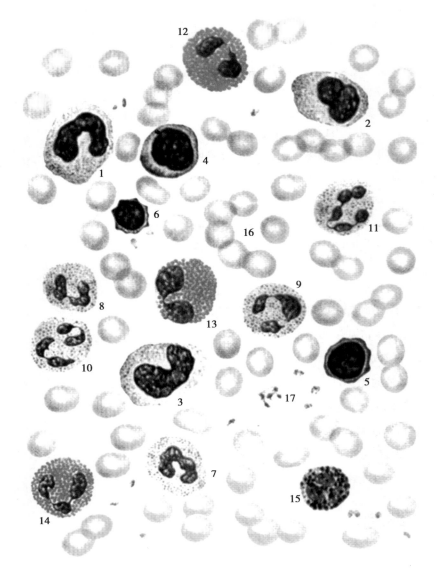

彩图 12 血细胞
1~3:单核细胞;4~6:淋巴细胞;7~11:中性粒细胞;12~14:嗜酸性粒细胞;
15:嗜碱性粒细胞;16:红细胞;17:血小板

（二）红细胞的生理特性

1. 可塑变形性 红细胞在外力的作用下具有变形能力,称为可塑变形性(图 6-3)。红细胞在心血管系统中随血液循环运行,在经过口径小于其直径的毛细血管或血窦时,会发生变形以挤过狭小的孔隙,通过后又恢复原状。红细胞的可塑变形能力与红细胞膜的弹性、流动性、表面积等成正比关系。衰老的红细胞、球形红细胞、受损红细胞的变形能力常降低。

2. 渗透脆性 是指红细胞在低渗盐溶液中膨胀乃至破裂的特性。将红细胞置于等渗溶液中(0.9% NaCl 溶液),红细胞的形态和大小保持正常;若将红细胞置于一系列递减浓度的低渗 NaCl 溶液中,红细胞因水分渗入而逐渐膨胀变形;当 NaCl 溶液低于 0.42% 时,部分红细胞开始破裂出现溶血;当 NaCl 溶液低于 0.35% 时,红细胞全部破裂溶血。这说明红细胞膜对低渗盐溶液具有一定的抵抗力,这种抵抗力的大小用红细胞的渗透脆性来表示。渗透脆性大表示红细胞对低渗溶液的抵抗力

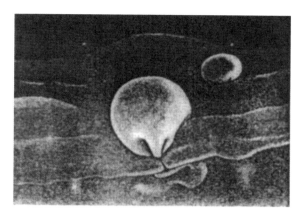

图 6-3　红细胞挤过脾窦的内皮细胞裂隙(大鼠)

小,易发生破裂溶血;渗透脆性小表示红细胞对低渗溶液的抵抗力大,不易发生溶血。有些疾病如遗传性球形红细胞增多症患者的红细胞渗透脆性增大。

3. 悬浮稳定性　生理状态下,红细胞能较稳定地悬浮于血浆中而不易下沉的特性称为红细胞的悬浮稳定性。临床上常用红细胞沉降率(简称血沉)来表示红细胞的悬浮稳定性。通常将抗凝血加于血沉管中垂直静置,记录第 1 小时末红细胞下沉的距离,即血沉管上端出现的血浆层的高度。正常成年男性为 $0\sim15mm/h$,成年女性为 $0\sim20mm/h$。血沉加快,表示红细胞的悬浮稳定性降低。生理情况下如月经期或妊娠期的妇女血沉加快;病理情况如活动性肺结核、风湿热、肿瘤和贫血患者的血沉加快。

(三)红细胞的生成与破坏

1. 红细胞的生成

(1)生成部位:胚胎时期,红细胞的生成部位主要是卵黄囊、肝、脾和骨髓;出生后,红骨髓是红细胞生成的唯一场所。红细胞的发育和成熟是一个连续性、阶段性的过程,即骨髓的造血干细胞首先分化为红系祖细胞,再经过原红细胞、早幼红细胞、中幼红细胞、晚幼红细胞、网织红细胞等阶段,最终分化成为成熟红细胞。在发育成熟的过程中,红细胞的体积由大到小,细胞核逐渐消失,细胞内的血红蛋白逐渐增多。若骨髓造血功能受到物理(X 射线、放射性核素等)、化学药物(抗癌药、氯霉素)等因素作用时,骨髓造血功能将发生抑制,出现全血细胞减少,称再生障碍性贫血。

(2)生成原料:红细胞的主要成分是血红蛋白,合成血红蛋白的主要原料是铁和蛋白质。蛋白质主要来自于日常膳食,贫血者应补充优质蛋白质。铁的来源有两部分:95%的铁来源于衰老的红细胞在体内破坏,分解释放出"内源性铁";5%的铁是由食物供应的"外源性铁"。外源性铁多以高铁(Fe^{3+})化合物的形式存在,需在胃酸作用下转变成 Fe^{2+}才能被吸收。长期慢性失血使铁丢失过多或铁需要量增加(如生长发育中的婴幼儿、孕妇、哺乳期妇女),均因为体内缺铁而导致贫血,称为缺铁性贫血。此种贫血的特征是红细胞的体积较小,又称小细胞性贫血,可以口服硫酸亚铁或枸橼酸铁等补充铁盐。

(3)成熟因子:叶酸和维生素 B_{12}是红细胞发育过程中不可缺少的成熟因子。叶酸是合成 DNA 过程中所必需的辅酶,如叶酸缺乏,骨髓中有核红细胞内的 DNA 合成障碍,红细胞的分裂成熟过程减慢,红细胞的生长停留在初始状态而不能成熟,导致巨幼细胞贫血。维生素 B_{12}可加强叶酸在体内的利用,从而间接促使 DNA 的合成。机体对维生素 B_{12} 的吸收必须要有胃黏膜壁细胞分泌的内因子参与。因此,临床上患有萎缩性胃炎、胃癌等疾病的患者,可因内因子缺乏引起维生素 B_{12} 吸收障碍而发生巨幼细胞贫血。

2. 红细胞生成的调节 红细胞的生成主要受促红细胞生成素和雄激素的调节。

(1)促红细胞生成素:是一种由肾脏合成的糖蛋白,主要作用于红骨髓,促进红细胞的发育成熟、增殖和血红蛋白的合成,并促进其释放入血。当动脉血氧分压降低或血红蛋白减少时,促红细胞生成素分泌增加,使红细胞生成增多,提高血液的运氧能力,以满足组织对氧的需要。严重肾病患者因促红细胞生成素合成不足而发生贫血,称肾性贫血。

(2)雄激素:雄激素不仅可直接刺激骨髓,使其造血功能增强,而且还能刺激肾脏产生促红细胞生成素,使红细胞生成增多。青春期后,男性的红细胞数量多于女性的原因就在于此。

知识链接

贫血的原因

贫血并非是一种独立的疾病,而是一种综合征。引起贫血的原因是复杂的,主要有:①骨髓造血功能障碍:如再生障碍性贫血、慢性感染及恶性肿瘤等伴发的贫血;②造血物质缺乏或利用障碍:如缺铁引起的缺铁性贫血、维生素 B_{12} 和叶酸缺乏及利用障碍引起的巨幼红细胞性贫血等;③遗传性缺陷:如遗传性球形细胞增多症、丙酮酸激酶缺乏所致的贫血等;④获得性溶血因素:如药物诱发的免疫性溶血性贫血、脾功能亢进性贫血等;⑤失血:如急、慢性失血所致的贫血。所以在诊断贫血时应考虑各种因素的影响,找准病因,以取得较好的治疗效果。

3. 红细胞的破坏 红细胞的平均寿命约为 120 天,每天约有 0.8% 的衰老红细胞被破坏。当红细胞衰老时,可塑性减弱而脆性增加,容易滞留于小血管和血窦孔隙内,或在湍急的血流中因机械冲撞而破损。衰老或破损的红细胞在肝、脾被巨噬细胞吞噬消化后,可释放出铁和胆红素,铁可被再利用,胆红素随粪或尿排出体外。脾脏功能亢进时红细胞破坏增多,引起脾性贫血。

二、白细胞

(一)白细胞的数量和分类

白细胞为无色、有核的细胞,在血液中一般呈球形。白细胞可分为中性粒细胞、嗜酸性粒细胞、嗜碱性粒细胞、单核细胞和淋巴细胞 5 类(彩图 12)。前三者因其胞质内有嗜色颗粒,故总称为粒细胞。正常成年人的白细胞总数为 $(4.0\sim10.0)\times10^9/L$。白细胞数量的生理变动范围较大,如婴幼儿、月经期、妊娠、剧烈运动等情况下白细胞数量可增加。分别计算各类白细胞在白细胞总数中所占的百分比,称为白细胞分类计数(表 6-2)。在各种急、慢性炎症,组织损伤或白血病等情况下,白细胞的总数和分类计数可发生特征性变化,在临床诊断中有重要的参考价值。

表6-2 正常成人的血液白细胞正常值及主要功能

分类名称	正常值（×10⁹/L）	百分比（%）	主要功能
粒细胞			
中性粒细胞	2.04~7.0	50~70	吞噬细菌和衰老的红细胞
嗜酸性粒细胞	0.02~0.5	0.5~5	抗过敏反应、参与蠕虫免疫
嗜碱性粒细胞	0.0~0.1	0~1	参与过敏反应、释放肝素抗凝
无粒细胞			
单核细胞	0.12~0.8	3~8	吞噬抗原、参与特异性免疫
淋巴细胞	0.8~4.0	20~40	细胞免疫和体液免疫
白细胞总数	4.0~10.0		

（二）白细胞的功能

白细胞的主要功能是通过吞噬及免疫反应，实现对机体的保护和防御功能。白细胞所具有的变形、游走、趋化、吞噬和分泌等特性是执行防御功能的基础。

1. **中性粒细胞** 中性粒细胞是血液中最主要的吞噬细胞，在机体的非特异性细胞免疫中起着十分重要的作用。中性粒细胞在血管内的停留时间平均只有6~8小时，但其变形和吞噬能力很强。当细菌入侵时，在细菌产生的趋化物质作用下，中性粒细胞从毛细血管中渗出，到达炎症部位并吞噬细菌；同时中性粒细胞内含有大量的溶酶体酶，能将吞噬的细菌和组织碎片分解。1个中性粒细胞吞噬数十个细菌后，自身即解体，并释放出溶酶体酶溶解周围组织而形成脓液。当血液中的中性粒细胞数减少到 $1.0×10^9$/L 时，机体的抵抗力明显下降，容易发生感染。

2. **嗜酸性粒细胞** 嗜酸性粒细胞有吞噬能力，但因缺乏溶菌酶而无杀菌作用。嗜酸性粒细胞可限制嗜碱性粒细胞和肥大细胞在过敏反应中的作用，还参与对蠕虫感染时的免疫反应。当机体发生过敏或蠕虫感染时，常伴有嗜酸性粒细胞数量增加。

3. **嗜碱性粒细胞** 嗜碱性粒细胞内含有肝素、组胺、过敏性慢反应物质和嗜酸性粒细胞趋化因子等生物活性物质。肝素具有很强的抗凝血作用，保持血管通畅；组胺和过敏性慢反应物质可使毛细血管壁通透性增加，局部充血水肿，细支气管平滑肌收缩，引起哮喘、荨麻疹等过敏症状；嗜酸性粒细胞趋化因子的作用是能吸引嗜酸性粒细胞，聚集于局部，限制嗜碱性粒细胞在过敏反应中的作用。某些过敏性反应疾病可引起嗜碱性粒细胞增多。

4. **单核细胞** 单核细胞的体积较大，含有较多的非特异性酶，可消化某些细菌的脂膜。单核细胞在血液中停留2~3天后，从血管内渗出到周围组织，转变成巨噬细胞，其吞噬能力也大为增强，参与机体的防御反应；单核巨噬细胞还具有吞噬细菌和异物、识别和杀伤肿瘤细胞、参与激活淋巴细胞的特异性免疫等功能。

5. **淋巴细胞** 在机体特异性免疫过程中起核心作用。淋巴细胞分为两大类：T淋巴细胞和B淋巴细胞。T淋巴细胞由骨髓生成，在胸腺激素的作用下发育成熟，主要参与细胞免疫。B淋巴细胞在骨髓或肠道淋巴组织中发育成熟，在抗原刺激下转化为浆细胞产生抗体，发挥体液免疫功能。

三、血小板

（一）血小板的形态和数量

血小板是从骨髓成熟的巨核细胞脱落下来的细胞质碎片，体积小，无细胞核，直径为 $2\sim3\mu m$，呈双面微凸的圆盘状。当血小板被激活时，可伸出伪足呈不规则形状（彩图12）。

正常成年人的血小板数量是 $(100\sim300)\times10^9/L$。妇女月经期血小板数量减少，运动、进食、妊娠及缺氧时血小板数量增加。当血小板数量减少到 $50\times10^9/L$ 以下时，毛细血管壁脆性增加，可出现皮肤、黏膜下出血或紫癜；当血小板数量超过 $1000\times10^9/L$ 时，称血小板过多，易发生血栓。

▶▶ 边学边练

红细胞的结构有什么特点？ 如何分辨有粒白细胞和无粒白细胞？ 血小板的形状和结构有什么特点？ 请参见：实验六 血细胞形态的观察

（二）血小板的生理功能

1. 维持血管内皮的完整性 血小板能填补内皮细胞脱落的空隙，并与血管内皮细胞融合，促进内皮的修复，所以对血管内皮有营养、支持作用，维持毛细血管壁的通透性。当血小板减少时，患者的毛细血管脆性增高，微小的创伤或血压升高即可使之破裂而出现小的出血点。

案例分析

案例

男性，病史2周，贫血伴周身出血点，发热39℃，浅表淋巴结不肿大，全身酸痛，胸骨压痛（+），肝脏轻度肿大，外周血白细胞 $25\times10^9/L$，可见幼稚细胞，血小板 $29\times10^9/L$，血红蛋白 40g/L，诊断为急性白血病。 为什么急性白血病患者会出现贫血和出血点？

分析

急性白血病（血癌）是由于造血组织内的白细胞"无限制"地恶性增生，并侵犯和弥散到全身组织器官的一种急性恶性疾病，常有发热、贫血和出血三大症状。 其中贫血是由于血红蛋白减少引起的，而出血主要是由于血小板进行性减少导致的。

2. 参与生理性止血 当小血管损伤后，血液从小血管内流出，数分钟后出血自行停止的现象称为生理性止血。临床上用小针刺破指尖或耳垂，让血液自然流出，测定血液流出的时间，称为出血时间，正常为 $1\sim3$ 分钟。在血小板数量减少或功能缺陷时，出血时间延长甚至出血不止。

生理性止血过程包括局部血管收缩、血小板血栓形成和血凝块形成3个时相。在生理性止血过程中，血小板起着重要作用。具体表现在：①黏附于损伤处的血小板可释放缩血管物质，促使局部血管收缩以利于止血；②血小板黏附、聚集于血管破损处形成松软的止血栓，暂时堵塞伤口实现初步止血；③血小板吸附凝血因子，提供磷脂表面，参与并促进血液凝固，形成坚硬的凝血块，封住血管破口，以达到有效止血。

3. 促进血液凝固 血小板含有多种与凝血有关的物质,如血小板磷脂表面因子(PF₃)等,能提高凝血酶原的激活速度。血小板还可以吸附多种凝血因子,加速血液凝固过程。

点滴积累 ⋁

1. 我国正常成年男性的红细胞数量为(4.0~5.5)×10¹²/L、女性为(3.5~5.0)×10¹²/L,白细胞总数为(4.0~10.0)×10⁹/L,血小板为(100~300)×10⁹/L。
2. 红细胞的主要功能是运输 O_2 和 CO_2。它具有可塑变形性、渗透脆性和悬浮稳定性等生理特性。
3. 红细胞的生成原料是蛋白质和铁,成熟因子是叶酸和维生素 B_{12}。
4. 白细胞的主要功能是通过吞噬及免疫反应,实现对机体的保护和防御功能。
5. 血小板的主要功能是维持血管内皮的完整性、参与止血和凝血过程。

第三节 血液凝固和纤维蛋白溶解

一、血液凝固

血液凝固是指血液由流动的液体状态变成不能流动的凝胶状态的过程。血液凝固的实质是血浆中可溶性的纤维蛋白原转变成不溶性的纤维蛋白的过程。纤维蛋白交织成网,将血细胞和血液中的其他成分网罗在内,从而形成血凝块。

(一)凝血因子

血浆与组织中直接参与血液凝固的物质统称为凝血因子。按照国际命名法根据发现的先后顺序,用罗马数字编号的有 12 种(表 6-3)。此外,还有前激肽释放酶、激肽原和来自于血小板的磷脂也都直接参与凝血过程。

表 6-3 按国际命名法编号的凝血因子

因子	同义名	合成部位	因子	同义名	合成部位
I	纤维蛋白原	肝细胞	Ⅷ	抗血友病因子	肝细胞
Ⅱ	凝血酶原	肝细胞	Ⅸ	血浆凝血活酶	肝细胞
Ⅲ	组织因子	内皮细胞	Ⅹ	斯图亚特因子	肝细胞
Ⅳ	Ca^{2+}		Ⅺ	血浆凝血活酶前质	肝细胞
Ⅴ	前加速素	内皮细胞和血小板	Ⅻ	接触因子	肝细胞
Ⅶ	前转变素	肝细胞	ⅩⅢ	纤维蛋白稳定因子	肝细胞和血小板

这些凝血因子中,除因子Ⅳ是 Ca^{2+} 外,其余都是蛋白质,且大多数以无活性的酶原形式存在,须被激活才具有活性。常以右下角标"a"表示活性形式,如凝血因子Ⅸa、Ⅹa 等。所有的凝血因子中,除因子Ⅲ外,其他均存在于血浆中。凝血因子大多在肝脏合成,并需要维生素 K 的参与(如Ⅱ、Ⅶ、Ⅸ、Ⅹ),当肝脏受损或维生素 K 缺乏时,将导致凝血障碍而发生出血倾向。

（二）血液凝固过程

血液凝固可分为 3 个基本步骤：①凝血酶原激活物的形成；②凝血酶的形成；③纤维蛋白的形成（图 6-4）。

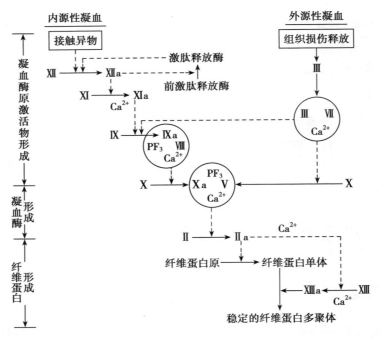

图 6-4　血液凝固过程

1. 凝血酶原激活物的形成　凝血酶原激活物为 Xa、V、Ca^{2+} 和 PF_3（血小板第 III 因子）的复合物。其中根据因子 X 的启动方式和参加的凝血因子不同，可分为内源性凝血和外源性凝血两条途径。

（1）内源性凝血途径：由凝血因子 XII 启动。当血液与异物（特别是血管内膜下的胶原纤维）接触时，因子 XII 被激活，$XIIa$ 可激活前激肽释放酶，使之成为激肽释放酶，该酶反过来激活因子 XII，通过正反馈效应形成大量的 $XIIa$。因子 $XIIa$ 再激活因子 XI 形成因子 XIa，因子 XIa 在 Ca^{2+} 参与下激活因子 IX。因子 IXa 与 VIII、Ca^{2+}、PF_3 结合为因子 VIII 复合物，该复合物激活因子 X 为因子 Xa。当因子 Xa 生成后，可与因子 V、PF_3 和 Ca^{2+} 形成凝血酶原酶复合物。上述过程参与凝血的因子全部来自于血液，故称为内源性凝血途径。

（2）外源性凝血途径：由来自于血液之外的因子 III 启动的凝血过程。因子 III 广泛存在于血管外的各种组织中，尤其在脑、肺和胎盘中含量丰富。当组织损伤血管破裂时，因子 III 进入血液中，与 Ca^{2+}、因子 VII 共同组成复合物，激活因子 X 生成因子 Xa，之后的凝血过程与内源性激活途径相同。

在通常情况下，机体发生的凝血过程多是内源性凝血和外源性凝血两条途径相互促进，同时进行的。

2. 凝血酶的形成　凝血酶原复合物形成后，激活凝血酶原成为凝血酶（IIa）。凝血酶是一种多功能凝血因子，主要作用是分解纤维蛋白原，使纤维蛋白原（多聚体）转变为纤维蛋白单体。

3. 纤维蛋白的形成　纤维蛋白原在凝血酶的作用下被激活形成纤维蛋白单体。同时，凝血酶也能激活因子Ⅷ,Ⅷa 在 Ca^{2+} 的作用下使纤维蛋白单体相互聚合形成稳定的纤维蛋白多聚体,即纤维蛋白。纤维蛋白交织成网将血细胞网罗在一起形成血凝块,完成凝血过程。

在上述凝血过程中,应当强调的是:①血液凝固是一个正反馈过程,一旦触发,凝血因子的相继激活就会迅速连续进行,形成"瀑布"效应,直到完成为止;②Ca^{2+} 在多个凝血环节中起重要作用,若去除血浆中的 Ca^{2+},则血液凝固不能进行;③凝血过程是酶促连锁反应,任何一个环节受阻,整个凝血过程就会停止。

临床上测定的凝血时间是指自血液流出血管外至出现纤维蛋白丝所需的时间。正常人的凝血时间为 5～15 分钟,凝血因子缺乏或凝血功能障碍会导致凝血时间延长。血液凝固后血凝块发生回缩,析出的淡黄色液体称血清。血清与血浆的区别是血清中缺乏纤维蛋白原和部分参与凝血过程的凝血因子,但增添了少量凝血时由血管内皮细胞和血小板释放的物质。

（三）影响血液凝固的因素

血浆中虽含有多种凝血因子,但正常情况下血管中的血液仍能保持流体状态不会凝固,主要原因是:①血管内膜光滑完整,因子Ⅻ不易被激活,因子Ⅲ不易进入血管内;②血流速度快,血小板不易黏附聚集,即使少量聚集也会被破坏;③血液中存在一些重要的抗凝物质,使血液始终能够保持流体状态。

1. 抗凝物质 主要分为生理性抗凝物质和体外抗凝剂。生理性抗凝物质包括抗凝血酶Ⅲ、肝素、蛋白质 C 等。

（1）抗凝血酶Ⅲ:由肝细胞和血管内皮细胞合成的丝氨酸蛋白酶抑制物,能与凝血酶结合使之失活,并能和因子Ⅸa、Ⅹa、Ⅺa、Ⅻa 分子活性中心相结合,使之灭活达到抗凝作用。正常情况下,抗凝血酶的直接抗凝作用缓慢且微弱,但它与肝素结合后,其抗凝作用明显增强。

（2）肝素:肝素是一种主要由肥大细胞和嗜碱性粒细胞产生的酸性黏多糖,在肺、肝、肌组织中含量丰富。肝素与抗凝血酶结合后,可使抗凝血酶与凝血酶的亲和力增强,使凝血酶失活,抗凝作用大大增强;肝素能抑制凝血酶原的激活过程,阻止血小板的黏着、聚集和释放反应;肝素还可增强纤维蛋白溶解。在临床及实验工作中,肝素常作为一种强的抗凝物质,广泛应用于体内、外抗凝。

（3）蛋白质 C:蛋白质 C 是由肝脏合成的维生素 K 依赖因子,是以酶原形式存在并具有抗凝作用的血浆蛋白。其主要作用是灭活因子 Ⅴa 和Ⅷa,削弱Ⅹa 对凝血酶原的激活作用,促进纤维蛋白溶解。

2. 血液凝固的加速与延缓 在临床工作中,因疾病诊断和治疗的需要,常需采用一些措施以加速、延缓或防止血液凝固。

（1）加速凝血:外科手术时常用温热纱布或明胶海绵止血,就是利用增加粗糙面加速因子Ⅻ的激活,促进血小板黏附、聚集等反应;适当加温可提高凝血酶的活性,使凝血酶反应加速,促进血液凝固。手术前注射维生素 K,可促进肝脏合成凝血因子,增强血液凝固的作用。

（2）延缓或抑制凝血:低温可抑制酶的活性,减慢凝血速度;将血液置于光滑容器内,可减少因子Ⅻ的激活和血小板反应而延缓凝血过程;临床上常用抗凝剂如枸橼酸钠（柠檬酸钠）或草酸盐与血浆中的游离 Ca^{2+} 结合,以去除血浆中的 Ca^{2+},达到抗凝目的。此外,肝素的抗凝作用强大,在体内或体外加入肝素均可抗凝。

▶▶ 边学边练

　　血液凝固机制过强容易诱发血栓,而血液凝固机制过弱又容易引起出血。 体内或体外的哪些因素
会影响血液凝固? 请参见:实验七　影响血液凝固的因素

二、纤维蛋白溶解

　　纤维蛋白在纤维蛋白溶解酶的作用下被分解液化的过程称为纤维蛋白溶解,简称纤溶。纤溶过程包括纤维蛋白溶解酶原的激活和纤维蛋白的降解两个过程。纤溶系统主要包括纤溶酶原、纤溶酶、纤溶酶原激活物和抑制物。

(一)纤溶酶原的激活

　　纤溶酶原主要在肝脏中合成。当血液凝固时,纤溶酶原在纤溶酶原激活物的作用下被激活成有活性的纤溶酶。纤溶酶原激活物有 3 种:第一种是血管内皮细胞激活物,由血管内皮细胞合成后释放于血中;第二种为组织激活物,存在于很多组织中,以子宫、甲状腺、前列腺等处居多,这些器官术后易渗血,这也是月经血不凝固的原因;第三种是依赖因子Ⅻ的激活物,如被Ⅻa 激活的激肽释放酶(图 6-5)。

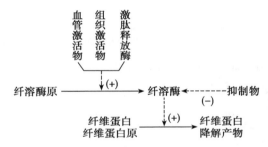

图 6-5　纤维蛋白溶解系统示意图
(+)促进作用;(−)抑制作用

(二)纤维蛋白的降解

　　纤溶酶是一种活性很强的蛋白酶,它可裂解纤维蛋白或纤维蛋白原成可溶性小肽,总称为纤维蛋白降解产物。纤维蛋白降解产物一般不会再发生凝固,其中一部分还具有抗凝作用。

(三)纤溶抑制物

　　人体内抑制纤溶系统活动的物质称为纤溶抑制物,按其作用机制可分为两大类:一类为抗活化素,能够抑制纤溶酶原的激活;另一类是抗纤溶酶,通过与纤溶酶结合成复合物来抑制纤溶酶的作用。

　　纤维蛋白溶解与血液凝固是两个既对立又统一的功能系统,两者处于动态平衡。当血管破损出血时,凝血过程启动形成血凝块以达到止血目的,之后血凝块中的纤溶系统启动并溶解血凝块,以保持血管通畅。在血管内如果凝血作用大于纤溶,就会发生血栓;如果纤溶作用大于凝血,就会造成出血倾向。在生理性止血过程中,小血管内的血凝块常可成为血栓堵塞血管,使出血停止;创伤愈合时,构成血栓的纤维蛋白又会逐渐降解液化,使堵塞的血管重新畅通。因此,纤溶对血液保持流体状

态、防止凝血蔓延及血栓形成具有重要意义。

点滴积累 ▽

1. 血液凝固是指血液由流动的液体状态变成不能流动的凝胶状态的过程，其实质是血浆中的可溶性纤维蛋白原转变成不溶性的纤维蛋白。

2. 血浆与组织中直接参与血液凝固的物质统称为凝血因子，用罗马数字编号的有 12 种。 凝血因子中除 Ca^{2+} 外都是蛋白质，除因子Ⅲ外均存在于血浆中。 凝血因子大多在肝脏合成，并需要维生素 K 的参与。

3. 血液凝固分为凝血酶原激活物形成、凝血酶形成和纤维蛋白形成 3 个基本步骤。 内源性凝血由凝血因子Ⅻ启动，外源性凝血由因子Ⅲ启动。

4. 纤维蛋白在纤维蛋白溶解酶的作用下被分解液化的过程称为纤维蛋白溶解。 纤溶对血液保持流体状态、防止凝血蔓延及血栓形成具有重要意义。

第四节　血型与输血

一、血型

血型是指血细胞膜表面特异性抗原的类型。人类的血型系统包括红细胞血型系统、白细胞血型系统和血小板血型系统。国际输血协会认可的红细胞血型系统有 23 个，但与临床关系最密切的是 ABO 血型系统和 Rh 血型系统。

（一）ABO 血型系统

ABO 血型系统的抗原存在于红细胞膜表面，称为凝集原，有 A 凝集原和 B 凝集原两种。根据红细胞膜上所含凝集原的种类和有无，ABO 血型系统分为 4 型：只含有 A 凝集原的为 A 型；只有 B 凝集原的为 B 型；A、B 凝集原均有者为 AB 型；A、B 凝集原均无者为 O 型。与凝集原相对应的抗体存在于血清中，称为凝集素，每种血型的血清中均不含有与自身红细胞凝集原相对应的凝集素。A 型血的血清中只含有抗 B 凝集素；B 型血的血清中只含有抗 A 凝集素；AB 型血的血清中既不含抗 A 凝集素也不含抗 B 凝集素；而 O 型血的血清中同时含有抗 A 和抗 B 凝集素（表 6-4）。另外，ABO 血型系统中存在多种亚型，其中 A 型可分为 A_1 和 A_2 亚型、AB 型中也有 A_1B 和 A_2B 两种亚型，在做血型鉴定和临床输血时仍需注意。

表 6-4　ABO 血型系统的凝集原和凝集素

血型	红细胞上的凝集原	血清中的凝集素
A 型	A	抗 B
B 型	B	抗 A
AB 型	A+B	无
O 型	无	抗 A+抗 B

▶▶ 边学边练

在临床 ABO 血型与输血密切相关。 ABO 血型有几种？ ABO 血型的鉴定方法和原理是什么？ 请参见：实验八　ABO 血型的鉴定

（二）Rh 血型系统

Rh 血型系统的 Rh 抗原常见的共有 6 种，称为 Rh 因子，包括 C、c、D、d、E 和 e。其中以 D 抗原在人群中分布广泛，抗原性最强，所以红细胞膜表面有 D 抗原的为 Rh 阳性，没有 D 抗原的为 Rh 阴性。我国汉族人口中，99%的人是 Rh 阳性，只有 1%的人为 Rh 阴性。有些少数民族 Rh 阴性者的比例较大，如苗族为 12.3%、塔塔尔族为 15.8%，因此应特别注意。

> **知识链接**
>
> #### ABO 血型的遗传学特征
>
> 人类 ABO 血型系统的遗传是由 9 号染色体上的 A、B 和 O 三个等位基因来控制的。 在一对染色体上只可能出现上述三个基因中的两个，分别由父母双方各遗传一个给子代。 三个基因可组成六种基因型，即 AA、BB、AB、AO、BO 和 OO。 由于 A 基因和 B 基因是显性基因，O 基因则为隐性基因，因此血型的表现只有 A、B、AB 和 O 四种。 A 或 B 型的父母完全可能生下 O 型的子女。 知道了血型的遗传规律，就可以从子女的血型表型来推断亲子关系，例如 AB 型的人不可能是 O 型子女的亲生父亲或母亲。但必须注意的是，法医学上需要依据血型表型来判断亲子关系时，只能作为否定的参考依据，而不能据此作出肯定的判断。

二、输血

输血是临床上抢救大失血患者和治疗某些疾病的有效方法之一，但输血时如果处理不当，在血管内发生红细胞凝集和溶血反应，就会给患者带来严重伤害甚至导致死亡。所以，输血的基本原则是正常情况下坚持同型输血，供血者和受血者的红细胞膜上和血浆中均不含有相对应的凝集原和凝集素，避免发生红细胞凝集反应。

（一）ABO 血型与输血的关系

在输血前应首先进行 ABO 血型鉴定，保证供血者和受血者的血型相合。ABO 血型系统的输受关系为：①同型输血，即只有相同血型的人才能互相输血，避免凝集原和相应的凝集素发生反应。②异型输血：在紧急状况下，O 型血的人可给其他血型的人输血。因为 O 型血的红细胞膜上没有凝集原，不会被受血者的凝集素所凝集，但 O 型血的血浆中有抗 A 和抗 B 凝集素，会与其他血型的红细胞发生凝集反应。所以要少量、缓慢输血，如果输入血量较大时，供血者血浆中的抗体未被受血者的血浆足够稀释，受血者的红细胞会发生广泛凝集。同样，AB 型的人血浆中不含凝集素，可少量接受其他血型的血液，同样要坚持少量、缓慢的原则。

（二）Rh 血型与输血的关系

与 ABO 血型系统不同，人的血清中，Rh 血型系统没有天然的抗体 Rh，只有当 Rh 阴性者接受了 Rh 阳性的血液后才会产生抗 Rh 抗体。抗 Rh 抗体是 IgG，分子量小，能通过胎盘。

如果 Rh 阴性者第 1 次接受 Rh 阳性的血液后，会产生原来不存在的抗 Rh 抗体，输血后的 2～4 周抗体水平达到高峰。如果此人再次输入 Rh 阳性的血液，即可因抗原-抗体结合而发生红细胞凝集。另外一种情况是，Rh 阴性的母亲怀有 Rh 阳性的胎儿时，胎儿的 Rh 抗原可以进入母体，使母体产生抗 Rh 抗体。这种抗体再通过胎盘进入胎儿体内，使胎儿的红细胞凝集而出现溶血，造成新生儿溶血性贫血，甚至导致胎儿死亡。Rh 阴性的母亲第 1 次孕有 Rh 阳性的胎儿时，因为仅在妊娠晚期才会有足量的胎儿红细胞进入母体，使母体产生抗体，故一般不发生因 Rh 血型不合引起的新生儿溶血。但当母亲再次孕育 Rh 阳性的胎儿时，母体的抗 Rh 抗体可通过胎盘屏障进入胎儿体内。

（三）交叉配血试验

由于红细胞血型种类较多且有亚型存在，临床工作中无论是同型输血还是异型输血，都必须做交叉配血试验（图 6-6）。将供血者的红细胞与受血者的血清相混合，称为交叉配血试验主侧；再将受血者的红细胞与供血者的血清相混合，称为交叉配血试验次侧，观察有无凝集反应发生。主、次侧均不凝为配血相合，可以输血；若主侧凝集为配血不合，禁止输血；若主侧不凝而次侧凝集，一般也不宜输血，只有在紧急情况下才考虑输血，输血速度不宜太快，且密切观察受血者的情况，如发生输血反应，必须立刻停止输血。

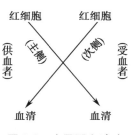

图 6-6 交叉配血试验示意图

点滴积累 ∨

1. ABO 血型系统和 Rh 血型系统是两个重要的血型系统，其分型是依据红细胞膜上所含的特异性抗原的种类划分的，前者分为 A 型、B 型、AB 型和 O 型，后者分为 Rh 阳性和 Rh 阴性。

2. 输血的基本原则是供血者和受血者的红细胞膜上和血浆中均不含有相对应的凝集原和凝集素，避免发生凝集反应。输血前必须鉴定血型，做交叉配血试验。

目标检测

一、单项选择题

1. 血液的组成包括

    A. 血清和血细胞 　　　　B. 血浆和血细胞 　　　　C. 血清和血浆

    D. 红细胞、白细胞和血小板 　　E. 蛋白、水和血细胞

2. 一个体重为 50kg 的成年人，其血量约为

    A. 3000ml 　　　　　　　B. 4000ml 　　　　　　　C. 5000ml

    D. 6000ml 　　　　　　　E. 7000ml

3. 正常成人的血浆蛋白中,白蛋白/球蛋白的比值约为

    A. 1：1.5~1：2.5   B. 1.5：1~2.5：1   C. 1：2.5

    D. 2.5：1   E. 1：1~3：1

4. 血细胞比容是指血细胞

    A. 在血液中所占的容积百分比   B. 在血液中所占的重量百分比

    C. 在血浆中所占的容积百分比   D. 在血浆中所占的重量百分比

    E. 与血管容量的百分比

5. 合成红细胞的主要原料是

    A. 铁和蛋白质   B. 内因子   C. 维生素 K

    D. 维生素 B_{12} 和叶酸   E. 促红细胞生成素

6. 内因子缺乏会引起哪一种贫血

    A. 再生障碍性贫血   B. 小细胞性贫血   C. 巨幼细胞贫血

    D. 缺铁性贫血   E. 肾性贫血

7. 若将红细胞置于 0.3% NaCl 溶液中,将会出现如下哪种现象

    A. 红细胞叠连   B. 红细胞破裂溶血   C. 红细胞皱缩

    D. 红细胞凝集   E. 血沉加快

8. 内源性凝血途径的启动因子是

    A. 因子Ⅻ   B. 因子Ⅲ   C. 凝血酶原

    D. 钙离子   E. PF_3

9. 血浆中最重要的抗凝物质是

    A. 蛋白质   B. 抗凝血酶Ⅲ和肝素   C. 组织激活物

    D. 激肽释放物   E. 尿激酶

10. 某人的红细胞在抗 A 血清中凝集,其血型可能是

    A. A 或 AB 型   B. B 型   C. B 或 O 型

    D. A 或 O 型   E. O 型

二、多项选择题

1. 凝血酶原激活物包括

    A. PF_3 B. 因子 V   C. 因子 Ⅹa

    D. 因子Ⅲ   E. Ca^{2+}

2. 生理性止血过程包括

    A. 受损小血管收缩   B. 血小板聚集形成止血栓

    C. 伤口愈合   D. 受损局部血液凝固形成血凝块

    E. 受损小血管舒张

3. 下列延缓或阻止凝血的因素有

A. 将血液置于光滑容器内　　B. 适当降低温度　　　　　C. 除去血液中的钙离子

D. 注射维生素 K　　　　　　E. 使用肝素

4. 关于输血,下列选项正确的是

A. 输血前均需做交叉配血试验　　　　B. 输血时尽量输同型血

C. 母亲的血可直接输给子女　　　　　D. 同型血互相输入是绝对安全的

E. 同一血型再次输血,也要做交叉配血试验

5. 血小板的基本生理功能有

A. 参与生理性止血　　　　B. 参与血液凝固　　　　　C. 维持血管内皮的完整性

D. 参与物质转运　　　　　E. 参与免疫功能

三、简答题

1. 试述血液的生理功能。

2. 血浆渗透压是如何形成的？有何生理意义？

3. 简述血液凝固的基本过程。

4. 输血的基本原则是什么？

5. ABO 血型的分型依据是什么？

ER-06 复习题

（刘兴国）

第七章

脉管系统

导学情景 ∨

情景描述：

　　某 3 岁男性患儿，在哭闹中突然意识丧失，面色青紫，四肢瘫软，呼叫不应。到医院就医，心脏超声：膜周室间隔缺损（右向左分流）。经一系列检查后确诊为先天性心脏病、室间隔缺损。

学前导语：

　　心脏是循环系统的重要组成部分之一，循环系统也称脉管系统。本章将和大家一起学习脉管系统的组成、正常结构及血液循环功能等方面的内容，通过学习将有助于今后对心血管疾病的预防、诊断和用药等方面知识的理解和掌握。

　　脉管系统是以心为中心分布于全身的连续而封闭的管道系统，完成物质运输，以保证新陈代谢的不断进行。

第一节　概述

一、脉管系统的组成及主要功能

　　脉管系统包括心血管系统和淋巴系统（彩图 13）。心血管系统由心和血管组成，血液在其中循环流动。心是血液循环的动力器官，血管是血液运行的管道。淋巴系统由淋巴管道、淋巴器官和淋巴组织构成。淋巴液沿淋巴管道向心流动，最后注入静脉，故淋巴管道通常被看作静脉的辅助管道。

　　脉管系统主要完成运输功能，即将经消化器官吸收的营养物质和从肺摄入的 O_2 输送到全身各器官的组织细胞，同时将组织细胞的代谢产物、CO_2 及多余的水等运送到肾、肺和皮肤等器官排出体外。内分泌系统分泌的激素也由脉管系统运送至相应的靶器官或靶细胞，实现机体的体液调节。此外，脉管系统在维持机体内环境理化特性的相对稳定以及参与机体防御功能等方面均具有十分重要的作用。根据最新研究发现，脉管系统不仅是体内的运输系统，它还具有重要的内分泌等功能。

二、血液循环的概念

　　血液由心室射出，依次流经动脉、毛细血管和静脉，最后返回心房，这种血液在心血管系统中按照一定方向周而复始的流动过程称为血液循环。血液循环可分为相互连续的体循环和肺循环(图 7-1,彩图 13)。

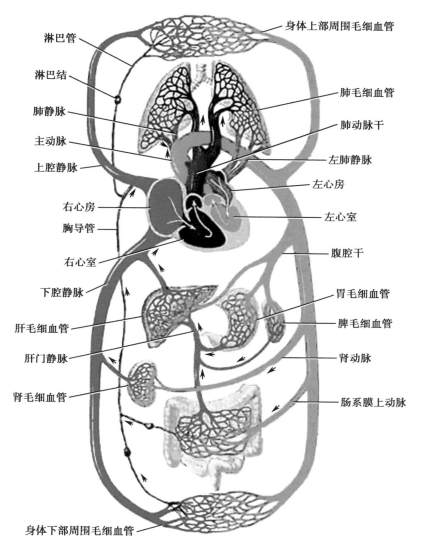

彩图 13 全身脉管系统模式图

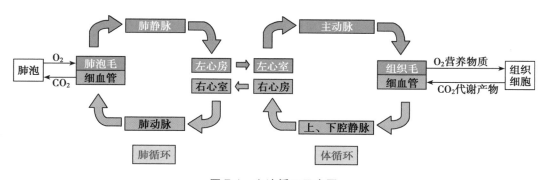

图 7-1 血液循环示意图

1. 体循环(大循环) 当心室收缩时,含有丰富 O_2 和营养物质的动脉血由左心室射入主动脉,再经主动脉的各级分支流向全身毛细血管网,经毛细血管与组织、细胞进行物质交换,血液变成 O_2

含量较低而 CO_2 含量较高的静脉血,再经各级静脉回流,最后经上、下腔静脉反流回右心房。

2. 肺循环(小循环) 由体循环回心的静脉血自右心室射出,血液经肺动脉干及其各级分支到达肺泡壁的毛细血管网,进行气体交换后,经肺内各级静脉,最后在肺门处汇合成肺静脉流回左心房。血液进入左心室,开始体循环。经过肺循环,静脉血重新转化为动脉血。

第二节　脉管系统的解剖结构

一、心

(一)心的位置和外形

1. 心的位置 心位于胸腔的中纵隔内,外裹以心包,约 2/3 位于身体正中线的左侧,1/3 位于正中线的右侧(图 7-2)。

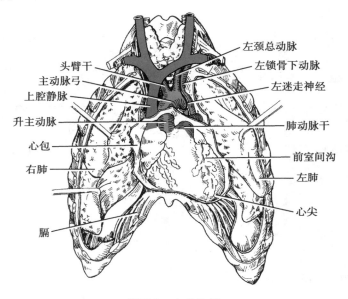

图 7-2　心的位置

2. 心的外形 心形似倒置的、前后稍扁的圆锥体,稍大于本人的拳头。可分为一尖、一底、两面、三缘,表面有 3 条沟(图 7-3 和图 7-4)。

心尖圆钝,朝向左前下方,其体表投影在左侧第 5 肋间隙锁骨中线内侧 1~2cm 处,在此可触及心尖的搏动。

心底朝向右后上方,与出入心的大血管相连。

心胸肋面(前面)朝向前上方;膈面(下面)近乎水平位,朝向后下方,与膈相贴。

心下缘较锐利,介于膈面与胸肋面之间,朝向前下;右缘垂直圆钝;左缘斜向左下方。

心表面有 3 条沟。冠状沟靠近心底,近似环形,是心房和心室的表面分界;前室间沟和后室间沟分别为心室的胸肋面和膈面的自冠状沟向心尖稍右侧延伸的浅沟,是左、右心室的表面分界。

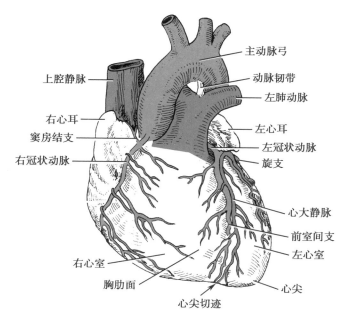

图 7-3 心的外形和血管(前面)

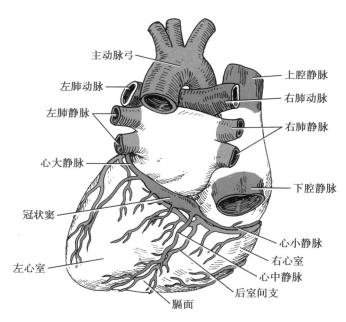

图 7-4 心的外形和血管(后下面)

(二)心腔的结构

心是中空的肌性器官,主要由心肌构成。心被房间隔和室间隔分为左、右两半,左、右半心又分为左心房、左心室、右心房和右心室4个腔。左、右两半心不直接相通,而同侧心房和心室则借房室口相通。心房连于静脉,心室发出动脉。在房室口和动脉口处均有瓣膜,顺血流而开放,逆血流而关闭,以保证血液在心腔内的定向流动。

1. 右心房 壁薄腔大,构成心的右上部。右心房向左前方呈锥形的突起,称右心耳。右心房有3个入口和1个出口。入口有上腔静脉口、下腔静脉口和冠状窦口,出口为右房室口。3个入口分别导入来自于上半身、下半身和心壁回流的静脉血。冠状窦口位于下腔静脉口与右房室口之间。出口即右房室口,通右心室。右心房前部的内面有许多平行排列的肌束,心内血流淤滞时,易在此处形成血栓。在右心房房间隔的下部有一浅窝,称卵圆窝,为胚胎时期卵圆孔闭锁后的遗迹,是房间隔缺损的好发部位(图7-5)。

2. 右心室 构成心胸肋面的大部分(图7-6),有1个入口和1个出口。入口即右房室口,周缘附有3片三角形的瓣膜,称三尖瓣。瓣膜的游离缘借腱索连于乳头肌上。乳头肌是从心室壁突入室腔的锥体形肌隆起。当心室收缩时,三尖瓣被血液推动而互相对合,封闭右房室口。由于乳头肌和腱索的牵拉作用,瓣膜不致翻向右心房,因而可防止血液向右心房逆流。出口为肺动脉口,通肺动脉干。肺动脉口周缘有3片半月形的袋状瓣膜,称肺动脉瓣,其袋口朝向肺动脉干方向。当心室舒张时,血液流入袋内,瓣膜互相对合,封闭肺动脉口,防止肺动脉干的血液向右心室逆流。

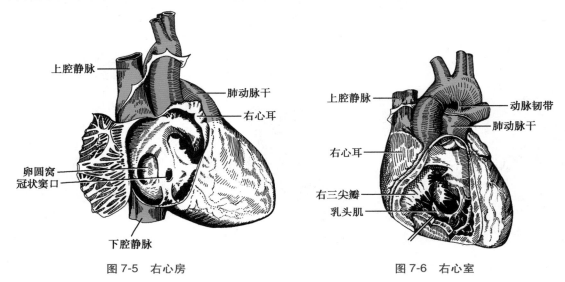

图7-5 右心房　　　　　　　　　　　图7-6 右心室

3. 左心房 位于右心房的左后方,构成心底的大部,有4个入口和1个出口。入口为其后壁左、右各1对肺静脉口,导入由肺静脉回流的动脉血;出口为左房室口,通向左心室(图7-7)。

4. 左心室 大部分位于右心室的左后方,其左前下部构成心尖。有1个入口和1个出口。入口是左房室口,周缘附有2片三角形瓣膜,即二尖瓣;二尖瓣的游离缘借多条腱索连于乳头肌,可阻止左心室的血液向左心房反流。出口是主动脉口,通主动脉。主动脉口周围有与肺动脉瓣相似的瓣膜,称为主动脉瓣,可阻止主动脉内的血液向左心室反流(图7-7)。

室间隔分隔左、右心室,其大部分由心肌构成,称肌部;在其近心房处有一卵圆形区域无心肌,称膜部,为室间隔缺损的好发部位。

（三）心的构造

心壁由心内膜、心肌层和心外膜构成。心内膜是被覆于心腔内面的一层光滑的薄膜,与血管的内膜相延续。心的瓣膜由心内膜折叠而成。心肌层构成心壁的主体,心房肌较薄,心室肌较厚,左心室的肌层尤为发达,厚度约为右心室的3倍。心房肌与心室肌分别附着于房室口周围的纤维环上,两者互不连续,所以心房肌和心室肌不会同时收缩。心外膜为透明光滑的浆膜,贴附于心肌层和大

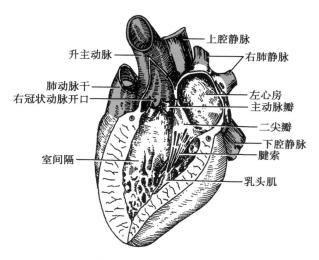

图 7-7 左心房和左心室

血管根部的表面,实为浆膜心包的脏层。

(四)心的传导系统

心的传导系统主要由特殊分化的心肌细胞构成,包括窦房结、房室结、房室束及其左、右束支和浦肯野(Purkinje)纤维网(图 7-8)。

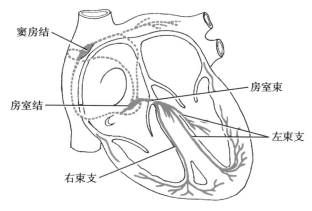

图 7-8 心传导系统模式图

1. **窦房结** 是心的正常起搏点,呈长椭圆形,位于上腔静脉与右心房交界处的心外膜深面。

2. **房室结** 位于冠状窦口与右房室口之间的心内膜深面,呈扁椭圆形。它将窦房结传来的冲动传向心室,从而保证心房收缩后再开始心室的收缩。房室结在前下方续为房室束。

3. **房室束** 又称希氏束(His束),是冲动传向心室肌的唯一通路,起于房室结的前端,在室间隔膜部后下缘内下降,至肌部的上缘,分为左、右束支。

4. **左、右束支**

(1)左束支:呈扁带状,起自于房室束,在室间隔左侧心内膜深面下行,于室间隔上、中 1/3 交界处分为两支,分别至前、后乳头肌根部,分散为浦肯野纤维,与左室前、后乳头肌和室壁的普通心肌细胞相连。

(2)右束支:呈单一细长圆索状,起于房室束分叉处的末端,沿室间隔右侧心内膜深面下行,至右心室前乳头肌根部分散为浦肯野纤维,与右心室乳头肌和心肌细胞相连。

5. 浦肯野纤维网 左、右束支的分支在心内膜深面交织成心内膜下浦肯野纤维网,进而构成心肌内浦肯野纤维网,最后与心肌细胞相连。

窦房结自身兴奋的频率最高,这种兴奋的冲动依次传至心房肌,结间束,房室结,房室束,左、右束支,浦肯野纤维和心室肌,从而引起心房、心室肌的交替收缩,产生心跳的节律。

(五)心的血管

1. 心的动脉 营养心壁的动脉为左、右冠状动脉,它们发自于升主动脉的根部(图7-3)。

左冠状动脉短而粗,分为沿前室间沟下行的前室间支和沿冠状沟左行的旋支,分支主要分布于左心室前壁、室间隔前 2/3、左心房等处。右冠状动脉沿冠状沟右行,至心的膈面转入后室间沟下行称为后室间支,主要分布于右心房、右心室、左心室后壁的一部分、室间隔后 1/3、窦房结和房室结。

2. 心的静脉 心壁静脉血绝大部分由位于冠状沟后部的冠状窦收集,经冠状窦口汇入右心房;极少部分直接流入附近心腔。冠状窦的主要属支有心大静脉、心中静脉和心小静脉(图7-3 和图7-4)。

▶▶ 边学边练

心的外形是什么样的? 心脏有几个腔? 心壁由哪些结构组成? 心脏传导系统由哪些结构组成?

请参见:实验九 心的观察

(六)心包

心包是包裹心和出入心的大血管根部的圆锥形纤维浆膜囊,分内、外两层,外层为纤维心包,内层为浆膜心包。纤维心包是坚韧的纤维性结缔组织囊,向上包裹出入心的大血管根部,并与其外膜相延续,下方与膈的中心腱愈着。浆膜心包分脏、壁两层。壁层衬贴于纤维心包的内面,与纤维心包紧密相贴;脏层包于心和大血管根部的表面,构成心壁的外膜。脏、壁两层在出入心的大血管根部互相移行,两层之间的潜在腔隙称心包腔,内含少量浆液,起润滑作用,同时心包还有防止心过度扩张、保持血容量相对恒定的作用(图7-2)。

知识链接

先天性心脏病

在人胚胎发育时期(怀孕初期2~3个月内),由于心脏及大血管发育异常所致的心脏瓣膜或血管畸形,或出生后应自动关闭的通道未能闭合引起的心脏疾病称为先天性心脏病。 如房间隔缺损、室间隔缺损、主动脉瓣狭窄、二尖瓣关闭不全等,是小儿最常见的心脏病。 临床上以心功能不全、呼吸困难、发绀、晕厥及发育不良等为主要表现。 除个别小室间隔缺损在 5 岁前有自愈的机会外,绝大多数需手术治疗。

二、血管

(一)血管的分类及结构

1. 血管的分类 血管分布于身体各部,分为动脉、静脉和毛细血管 3 类。动脉和静脉又依管径大小分为大、中、小 3 级,但其间逐渐移行并无明显的界限。

动脉是导血离心的血管,起于心室,止于毛细血管。分为大动脉、中动脉和小动脉。小动脉接近毛细血管的部分称为微动脉。动脉在分支过程中越分越细,最后移行为毛细血管。

毛细血管是连接动、静脉之间的微细管道,彼此吻合成网。除软骨、角膜、晶状体、毛发、牙釉质和被覆上皮等处外,毛细血管几乎遍布于全身各处。毛细血管数量多,管壁薄,通透性大,血流缓慢,是血液与组织液进行物质交换的场所。

静脉是导血回心的血管,起于毛细血管,止于心房。分为大静脉、中静脉和小静脉。小静脉与毛细血管相连的部分称微静脉。小静脉在向心回流过程中不断接受属支,逐渐汇合成中静脉、大静脉,最后注入心房。

2. 血管的微细结构 除毛细血管壁主要由单层内皮细胞和基膜构成外,动脉和静脉均由内膜、中膜和外膜 3 层结构构成。其中动脉血管内膜由内皮、内皮下层和内弹性膜组成,中膜由平滑肌、弹性纤维和胶原纤维构成,外膜由结缔组织构成(图 7-9)。大动脉的中膜以弹性纤维为主,故有较大的弹性而被称为弹性动脉;中动脉和小动脉的中膜以平滑肌为主,被称为肌性动脉。

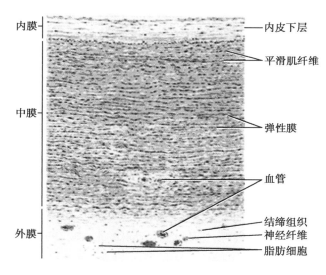

图 7-9 大动脉的微细结构

(二)肺循环的血管

1. 肺动脉干 粗而短,起自于右心室,在升主动脉前方向左后上方斜行,至主动脉弓的下方分为左、右肺动脉,两者分别经左、右肺门入左、右肺。在肺动脉分叉处与主动脉弓下缘之间连有一结缔组织索,称动脉韧带,是胚胎时期动脉导管闭锁后的遗迹(图 7-3)。

2. 肺静脉 每侧两条,即左上肺静脉、左下肺静脉和右上肺静脉、右下肺静脉。它们途经肺门,向内穿过纤维心包,注入左心房。

(三)体循环的血管

1. 体循环的动脉 体循环的动脉是将血液由心运送到全身各器官的血管,由主动脉及其各级分支组成(彩图13)。

体循环的动脉主干是主动脉。它起于左心室,先向右上行,继而呈弓形弯向左后方至第4胸椎体下缘水平,沿脊柱的左前方下行,经膈的主动脉裂孔入腹腔,至第4腰椎体下缘平面分为左、右髂总动脉。以胸骨角平面为界,主动脉分为升主动脉、主动脉弓和降主动脉。

升主动脉发自于左心室,向右前上方斜行,至右侧第2胸肋关节后方的高度移行为主动脉弓,其根部发出左、右冠状动脉。

主动脉弓是主动脉自胸骨角平面上方向左后方弯曲的部分。在其凸侧自右向左依次向上发出头臂干、左颈总动脉和左锁骨下动脉三大分支。头臂干为一短干,向右上方斜行至右侧胸锁关节后方分为右颈总动脉和右锁骨下动脉。主动脉弓壁内有压力感受器,可感受血压的变化;主动脉弓的稍下方靠近动脉韧带处有2~3个粟粒状小体,称主动脉小球(或主动脉体),为化学感受器,具有感受血液中的CO_2浓度变化、参与调节呼吸的作用。

降主动脉是主动脉下降的部分,以膈的主动脉裂孔为界,分为胸主动脉和腹主动脉。

(1)头颈部动脉的主干——颈总动脉:左侧颈总动脉发自于主动脉弓,右侧发自于头臂干,两侧颈总动脉沿食管、气管和喉的外侧上行,到甲状软骨上缘高度分为颈内动脉和颈外动脉。颈总动脉末端和颈内动脉起始处管腔稍膨大,称颈动脉窦,可感受血压的变化;颈总动脉分叉处的后方有一扁椭圆形的小体,称颈动脉小球(或颈动脉体),可感受血液中CO_2、O_2和H^+等浓度的变化。

颈内动脉在颈部无分支,其颅内分支主要分布于脑和眼等处;颈外动脉的主要分支分布于甲状腺、喉、颈部、面部及颅顶等处。

当头面部大出血时,可将一侧颈总动脉压向第6颈椎横突前结节进行急救止血。

(2)上肢动脉的主干——锁骨下动脉:左侧锁骨下动脉发自于主动脉弓,右侧发自于头臂干,两者均经胸廓上口到颈根部,至第1肋外缘移行为腋动脉,分支主要分布于肩部、背部、胸壁和乳房等处;腋动脉在大圆肌下缘处移行为肱动脉,分支分布于臂部和肘关节;肱动脉在肘关节前方,分为桡动脉和尺动脉两个终支,分支分布于前臂;桡动脉和尺动脉的末端吻合成掌浅弓和掌深弓,分支分布于手掌和手指。

当上肢大出血时,可在锁骨中点上方将锁骨下动脉压向第1肋进行急救止血。

(3)胸部动脉的主干——胸主动脉:胸主动脉发出脏支和壁支分布于胸腔脏器和胸壁。

(4)腹部动脉的主干——腹主动脉:腹主动脉发出脏支(成对和不成对)和壁支分布于腹腔脏器和腹壁。

(5)盆部动脉的主干——髂内动脉:髂内动脉发出脏支和壁支分布于盆腔脏器、会阴和外生殖器等处及盆壁。

(6)下肢动脉的主干——髂外动脉:髂外动脉在腹股沟韧带中点下方移行为股动脉,分支分布于大腿和髋关节;股动脉向后内下方斜至腘窝移行为腘动脉,分支分布于膝关节及邻近肌肉;腘动脉至腘窝下部分为胫前动脉和胫后动脉,分支分布于小腿和足。

当下肢大出血时,可在腹股沟韧带中点向后压迫股动脉进行急救止血。

2. 体循环的静脉　体循环的静脉包括上腔静脉系、下腔静脉系(表 7-2)和心静脉系。

表 7-1　上、下腔静脉系回流简表

与动脉比较,体循环的静脉有以下特点:①数量较多,管径较粗,管腔较大;管壁薄而柔软,弹性小。②静脉之间往往吻合为静脉网和静脉丛等。③有静脉瓣,为静脉管腔内血管内膜形成的向心开放的半月形皱襞(图 7-10),是保证血液回心和防止血液逆流的重要结构。

静脉分为浅、深两类,深静脉位于深筋膜深面,多与同名动脉伴行,又称伴行静脉;浅静脉位于皮下,又称皮下静脉,不与动脉伴行,临床上常经浅静脉穿刺,进行输液和输血等。

(1)上腔静脉系:由上腔静脉及其各级属支构成,收集头颈部、上肢、胸部(心除外)等上半身的静脉血。

(2)下腔静脉系:由下腔静脉及其各级属支构成,收集腹部、盆部及下肢的静脉血。

肝门静脉是下腔静脉系的重要组成部分(图 7-11)。肝门静脉的主要属支有脾静脉、肠系膜上静脉、胃左静脉、胃右静脉和附脐静脉等,收集腹腔除肝以外的不成对脏器即胃、小肠、大肠(直肠下段及肛管除外)、胰、胆囊、脾及食管腹段的静脉血。肝门静脉经肝门入肝,在肝内反复分支,续于肝血窦。肝血窦相当于肝的毛细血管,经多级汇合后形成 2~3 条肝静脉,直接注入下腔静脉。

肝门静脉借其属支与上、下腔静脉系之间存在 3 处吻合:①经食管静脉丛与上腔静脉系的吻合;②经直肠静脉丛与下腔静脉系的吻合;③经脐周围静脉网分别与上、下腔静脉系的吻合。正常情况下,这些吻合支较细小,血流量较少。由于肝门静脉没有静脉瓣,当肝门静脉回流受阻(如肝硬化)而压力升高时,血液可发生逆流,经上述吻合支形成侧支循环,注入上、下腔静脉系。随着血流量的增多,这些吻合支会变得粗大而弯曲,出现静脉曲张,如食管静脉丛、直肠静脉丛曲张等;一旦曲张的静脉破裂,则引起呕血或便血等症状。

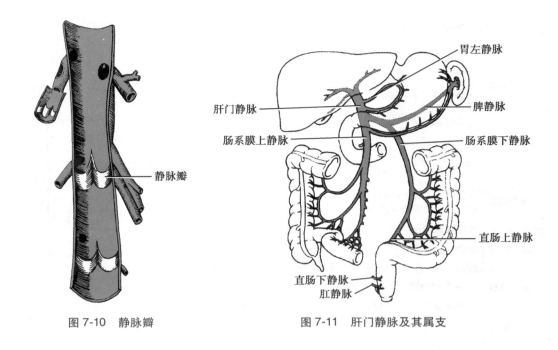

图 7-10　静脉瓣　　　　　　　　图 7-11　肝门静脉及其属支

▶▶ 边学边练

　　血管是血液在人体内循环流动的管道，不同部位的血管各有其结构和功能方面的特点。 请参见：
实验十　全身主要血管的观察

三、淋巴系统

淋巴系统由淋巴管道、淋巴器官和淋巴组织组成（图 7-12）。

（一）淋巴管道

淋巴管道包括毛细淋巴管、淋巴管、淋巴干和淋巴导管。

　　1. **毛细淋巴管**　毛细淋巴管是淋巴管道的起始部（图 7-13），以膨大的盲端起始于组织间隙，彼此相互吻合成毛细淋巴管网，伴毛细血管广泛分布，但在脑、脊髓、骨髓、软骨、牙釉质、上皮、角膜、晶状体等处没有毛细淋巴管。毛细淋巴管多伴毛细血管分布，其管壁极薄，仅由内皮和极薄的结缔组织构成，无周细胞，内皮细胞之间呈叠瓦状，结构疏松，通透性更大并处于扩张状态。一些大分子物质如蛋白质、癌细胞、细菌、异物、细胞碎片等比较容易进入毛细淋巴管，故癌细胞的淋巴转移是恶性肿瘤转移的主要途径之一。

　　2. **淋巴管**　淋巴管由毛细淋巴管汇集而成，结构与静脉相似，但瓣膜更多，这些瓣膜具有防止淋巴逆流的功能。淋巴管有浅、深两类，与静脉分布相同，浅、深淋巴管之间有丰富的交通。淋巴管在向心行程中要经过一个或多个淋巴结。

　　3. **淋巴干**　淋巴干由最后一群淋巴结的输出淋巴管汇合而成，共有 9 条，即左、右颈干；左、右锁骨下干；左、右支气管纵隔干；左、右腰干和 1 条肠干（图 7-14）。

　　4. **淋巴导管**　9 条淋巴干最终汇合成两条淋巴导管，即胸导管和右淋巴导管（图 7-14）。

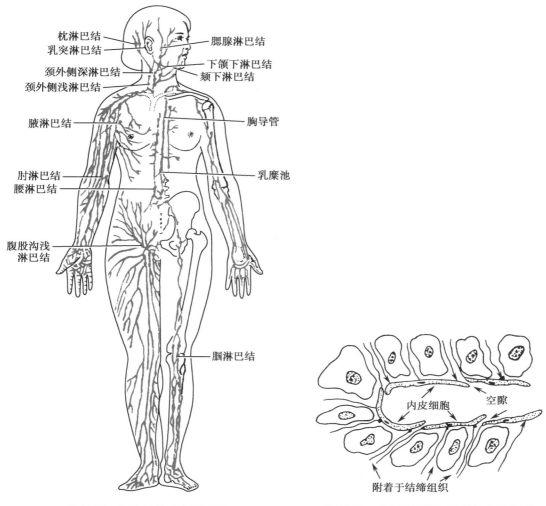

图 7-12　淋巴系统分布模式图　　　　图 7-13　毛细淋巴管起始端结构示意图

胸导管是最大的淋巴管道,由左、右腰干和肠干汇合而成,其起始部较膨大,位于第 1 腰椎前方,称乳糜池。胸导管在注入左静脉角处接受左颈干、左锁骨下干和左支气管纵隔干。胸导管收纳下肢、盆部、腹部、左半胸部、左上肢和左半头颈部的淋巴,即全身 3/4 区域的淋巴。

右淋巴导管由右颈干、右锁骨下干和右支气管纵隔干汇合而成,收纳右半胸部、右上肢与右半头颈部的淋巴,即全身 1/4 区域的淋巴,注入右静脉角。

（二）淋巴组织

淋巴组织分为弥散淋巴组织和淋巴小结两类。除淋巴器官外,消化、呼吸、泌尿和生殖管道黏膜以及皮肤等处也含有丰富的淋巴组织,起防御屏障作用。

1. 弥散淋巴组织　主要位于消化道和呼吸道的黏膜固有层。

2. 淋巴小结　包括小肠黏膜固有层内的孤立淋巴滤泡和集合淋巴滤泡以及阑尾壁内的淋巴小结。

（三）淋巴器官

淋巴器官包括淋巴结、脾、胸腺和扁桃体。

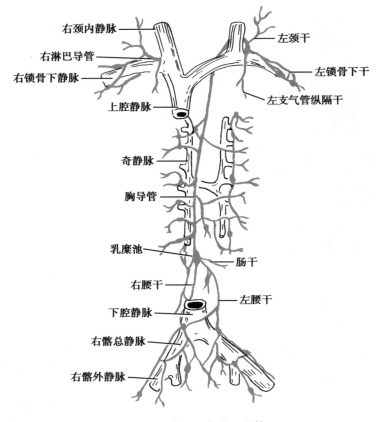

图 7-14 淋巴干和淋巴导管

1. 淋巴结 为大小不一的圆形或椭圆形灰红色小体,常成群分布,数目不定。淋巴结的主要功能是产生淋巴细胞、过滤淋巴以及参与机体的免疫应答。淋巴结内的淋巴窦是淋巴管道的组成部分,对淋巴的引流起着重要作用。

引流某一器官或部位淋巴的第一级淋巴结称局部淋巴结。当某器官或部位发生病变时,致病因子如寄生虫、细菌、毒素或肿瘤细胞等可沿淋巴管进入相应的局部淋巴结,引起局部淋巴结肿大;如果局部淋巴结不能阻止其扩散,则病变可沿淋巴管道向远处蔓延。因此,了解局部淋巴结的位置、收纳淋巴范围和淋巴引流途径,对疾病的诊断和治疗具有重要意义。

2. 脾 是人体最大的淋巴器官,位于左季肋区、第9~11 肋的深面,长轴与第 10 肋一致(图 7-15)。

正常情况下,在左肋弓下不能触及脾。脾是一扁椭圆形的实质性器官,呈暗红色,质软而脆,左季肋区受暴力的冲击易致脾破裂。脾可分为内、外两面,前、后两端和上、下两缘。内面(脏面)凹陷,近中央处有脾门,是血管神经等进出脾的部位。外面(膈面)平滑隆凸,紧贴膈。上缘前部有 2~3 个脾切迹,是临床上触诊脾的标志。脾为腹膜内位器官。

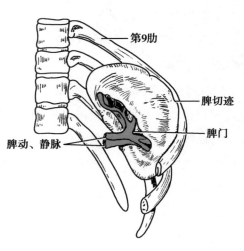

图 7-15 脾的形态和位置

脾的主要功能是造血、贮血、滤血及参与免疫应答。

3. **胸腺** 胸腺位于胸骨柄后方,有时可向上突到颈根部。胸腺可分为大小不对称的左、右两叶,每叶多呈扁条状,质软。胸腺有明显的年龄变化,新生儿和幼儿的胸腺相对较大,性成熟后最大,以后逐渐萎缩,成人的胸腺被结缔组织替代。胸腺表面为结缔组织的被膜,实质主要由淋巴细胞和上皮性网状细胞构成。胸腺是中枢淋巴器官,其功能是培育、选择和向周围淋巴器官(淋巴结、脾和扁桃体)输送 T 淋巴细胞。胸腺还有内分泌功能(见第十三章第六节)。

点滴积累 ∨ ··

1. 发生在心瓣膜上的血栓会造成瓣膜狭窄或关闭不全,导致心瓣膜病。

2. 冠状动脉粥样硬化继发血栓形成后,致使冠状血管管腔狭窄、堵塞,造成冠状动脉供血不足,其供血部位的心肌就会出现缺血坏死,导致心肌梗死。

3. 淋巴管转移是恶性肿瘤最常见的转移途径之一。由于毛细淋巴管管壁通透性大,局部肿瘤细胞较易进入毛细淋巴管,并随淋巴循环转移到人体其他部位。

第三节 心的生理

心脏不停地进行节律性收缩和舒张,从而实现其泵血功能。心脏的节律性收缩和舒张活动是在心肌细胞的生物电基础上产生的。

心肌细胞按照组织学特点可分为两类:一类是普通心肌细胞,包括心房肌和心室肌细胞,因其主要执行收缩功能,故称为工作细胞。它们具有稳定的静息电位,不能自动产生节律性兴奋,因而又被称为非自律细胞。另一类是特殊心肌细胞,包括窦房结,房-室交界区,房室束,左、右束支和浦肯野纤维细胞。这类细胞大多没有稳定的静息电位,能自动产生节律性兴奋,其主要功能是产生和传播兴奋,控制心脏活动的节律,称为自律细胞。

一、心肌细胞的生物电现象及产生机制

(一)工作细胞的跨膜电位及离子基础

以心室肌细胞为例,正常心室肌细胞的静息电位约为$-90mV$,其形成机制与神经细胞、骨骼肌细胞基本相似,主要是由于 K^+ 外流所形成的 K^+ 平衡电位。

心室肌细胞的动作电位可分为去极化和复极化两个过程(图 7-16)。其特点是去极化(0 期)迅速,复极过程复杂、持续时间长,分为 1、2 和 3 期,动作电位的升支与降支明显不对称;动作电位完成复极化后,膜电位稳定在静息电位水平,即 4 期(静息期)。

1. **去极化过程** 心室肌细胞的动作电位去极化过程(0 期)时间短(1~2 毫秒)、速度快,此期膜内电位的变化幅值达 120mV,因此 0 期又称为快速去极期。

0 期(快速去极期):当刺激使心室肌细胞膜局部去极化达到阈电位水平($-70mV$)时,大量钠通道开放,膜对 Na^+ 的通透性急剧升高,膜外的 Na^+ 快速大量内流,使膜内电位急剧上升到$+30mV$

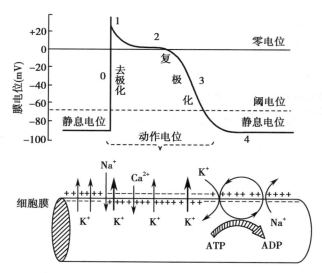

图 7-16　心室肌细胞的动作电位及主要离子流示意图

左右,形成动作电位的升支。决定 0 期去极化的钠通道激活快,失活也快,开放时间很短,因此又称为快通道。

2. 复极化过程　心室肌细胞的复极化过程历时较长(200~300 毫秒),速度缓慢。

(1)1 期(快速复极初期):动作电位去极化达峰值后,膜内电位由+30mV 迅速下降到 0mV 左右,复极快速而短暂,历时 10 毫秒。0 期和 1 期的快速膜电位变化形成锋电位。此期的形成是由于钠通道失活关闭,Na^+ 内流停止;与此同时钾通道激活,K^+ 外流使膜电位迅速下降。

(2)2 期(平台期或缓慢复极期):1 期复极化使膜内电位降到 0mV 左右后,复极化过程变得非常缓慢,历时 100~150 毫秒,膜电位基本停滞于 0mV 水平,形成平台。平台期的形成主要是由于 Ca^{2+} 缓慢内流与 K^+ 外流处于相对平衡的状态。钙通道的激活和失活均缓慢,因此又称为慢通道。该通道可被多种钙通道阻滞剂(如维拉帕米)所阻滞。

平台期是造成心室肌细胞动作电位持续时间长以及一次兴奋后有效不应期长的主要原因,也是心室肌细胞动作电位区别于神经细胞和骨骼肌细胞动作电位的主要特征。

(3)3 期(快速复极末期):2 期复极末复极过程加速,膜内电位由 0mV 左右快速下降到-90mV,历时 100~150 毫秒。3 期复极的原因主要是由于 Ca^{2+} 通道关闭、Ca^{2+} 内流终止,而 K^+ 外流进行性增加所致。

3 期复极化完毕后,膜内电位恢复并稳定在-90mV 即 4 期(静息期)。由于此时膜内、外离子的分布尚未恢复到静息状态,因而钠泵和钙泵转运加强,排出在动作电位期间进入细胞内的 Na^+ 和 Ca^{2+},摄回流出细胞的 K^+,使细胞内、外离子的浓度梯度恢复正常,以保证心肌细胞正常的兴奋性。洋地黄类药物通过抑制 Na^+ 泵的活性,降低 Na^+-Ca^{2+} 交换速率,减少 Ca^{2+} 外流,使细胞内的 Ca^{2+} 浓度升高,从而加强心肌收缩能力。

心房肌细胞的静息电位与动作电位和心室肌细胞的相似,但动作电位时程较短,为 150~200 毫秒。

（二）自律细胞的跨膜电位及离子基础

自律细胞与工作细胞跨膜电位的最大区别在动作电位 4 期。自律细胞没有静息电位,在动作电位复极化达到最大舒张电位后,4 期膜电位并不稳定于这一水平,而是开始自动缓慢地去极化,当去极化达到阈电位后,就产生一次新的动作电位。自律细胞动作电位 3 期复极末的膜电位数值称为最大舒张电位。4 期自动去极化是自律细胞产生自动节律性兴奋的基础。

1. 窦房结细胞 窦房结细胞又叫 P 细胞,其动作电位有以下主要特点:①最大舒张电位负值小,为 $-60 \sim -65mV$,阈电位约为 $-40mV$;②0 期去极化速度慢、幅值小(约 70mV)、时间长;③无明显的 1 和 2 期,0 期去极化后直接进入 3 期复极化过程;④4 期能够自动去极化且速度快。

P 细胞动作电位的形成机制是当膜电位达到最大舒张电位 $-60 \sim -65mV$ 时,钾通道逐渐失活,K^+ 外流进行性减少,膜内电位缓慢上升,出现 4 期自动去极化。此外,Ca^{2+} 和 Na^+ 内流也参与 4 期自动去极化的形成。当自动去极化达到阈电位时,细胞膜上的钙通道被激活,Ca^{2+} 内流引起 0 期去极化,膜内电位变化到 $0 \sim +15mV$。由于钙通道是慢通道,故 P 细胞的 0 期去极化缓慢、持续时间长。此后,钙通道逐渐失活,而钾通道被激活,使 Ca^{2+} 内流减少而 K^+ 外流增加,膜逐渐复极化并达到最大舒张电位(图 7-17)。

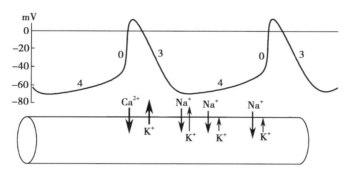

图 7-17 窦房结 P 细胞的动作电位和离子流示意图
注:在 4 期,K^+ 外流进行性衰减,Na^+ 内流进行性增强

2. 浦肯野细胞 浦肯野细胞的最大舒张电位约为 $-90mV$,其动作电位的 0、1、2 和 3 期的形态及离子机制与心室肌细胞相似,不同之处是它具有 4 期自动去极化,但其自动去极化的速度较窦房结 P 细胞慢。

根据以上心肌电活动特征,又可将心肌细胞分为不同的类型:凡细胞 0 期去极化主要由快钠通道开放、Na^+ 内流引起的心肌细胞称为快反应细胞;凡 0 期去极化主要由慢钙通道开放、Ca^{2+} 内流引起的心肌细胞称为慢反应细胞。再结合是否具有 4 期自动去极化(即有无自律性),可以将心肌细胞分为 4 类:①快反应自律细胞,包括房室束及其分支和浦肯野细胞;②快反应非自律细胞,包括心室肌细胞和心房肌细胞;③慢反应自律细胞,包括窦房结 P 细胞、房-室交界区内的房结区和结希区细胞;④慢反应非自律细胞,存在于房-室交界的结区,但目前对此尚有争议。

（三）体表心电图

心电图与前面讲到的心肌生物电活动有关,不同的是心肌生物电主要是引导记录单个心肌细胞膜内的电变化,而心电图引导记录的是所有心肌细胞膜外生物电的综合变化。由于人体是一个容积导体,每一个心动周期中,心脏内兴奋的产生和传播时所发生的电变化可通过组织和体液传到体表。临床上将心电图机的测量电极放置到体表的相应位置,即可引导并记录到电变化的波形,称为心电图(图7-18)。测量电极的连接方式不同,记录到的心电图图形不同。图7-18是标准Ⅱ导联记录的心电图波形及其数值。心电图的基本组成包括 P 波、QRS 波群、T 波以及各波间隔时间的线段,其中波幅表示电位的值,以毫伏(mV)为单位;波宽表示电变化的时间,以秒(s)为单位。

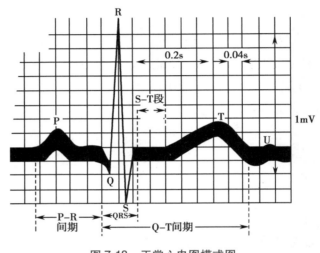

图 7-18　正常心电图模式图

1. **P 波**　反映左、右两心房去极化过程的电位变化。其波形小而圆钝,历时 0.08~0.11 秒,波幅不超过 0.25mV。

2. **QRS 波群**　反映左、右两心室去极化过程的电位变化。典型的 QRS 波群包括 3 个紧密相连的电位波动:第 1 个向下的波为 Q 波,第 1 个向上的波为 R 波,R 波后面向下的波为 S 波。在不同的导联中,这 3 个波不一定都出现,且波幅变化较大。QRS 波群历时 0.06~0.10 秒。若时间延长,表示心室肥厚、扩张或传导阻滞。

3. **T 波**　反映左、右两心室复极化过程的电位变化。历时 0.05~0.25 秒,幅度为 0.1~0.8mV。在 R 波为主的导联中,T 波的方向应与 R 波一致,且波幅不应低于 R 波的 1/10。如小于 1/10 称为 T 波低平,接近于零电位称为 T 波平坦。

4. **P-R 间期(P-Q 间期)**　是指从 P 波起点到 QRS 波群起点之间的时间,正常值为 0.12~0.20 秒。P-R 间期反映的是由窦房结产生的兴奋(动作电位),经过心房、房-室交界区、房室束及其束支、浦肯野纤维网到达心室并引起心室开始兴奋所需的时间,其中很大一部分时间用于房-室交界区内的传导,故也称为房室传导时间。P-R 间期延长,表示房室传导阻滞。

5. **Q-T 间期**　是指从 QRS 波群起点到 T 波终点的时程,一般历时 0.36~0.40 秒。它反映从心室开始去极化到复极化结束所经历的时间。Q-T 间期延长,表示心室传导阻滞。

6. ST 段 是指从 QRS 波群终点到 T 波起点之间的线段。它反映心室各部分细胞都处于去极化状态,各部分之间没有电位差,处于基线水平。ST 段若偏离正常基线,升高或降低超过一定范围时,表示心肌细胞缺血或损伤。

在心电图上一般看不到心房复极过程的波形,这是因为心房的复极波与 P-R 间期、QRS 波群等重叠在一起所致。

二、心肌的生理特性

心肌的生理特性包括自律性、兴奋性、传导性和收缩性。其中自律性、兴奋性和传导性是以心肌细胞膜的生物电活动为基础的,属于心肌的电生理特性;收缩性是以心肌细胞收缩蛋白的功能活动为基础的,属于心肌的机械特性。

(一)自律性

心肌细胞在没有外来刺激的条件下能够自动发生节律性兴奋的特性称为自动节律性,简称自律性。衡量自律性高低的指标是单位时间内自动发生节律性兴奋的次数(次/分),即自律细胞每分钟产生动作电位的次数,它决定心脏非自律细胞(心房肌、心室肌)的兴奋和收缩频率(心率),而心率的快慢也能够反映心脏自律性的高低。

1. 心脏的起搏点与节律 在心脏特殊传导系统中,自律细胞的自律性由高到低依次为窦房结、房-室交界区、房室束和浦肯野细胞,它们每分钟自动产生兴奋(动作电位)的次数分别约为 100、50、40 和 25 次。

整个心脏的活动总是按当时自律性最高的组织所发出的节律性兴奋来进行的。在生理情况下,窦房结的自律性最高,控制着整个心脏的节律性搏动,故将窦房结称为心脏的正常起搏点。由窦房结控制的心跳节律称为窦性心律。正常的窦性心律为 60~100 次/分;安静状态下窦性心律超过 100 次/分,称为窦性心动过速;安静状态下窦性心律低于 60 次/分,称为窦性心动过缓。

窦房结以外的心脏其他部位的自律组织的自律性都比窦房结低,在生理情况下不表现其自身的自律性,称为潜在起搏点。在某些病理情况下,如窦房结 P 细胞的自律性降低、兴奋传导受阻或潜在起搏点的自律性异常升高时,潜在起搏点的自律性就会表现出来,取代窦房结而控制部分或整个心脏的兴奋和收缩,称为异位起搏点。由异位起搏点控制的心跳节律称为异位节律。

2. 影响自律性的因素 自律细胞自动兴奋是 4 期膜自动去极化使膜电位从最大舒张电位到达阈电位水平而引起的,所以自律性高低受 4 期自动去极化速率、最大舒张电位与阈电位之间的差距的影响(图 7-19)。

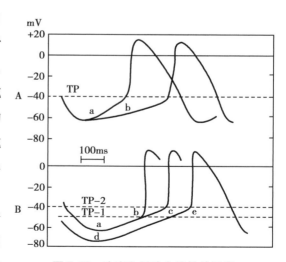

图 7-19 决定和影响自律性的因素
A:舒张去极化速率由 a 减小到 b 时,自律性降低;
B:最大舒张电位水平由 a 超极化到 d,或阈电位由
TP-1 升到 TP-2 时,自律性均降低;TP:阈电位

（1）4期自动去极化速率：4期自动去极化速率是影响心肌自律性的最重要的因素。4期自动去极化速率快，从最大舒张电位去极化达到阈电位的时间就短，单位时间内发生自动兴奋的次数就增多，自律性增高；反之则自律性降低。

（2）最大舒张电位与阈电位之间的距离：最大舒张电位的绝对值变小或阈电位下移，都能使两者之间的差距减小，因而自动去极化到达阈电位所需的时间就缩短，自律性增高；反之则自律性降低。

知识链接

心脏起搏器

如果心电系统异常，可导致心跳过缓，甚至可能完全停跳。对于这类患者，临床上可以通过安装人工心脏起搏器使患者的心跳得到控制或改善。人工心脏起搏器能够代替窦房结发出有规律的电脉冲去起搏心脏，使心跳节律和频率恢复或接近正常，以保持基本正常的心输出量。心脏起搏器是由电池和电路组成的脉冲发生器，能定时发放一定频率的脉冲电流，通过起搏电极导线传输到心房或心室肌，使心房肌、心室肌依次有节律地兴奋和收缩。

（二）兴奋性

心肌具有接受刺激产生兴奋的能力或特性，称为心肌的兴奋性。衡量心肌兴奋性高低的指标是阈值，两者互为倒数。

1. 心肌兴奋的周期性变化　心肌在发生一次兴奋后，其兴奋性会出现一系列周期性的变化。以心室肌细胞为例，这种周期性变化可分为以下几个时期（图 7-20）。

（1）有效不应期：心肌细胞从 0 期去极化开始到 3 期复极化达−60mV 的这段时期，任何刺激都不能引起心肌细胞再次产生动作电位，称为有效不应期。此期由于钠通道完全失活或仅有少量开始复活，故心肌的兴奋性完全丧失或极低。

（2）相对不应期：从复极化−60mV 到−80mV 的这段时期，若给予阈上刺激可以使心肌细胞再次产生动作电位，称为相对不应期。此期大部分钠通道已经逐渐复活，但开放能力未达到正常状态，兴奋性有所恢复但仍低于正常，故用阈上刺激才可引起动作电位。

（3）超常期：膜电位复极化从−80mV 到−90mV 的这段时期，用阈下刺激就能够引起心肌细胞再次产生动作电位，表明这时心肌的兴奋性高于正常，称为超常期。此期心肌细胞膜上几乎所有的钠通道均已复活，而且膜电位和阈电位之间的差距较小，因而用阈下刺激就能够引起心肌细胞再次产生动作电位。

在相对不应期和超常期，因部分钠通道未完全恢复到正常备用状态，所以此时产生的动作电位其 0 期去极化速率和幅度都比正常小，兴奋传导也较慢。

当复极化完毕膜电位恢复到正常静息水平时，心肌细胞的兴奋性也恢复正常。

2. 兴奋性的周期性变化的意义　心肌兴奋性的周期性变化的最显著的特点是有效不应期特别

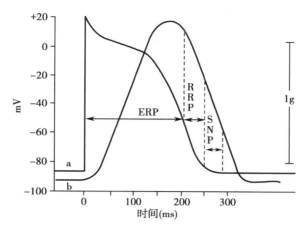

图 7-20　心室肌动作电位、兴奋性及其与机械收缩的关系
a：动作电位；b：机械收缩；ERP：有效不应期；RRP：相对不应期；SNP：超常期

长，相当于整个收缩期和舒张早期（见图 7-20）。在此期内，任何刺激都不能使心肌细胞再次产生新的动作电位与收缩，因此心肌不会产生强直收缩，保证了收缩和舒张交替进行，有利于心室的充盈和射血，实现其泵血功能。

3. 期前收缩和代偿性间歇　正常情况下，心室肌收缩是由窦房结发出的节律兴奋下传而引起的。如果心室在有效不应期之后，下一次窦性兴奋到达之前，受到一次人工的或病理性的刺激就可发生一次提前出现的兴奋和收缩，称为期前兴奋和期前收缩。期前收缩由一次提前的动作电位引起，它也有有效不应期，如果此时有正常的窦性兴奋传来，恰好落在期前兴奋的有效不应期内，就不能引起心室收缩，而出现一次"脱失"。因此，在一次期前收缩之后往往出现一段较长的舒张期，称为代偿间歇（图 7-21）。

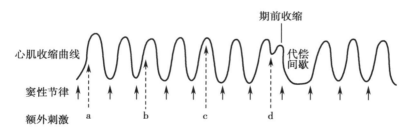

图 7-21　期前收缩和代偿性间歇
额外刺激 a、b、c 落在有效不应期内，不引起反应；
额外刺激 d 落在相对不应期内，引起期前收缩和代偿性间歇

（三）传导性

心肌具有传导兴奋的能力或特性，称为传导性。兴奋的传导是以局部电流的形式来实现的。衡量心肌传导性高低的指标是兴奋的传导速度。

1. 兴奋在心脏内的传播过程　正常心脏的兴奋由窦房结产生后，一方面通过心房肌本身直接传导到右心房和左心房，另一方面通过含有浦肯野样细胞的"优势传导通路"快速地从右心房传到左心房，完成兴奋在心房内的传导；优势传导通路同时将兴奋迅速传给房-室交界区，再经房室束、左、右束支和浦肯野纤维网，最后传到左、右心室，完成兴奋在心室内的传导。心脏兴奋传播过程如下：

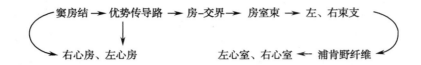

窦房结 → 优势传导路 → 房-交界 → 房室束 → 左、右束支

→ 右心房、左心房   左心室、右心室 ← 浦肯野纤维 ←

2. 心脏兴奋传播的特点　①兴奋在心房内和心室内传导较快(分别仅需 0.06 秒),使两侧心房或两侧心室同步收缩,有利于心脏充盈与射血。②具有房-室延搁,即兴奋在房-室交界区传导很慢(0.02m/s),使兴奋在此延搁一段时间(约需 0.1 秒)的现象。房-室延搁使心室的收缩发生于心房收缩完毕之后,因而不会引起房室收缩的重叠,有利于心室充盈和射血。

(四) 收缩性

心肌细胞能够产生收缩的特性称为收缩性。心肌的收缩原理与骨骼肌的基本相同,但由于心肌的组织结构和电生理特性与骨骼肌不完全相同,因此心肌的收缩性具有其独特的特点。

1. 对细胞外液中的 Ca^{2+} 依赖性强　心肌的肌质网不如骨骼肌发达,Ca^{2+} 的贮存和释放量均较少,因而心脏的收缩对细胞外液中的 Ca^{2+} 有明显的依赖性。

2. "全或无"式的收缩　由于心肌细胞之间存在闰盘结构,使心房和心室各自构成一个功能合胞体,故心肌细胞一旦发生兴奋,即可在细胞之间迅速传播,使两侧心房或心室的所有肌纤维几乎同步发生收缩,表现为"全或无"式的收缩。这种方式的收缩力量大,有利于提高心脏泵血的效率。

3. 不发生强直收缩　如前所述,心肌每一次兴奋后的有效不应期相当于心肌的整个收缩期加舒张早期,心肌不可能在收缩期内再接受刺激而产生一次新的兴奋和收缩,因此心肌不会发生强直收缩,这使心脏始终保持收缩与舒张交替进行,从而保证心脏有序地充盈与射血。

4. 心肌呈绞拧式收缩　由于心肌纤维的排列特点而呈现的绞拧式收缩,可以使心肌收缩时能够向大动脉内射出更多的血液。

三、心脏的泵血过程

(一) 心动周期与心率

1. 心动周期和心率的概念　心脏一次收缩和舒张构成的一个机械活动周期称为心动周期(图 7-22)。心脏的泵血是以一个心动周期为单位进行的,无数个心动周期串联在一起,推动血液在心血管内连续地循环流动。由于心室在心脏泵血功能中起主要作用,所以心动周期通常指心室的活动周期。每分钟心脏搏动的次数称为心率。正常成年人在安静状态下心率为 60~100 次/分,平均为 75 次/分。心率因年龄、性别和生理状况不同而有差异。

2. 心动周期与心率的关系　心动周期的时程与心率呈反变关系。以心率为 75 次/分计算,则每个心动周期历时 0.8 秒。在一个心动周期

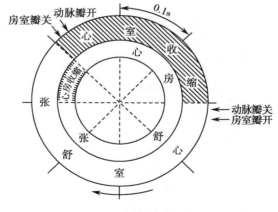

图 7-22　心动周期示意图

中,心房和心室的机械活动均可分为收缩期和舒张期,心房和心室的活动按一定的顺序和时程先后进行,而左、右两侧心房或心室的活动都是同步的。在一个心动周期中,心房收缩期为0.1秒,舒张期为0.7秒;心室收缩期为0.3秒,舒张期为0.5秒。心房和心室的舒张期都长于收缩期。从心室舒张开始到下一个心动周期心房开始收缩之前的0.4秒,心房和心室都处于舒张状态,称为全心舒张期。

当心率加快时,心动周期缩短,收缩期和舒张期均缩短,但以舒张期缩短更为明显(表7-3),这使心肌工作时间相对延长、休息时间相对缩短,不利于心脏持久活动,从而影响泵血功能。

表7-3 不同心率对心动周期时程的变化

心率(次/分)	心动周期(秒)	收缩期(秒)	舒张期(秒)
75	0.8	0.3	0.5
120	0.5	0.25	0.25
200	0.3	0.16	0.14

(二)心的泵血过程

在心脏泵血过程中,心室起主要作用,左、右心室的活动基本一致。下面以左心室为例说明心脏泵血过程(图7-23)。

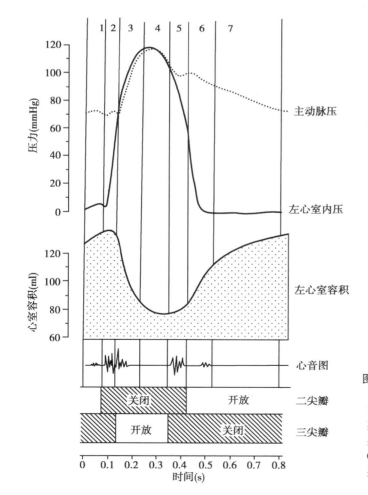

图7-23 心动周期中左心室内压力、容积和瓣膜的变化
1. 心房收缩期;2. 等容收缩期;3. 快速射血期;4. 减慢射血期;5. 等容舒张期;6. 快速充盈期;7. 减慢充盈期

1. 心室收缩期

（1）等容收缩期：心室开始收缩时，室内压迅速升高。当室内压超过房内压时，推动房室瓣关闭阻止血液倒流入心房，而此时室内压尚低于主动脉压，动脉瓣仍处于关闭状态，心室成为一个封闭的腔。心室继续收缩，心室内压力不断升高，但由于心室腔密闭和血液的不可压缩性，故心室容积不变。这一时期称为等容收缩期，历时约 0.05 秒。在心脏泵血过程中，等容收缩期是室内压上升速度最快的时期。

（2）快速射血期：随着心室的进一步收缩，室内压升高超过主动脉压，动脉瓣开放，血液由心室迅速流入主动脉。此期心室内压上升达到最高，射血速度很快，射血量占整个射血期总射血量的2/3，心室容积迅速减小。这一时期称为快速射血期，历时约 0.1 秒。

（3）减慢射血期：快速射血后，随着心室收缩强度减弱和心室内血液减少，心室内压自峰值逐渐下降，射血速度减慢，这一时期称为减慢射血期，历时约 0.15 秒。此期末心室容积减至最小。

需要指出的是，在进入减慢射血期时，室内压已略低于主动脉压，但由于血液受到心室肌收缩的推挤作用获得较大的动能，故其仍然可以依惯性作用逆压力差继续射入主动脉。

2. 心室舒张期

（1）等容舒张期：射血期后，心室开始舒张，室内压迅速下降，动脉瓣关闭，而此时室内压尚高于房内压，房室瓣仍处于关闭状态，心室再次成为封闭的腔。这一时期，心室内压急剧下降而容积不变，称为等容舒张期，历时 0.06~0.08 秒。在心脏泵血过程中，等容舒张期是室内压下降速度最快的时期。

（2）快速充盈期：当心室进一步舒张，室内压进一步下降到低于房内压，甚至为负压，使得心房的血液因心室的抽吸作用而快速流入心室，心室容积急剧增大，这一时期称为快速充盈期，历时约0.11 秒。此期流入心室的血量约占总充盈血量的2/3，此期末室内压降到最低。

（3）减慢充盈期：随着心室充盈血量的增多，房室之间的压力差逐渐减小，血液流入心室的速度减慢，心室容积则进一步增大，这一时期称为减慢充盈期，历时约 0.22 秒。

（4）心房收缩期：在心室舒张的最后 0.1 秒，心房开始收缩，即进入心房收缩期。心房收缩将其内剩余的血液再部分挤入心室，使心室充盈量再增加 10%~30%。心室容积在此期末增至最大。

综上所述，心房-心室、心室-动脉之间的压力差是心脏充盈和射血的主要动力，而心室肌的收缩与舒张则是造成这种压力差变化的根本原因；瓣膜开闭活动保证了血液的单向循环流动。

左、右心室的泵血过程基本相同，但肺动脉压仅为主动脉压的 1/6，因此在一个心动周期中，右心室内压的变化幅度比左心室小得多。

（三）心输出量

1. 心输出量的有关概念与正常值

（1）每搏输出量与射血分数：一侧心室每一次收缩射入动脉的血液量称为每搏输出量，简称搏出量。正常成人在安静状态下搏出量为 60~80ml，平均为 70ml。搏出量占心室舒张末期容积的百分比称为射血分数，正常成人为 55%~65%。心室舒张末期容积的大小可反映心室充盈量（或回心血量）的多少，射血分数反映的是正常心室搏出量与充盈量之间存在着定比关系，即正常心脏的搏出量应当是占其充盈量的 55%~65%。当充盈量增加时,搏出量要相应增加;而充盈量减少时,搏出量要相应减少。在心室功能减退、心室腔异常扩大时(充盈量增加),其搏出量可能没有明显变化,但射血分数却明显下降。因此,射血分数的变化要比搏出量的变化能够更早地反映出心脏泵血功能的异常改变。

(2)每分输出量与心指数:一侧心室每分钟射入动脉的血液量称为每分输出量,简称为心输出量,心输出量=搏出量×心率。正常成人安静状态下,心输出量约为 5L/min(4.5~6.0L/min)。

心输出量与机体的代谢水平相适应,不同个体的心输出量可因性别、年龄及其他生理状况不同而有较大差异。

以单位体表面积(m^2)计算的心输出量称为心指数,心指数=心输出量/体表面积。我国中等身材成人的体表面积为 1.6~$1.7m^2$,安静和空腹情况下心输出量为 4.5~6L/min,因此静息心指数为 3.0~3.5L/($min \cdot m^2$)。心指数是比较不同个体的心功能的常用指标。

2. 影响心输出量的因素 心输出量=搏出量×心率,因此凡是影响搏出量和心率的因素都能影响心输出量,而搏出量又取决于心室的前负荷、后负荷和心肌收缩能力。

(1)心室的前负荷:是指心室收缩前所承受的负荷,相当于心室舒张末期容积,主要与静脉回心血量有关。在一定范围内,静脉回心血量越多,心室舒张末期充盈量越多,心肌初长度越长,心室收缩力越大,搏出量越多;反之,静脉回心血量减少,搏出量减少。这种通过改变心肌初长度而引起心肌收缩力改变的调节称为异长调节。

(2)心室的后负荷:是指心室收缩射血时遇到的阻力,即动脉血压。在其他条件不变的情况下,动脉血压升高时,心室射血遇到的阻力增大,使心室等容收缩期延长,射血期相应缩短,同时心肌缩短的速度减小,射血速度减慢,导致搏出量减少。

(3)心肌收缩能力:是指心肌不依赖于前、后负荷而能改变其收缩功能的内在特性。心肌收缩能力与搏出量呈正变关系。心脏通过改变心肌收缩能力调节心脏泵血功能的机制称为等长调节。临床经常使用的一些强心药,如肾上腺素、强心苷等就是通过增加心肌收缩能力而增加心输出量,从而保证人体组织器官的血液供应。

(4)心率:心率在一定范围内变化时,若搏出量不变,心输出量随心率加快而增加。当心率超过 160~180 次/分时,由于心肌耗能过多而收缩力降低,同时由于心室充盈期明显缩短,故搏出量明显减少。当心率低于 40 次/分时,尽管心舒期延长,但心室充盈已达最大值,搏出量达最大限度,而心率过慢,因此心输出量减少。

3. 心力贮备 心输出量随着人体代谢需要而增加的能力称为心泵功能的贮备,又称心力贮备。正常成人安静时心输出量约为 5L/min,剧烈运动时可达 25~35L/min,为安静时的 5~7 倍,说明健康人的心脏具有相当大的贮备力量。心力贮备来自于心率贮备和搏出量贮备。

(1)心率贮备:在一定范围内,心率增快并保持搏出量不变,心输出量可增加至静息状态时的 2~2.5 倍。健康成年人在神经和体液的调节下,能使心输出量随心率加快而增多的最高心率为 160~180 次/分。

(2)搏出量贮备:搏出量贮备包括舒张期贮备和收缩期贮备。心室做最大舒张时,心室舒张末期容积可从约 125ml 增加到 140ml 左右,即舒张期贮备为 15ml;心室做最大收缩时,心室收缩末期容积可从 55ml 减少至 15～20ml,即收缩期贮备为 35～40ml。可见收缩期贮备是搏出量贮备的主要成分。

(四)心音

在心动周期中,心肌收缩、瓣膜开闭、血流流速改变形成的涡流和血流撞击心室壁及大动脉壁引起的振动所产生的声音称为心音。心音通过心脏周围的组织传到胸壁,可用听诊器在胸壁上听到。一般情况下只能听到第一和第二心音,在某些健康儿童和青年人可以听到第三心音,用心音图可以记录到第四心音。

第一心音主要是由于房室瓣突然关闭引起的室壁振动,以及心室射血撞击动脉壁引起的振动而产生的。其特点是音调较低,持续时间较长;在心尖搏动处听得最清楚。第一心音标志着心室收缩的开始。

第二心音主要是由于动脉瓣突然关闭引起的振动,以及血流撞击大动脉根部和心室内壁的振动而产生的。其特点是音调较高,持续时间较短;在心底部听得最清楚。第二心音标志着心室舒张的开始。

在某些心脏疾病时可产生杂音或其他异常心音,因此听取心音对于心脏疾病的辅助诊断有一定意义。

点滴积累 ∨

1. 心房肌、心室肌细胞动作电位的主要特点之一就是有 2 期平台期,它是由于 Ca^{2+} 内流和 K^+ 外流形成的;此期由细胞外液流入心肌细胞内的 Ca^{2+} 是心肌收缩所需 Ca^{2+} 的主要来源。

2. 心脏泵血过程中,室内压上升速度最快的是等容收缩期,室内压下降速度最快的是等容舒张期。

3. 临床上所用的强心药是既可以增加心肌的收缩,又可以增加心肌的舒张的一类药物,从而加强心肌泵血能力并提高心输出量。

第四节　血管生理

一、血流动力学的相关概念

血流量是指单位时间内流过血管某一截面的血量,又称容积速度。血流量(Q)与血管两端的压力差(ΔP)成正比,与血流阻力(R)成反比,即 $Q = \Delta P/R$。在整体情况下,供应不同器官血液的动脉压基本相等,故器官血流量的多少主要取决于该器官血流阻力的大小。

血流阻力是指血液在血管内流动时所遇到的阻力。血流阻力来自于血液流动时血液与血管壁之间以及血液内部各种成分之间的摩擦力。血流阻力(R)与血管长度(L)和血液黏滞度(η)成正比,与血管半径(r)的 4 次方成反比,即 $R = \dfrac{8\eta L}{\pi r^4}$。在生理情况下,血流阻力主要由血管口径决定,并且与血管口径的 4 次方成反比。小动脉和微动脉管径小,管壁有丰富的平滑肌纤维,交感神经分布密度大,并且交感缩血管神经的活动对其管壁舒缩的影响非常明显,因此小动脉和微动脉被称为阻力血管。来自于小动脉和微动脉的阻力称为外周阻力。

血压是指血管内流动的血液对单位面积血管壁的侧压力,即压强。按照国际标准计量单位规定,压强的单位为帕(Pa)或千帕(kPa)。但由于长期以来人们用水银检压计来测量血压,习惯上用毫米汞柱(mmHg)来表示血压数值(1mmHg = 0.133kPa);静脉血压和心房压较低,又常以厘米水柱(cmH_2O)为单位(1cmH_2O = 0.098kPa)。

二、动脉血压和脉搏

(一) 动脉血压

1. 动脉血压的有关概念与正常值 动脉血压一般指主动脉压,即主动脉内流动的血液对单位面积血管壁的侧压力。由于血压在大动脉内降低很小,为了测量方便,通常以测量上臂的肱动脉血压代表主动脉压。

在一个心动周期中,动脉血压随心脏的舒缩活动而发生周期性变化。心室收缩时动脉血压上升所达到的最高值称为收缩压;心室舒张时动脉血压下降所达到的最低值称为舒张压。收缩压与舒张压之差称为脉搏压,简称脉压。一个心动周期中动脉血压的平均值称为平均动脉压。由于心动周期中舒张期较长,所以平均动脉压接近舒张压,大约等于舒张压加 1/3 的脉压。

在安静状态下,我国健康青年人的收缩压为 100 ~ 120mmHg(13.3 ~ 16.0kPa),舒张压为 60 ~ 80mmHg(8.0 ~ 10.6kPa),脉压为 30 ~ 40mmHg(4.0 ~ 5.3kPa),平均动脉压接近 100mmHg(13.3kPa)。临床上,动脉血压值习惯以收缩压/舒张压表示,如 120/80mmHg,表示收缩压为 120mmHg、舒张压为 80mmHg。健康人在安静状态下的血压值是比较稳定的,但存在个体、年龄和性别差异。

▶▶ 边学边练

动脉血压是人体重要的生命体征之一。 动脉血压的测量部位,血压计的组成、使用方法及测量血压时的注意事项等请参见:实验十一 人体动脉血压的测量

2. 动脉血压的形成 循环系统内的血液充盈、心室射血和外周阻力,以及大动脉的弹性贮器作用是形成动脉血压的基本条件。动脉血压是在足够的血液充盈血管的前提下,由心肌收缩射血的动力和外周阻力两者同时作用于血液而形成的对动脉管壁的侧压,大动脉管壁的弹性对动脉血压则起缓冲作用。

心室收缩射血时,每次向主动脉射血 60~80ml,由于外周阻力的作用,其中只有 1/3 的搏出量流至外周,其余约 2/3 的搏出量则暂时贮存于大动脉内,使动脉血压随之升高;同时,由于大动脉弹性扩张,一方面使血压不致升得过高,另一方面将心室收缩释放的部分能量以势能的形式贮存于弹性贮器血管壁上(图 7-24)。在射血中期,血液对单位面积动脉管壁产生的侧压力最高,此时的血压即为收缩压。

心室舒张射血停止，被扩张的弹性贮器血管发生弹性回缩，将在心缩期中贮存的部分势能重新变为动能，推动大动脉内剩余的 2/3 的搏出量继续流向外周，并对血管壁产生侧压力，同时使血压维持在一定水平，不至于过低（图 7-24）。随着血液不断流向外周，血压逐渐降低，在下一个心动周期的心室射血之前达到最低，此时的血压即为舒张压。

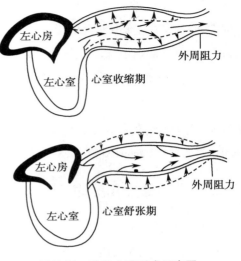

图 7-24　动脉血压形成示意图

在动脉血压的形成过程中，大动脉的弹性贮器作用一方面使心室的间断射血变为血管内的连续血流；另一方面又能缓冲动脉内血压的波动，使一个心动周期中动脉血压的波动幅度远小于心室内压的变动幅度。

3. 影响动脉血压的因素　凡能影响动脉血压形成的各种因素，均能影响动脉血压。以下分析是假定其他条件不变，单一因素变化时对动脉血压可能产生的影响。

（1）每搏输出量：在外周阻力和心率不变的情况下，当每搏输出量增大时，心缩期射入主动脉的血量增多，血液对血管壁的侧压力增大，故收缩压明显升高。由于动脉血压升高，血流速度随之加快，大动脉内增加的血量大部分可在心舒期流向外周，到心舒期末，存留在大动脉内的血量增加并不多，故舒张压升高较小，脉压增大；反之，当搏出量减少时，则主要使收缩压降低，脉压减小。因此，在一般情况下，收缩压的高低主要反映每搏输出量的多少。

（2）心率：当心率加快时，心舒期明显缩短，在心舒期流向外周的血液量减少，故心舒期末主动脉内存留的血量增多，舒张压升高。由于动脉血压升高可使血流速度加快，在心缩期内可有较多的血液流至外周，存留的血量增加并不多，因此收缩压的升高不如舒张压的升高显著，脉压减小。反之，当心率减慢时，舒张压降低的幅度比收缩压降低的幅度大，故脉压增大。

（3）外周阻力：当外周阻力增大时，心舒期内血液流向外周的速度减慢，心舒期末存留在主动脉内的血量增多，故舒张压升高。由于动脉血压升高使血流速度加快，心缩期内有较多的血液流至外周，因此收缩压的升高不如舒张压的升高明显，脉压减小。反之，当外周阻力减小时，舒张压的降低比收缩压的降低明显，故脉压增大。外周阻力的大小是影响舒张压的最主要的因素。因此，在一般情况下，舒张压的高低主要反映外周阻力的大小。

（4）大动脉管壁的弹性：大动脉的弹性贮器作用对动脉血压有缓冲作用，使收缩压不至于过高、舒张压不至于过低。老年人由于动脉硬化使大动脉管壁弹性降低，缓冲血压的功能减弱，可出现收缩压升高而舒张压降低，脉压明显加大；此时若伴有小动脉、微动脉硬化，外周阻力将增大，舒张压也会随之升高，但升高的幅度较收缩压升高的幅度小，故脉压仍增大。

（5）循环血量/血管容量比值：血压的高低与循环血量/血管容量比值成正比。如循环血量增多或血管收缩致血管容量减少均可使循环血量/血管容量比值升高，血压则随之升高；相反，如大失血引起的循环血量减少或血管扩张致血管容量增加均可使循环血量/血管容量比值降低，血压则随之降低。在临床工作中,对于高血压患者,可选择使用利尿药(如螺内酯、氢氯噻嗪等)来增加体内液体量的排出,减少患者的循环血量,或使用血管扩张药(如卡托普利、酚妥拉明等)使血管容量增加,从而使循环血量/血管容量比值降低,以此降低患者的血压。

表 7-4 将上述各种因素对血压的影响进行归纳。

表 7-4 影响动脉血压的因素

影响因素	变化情况	收缩压	舒张压	脉压
每搏输出量	↑	↑↑	↑	↑
	↓	↓↓	↓	↓
心率	↑	↑	↑↑	↓
	↓	↓	↓↓	↑
外周阻力	↑	↑	↑↑	↓
	↓	↓	↓↓	↑
大动脉弹性	↓	↑	↓	↑
循环血量	↑	↑↑	↑	↑
	↓	↓↓	↓	↓

在整体情况下,各种因素可能同时发生改变并相互影响,血压的变化常常是多种因素相互作用的综合结果。

(二)动脉脉搏

在每个心动周期中,随着心脏的舒缩活动,动脉内的压力和容积发生周期性变化而导致动脉管壁发生周期性的搏动,称为动脉脉搏,简称脉搏。临床上检查脉搏时一般选择桡动脉。由于动脉脉搏与心输出量、动脉管壁的顺应性和外周阻力等因素密切相关,因此在某些情况下,脉搏可以反映心血管系统的功能状态。

三、静脉血压和静脉回心血量

静脉在安静时可容纳体循环血量的 60%~70%,起到贮血库的作用,故有容量血管之称。同时通过其舒缩活动可有效调节回心血量和心输出量,以适应人体不同情况的需要。

(一)静脉血压

1. 外周静脉压 各器官静脉的血压称为外周静脉压。通常以人体平卧时的肘正中静脉压为代表,正常值为 $5\sim14cmH_2O$。

2. 中心静脉压 右心房和胸腔内大静脉的血压称为中心静脉压,其正常值为 $4\sim12cmH_2O$。中心静脉压的高低取决于心脏射血能力和静脉回心血量之间的相互关系,与心脏射血能力呈反变关系,与静脉回心血量呈正变关系。因此,中心静脉压是反映心血管功能的一个重要指标。

(二)静脉回心血量及其影响因素

单位时间内静脉回心血量的多少取决于外周静脉压与中心静脉压之差,以及静脉对血流的阻力。因此,凡能影响外周静脉压、中心静脉压和静脉阻力的因素,均能影响静脉回心血量。

1. 循环系统平均充盈压 当血流停止时,循环系统各部位所测得的压力是相同的,这一压力值即循环系统平均充盈压。它可反映血管系统充盈的程度。循环系统平均充盈压与血管内血液充盈程度以及静脉回心血量成正比。当血量增加或容量血管收缩,循环系统平均充盈压升高,与右心房之间的压力差值增大,静脉回心血量增多;反之,则静脉回心血量减少。

2. 心肌收缩力 心肌收缩为推动血液循环提供动力,因而静脉回心血量与心肌收缩力呈正变关系。右心衰竭时,由于右心室收缩力降低,体循环的静脉回流减慢,患者可出现颈静脉怒张、肝淤血肿大、下肢水肿等体循环淤血的表现;左心衰竭时,左心房压和肺静脉压升高,可造成肺淤血和肺水肿。

3. 骨骼肌的挤压作用 静脉内有向近心端方向开放的瓣膜,可防止血液逆流。肌肉收缩时,其中的静脉受挤压而压力升高,血液通过静脉瓣回心;肌肉舒张时,静脉扩张而压力降低,有利于血液从毛细血管流入静脉而使静脉充盈。可见,骨骼肌和静脉瓣一起对静脉血的回流起着"泵"的作用,称为肌肉泵。长期站立工作的人(如教师、售货员等)会由于不能及时充分发挥肌肉泵的作用而容易引起下肢静脉淤血,甚至形成下肢静脉曲张。

4. 体位改变 当人由平卧位突然变为直立位时,由于重力作用,心脏水平以下部位的静脉充盈扩张,可比卧位时多容纳大约500ml血液,导致静脉血液回流减少,心输出量减少,动脉血压降低。这种变化在健康人由于神经和体液的迅速调节而不易觉察。长期卧床的患者由于静脉管壁的紧张性较低,可扩张性较大,加之肌肉收缩力量弱,对静脉的挤压作用减小,故由平卧位突然站立起来时,可因大量血液积滞在下肢静脉内,回心血量过少,心输出量减少,导致动脉血压下降,脑组织血液供应不足而发生晕厥。

5. 呼吸运动 呼吸运动对静脉回流起着"呼吸泵"的作用。吸气时,胸腔容积增大,胸膜腔负压值增大,使胸腔内的大静脉和右心房更加扩张,压力进一步降低,有利于静脉血回流到右心房;呼气时,则使静脉回流到右心房的血量相应减少。

四、微循环

(一)微循环的概念及组成

微循环是指微动脉和微静脉之间的血液循环,其主要功能是完成血液与组织细胞之间的物质交换。此外,微循环还控制组织的血流量,影响动脉血压和静脉血流量,并通过组织液的生成,影响全身或局部体液的分布。

人体各器官、组织的结构和功能不同,微循环的组成也不同。一个典型的微循环由微动脉、后微动脉、毛细血管前括约肌、真毛细血管、通血毛细血管、动-静脉吻合支和微静脉组成(图7-25)。

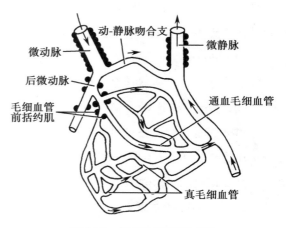

图7-25 微循环组成模式图

（二）微循环的血流通路及功能

1. 迂回通路 血液由微动脉流经后微动脉、毛细血管前括约肌、真毛细血管网，最后汇入微静脉的通路称为迂回通路。这种通路多见于肠系膜、肝、肾中。其特点是长而迂曲，阻力大，血流缓慢，容量大，流域大，管壁薄，通透性好，真毛细血管部分轮流交替开放。迂回通路是血液与组织液之间进行物质交换的主要场所，故又称为营养通路，是微循环血流的最重要的功能通路。

2. 直捷通路 血液由微动脉经后微动脉、通血毛细血管进入微静脉的通路称为直捷通路。这种通路在骨骼肌中多见。其特点是较短而直，血流阻力较小，血液流速较快，流域小，经常处于开放状态。其主要功能是使一部分血液经此通路快速回流到心脏，即保证一定的回心血量；其次有少量物质交换功能。

3. 动-静脉短路 血液由微动脉经动-静脉吻合支直接流入微静脉的通路称为动-静脉短路。该通路多见于皮肤中。其特点是最短最直，血流阻力最小，血液流速最快，流域最小，经常处于关闭状态，无物质交换功能，故又称非营养性通路。动-静脉短路的主要功能是参与体温调节。

五、组织液的生成与回流及淋巴循环

（一）组织液的生成与回流

组织液来源于血浆，存在于组织细胞的间隙内。组织液成分与血浆成分基本相同，最主要的区别是组织液中的蛋白质浓度比血浆蛋白质浓度低。组织液是血浆从毛细血管动脉端滤过而形成的，其中绝大部分又从毛细血管静脉端回流到血液中。促使液体从毛细血管内向血管外滤过的力量为毛细血管血压和组织液胶体渗透压；促使组织液从血管外回流到毛细血管内的力量为血浆胶体渗透压和组织液静水压。促进液体滤过的力量与促进组织液回流力量之差称为有效滤过压。有效滤过压是组织液生成和回流的动力，可用下式表示：

有效滤过压=（毛细血管血压+组织液胶体渗透压）-（血浆胶体渗透压+组织液静水压）

当有效滤过压为正值时，液体从毛细血管滤出，组织液生成；当有效滤过压为负值时，液体被重吸收到毛细血管内，组织液回流（图7-26）。组织液的生成与回流是一个逐渐移行的过程，由动脉端向静脉端滤过量逐渐减少，而回流量逐渐增加。由毛细血管动脉端生成的组织液，约90%通过毛细血管静脉端回流到血液中，其余约10%则进入毛细淋巴管成为淋巴液，经淋巴系统回流入血。

（二）影响组织液生成与回流的因素

在生理情况下，组织液生成与回流保持着动态平衡，从而使体液的分布保持正常。如果这种动态平衡受到破坏，出现组织液生成过多或回流量减少，组织间隙中就有过多的体液潴留，形成水肿。

使组织液生成增多或回流减少而造成水肿的常见原因有：①毛细血管血压升高，如在心力衰竭、静脉栓塞或肿瘤压迫等情况下，使全身或局部静脉压升高，导致微静脉和毛细血管血压升高；②血浆胶体渗透压降低，如肝脏疾病、某些肾脏疾病或营养不良时；③毛细血管壁通透性增高，血浆蛋白可从毛细血管壁滤出，使组织液胶体渗透压升高，如炎症、烧伤、冻伤及过敏反应等；④淋巴液回流受阻，如淋巴管和淋巴结的急、慢性炎症，丝虫虫体阻塞淋巴管等。

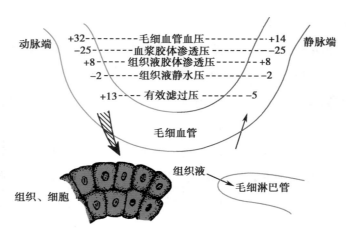

图 7-26　组织液生成与回流示意图(图中的数值单位为 mmHg)

（三）淋巴液的生成与回流

组织液与细胞进行物质交换后,其中 90% 回流到毛细血管内并经毛细血管进入静脉,10% 则进入毛细淋巴管成为淋巴液。组织液与毛细胞淋巴管之间的压力差是促使液体进入淋巴管的动力。

淋巴液沿各级淋巴管和淋巴结的淋巴窦向心流动,最后由右淋巴导管和胸导管注入静脉,因此可将淋巴系统视作组织液回流到血液中的重要辅助系统。此外,淋巴器官和淋巴组织还具有产生淋巴细胞、过滤淋巴液和参与免疫应答的功能。

淋巴回流的生理意义:①为血浆回收蛋白质,淋巴回流是组织液中的蛋白质回到血液循环的唯一途径;②调节血浆与组织液之间的液体平衡;③运输脂肪及其他营养物质;④防御和免疫功能。

点滴积累 ∨

1. 心室射血是间断的,但弹性贮器血管(大动脉)的作用可使心室的间断射血变为血管内持续的血液流动,同时能够缓冲血压的波动。

2. 在生理学中通常将心脏和大血管称为循环系统的"中心"部分,而将小血管称为"外周"部分。 因此,右心房和胸腔内大静脉的血压被称为中心静脉压,而小动脉、小静脉形成的血流阻力被称为外周阻力。

3. 微循环由 3 条血流通路组成:迂回通路、直捷通路和动-静脉短路,其主要功能依次是物质交换、保证回心血量和调节体温。

4. 组织液生成的部位是组织毛细血管;组织液生成与回流的动力是有效滤过压;影响组织液生成与回流的因素有毛细胞血管血压、血浆胶体渗透压、毛细血管通透性、淋巴回流等因素;组织液生成过多称为水肿。

第五节　心血管活动的调节

当机体感受到内、外环境变化(刺激)时,心脏和血管的活动就会在神经调节和体液调节的控制下发生相应的改变,而血压也会随之发生变化(反应)。

一、神经调节

（一）心血管的主要神经支配

1. 心交感神经 心交感神经兴奋,其节后纤维释放的神经递质为去甲肾上腺素(NE),可激活心肌细胞膜上的 β_1 受体结合,使自律细胞4期的内向电流(主要是 Na^+ 内流)加强,导致心率加快;去甲肾上腺素与心肌细胞膜上的 β_1 受体结合,还可以使心肌细胞膜上的钙通道开放,Ca^{2+} 内流增多并引发肌质网释放 Ca^{2+} 增多,使心房肌和心室肌的收缩能力加强;Ca^{2+} 内流量增多可使慢反应细胞0期动作电位的上升幅度增大,除极速度加快,经过房-室交界传导的时间缩短,房-室交界传导速度加快。

2. 心迷走神经 心迷走神经兴奋,其节后纤维末梢释放乙酰胆碱(ACh),激活心肌细胞膜上的 M 型胆碱能受体,可使肌质网释放 Ca^{2+} 减少,乙酰胆碱还能抑制钙通道,使 Ca^{2+} 内流减少,其最终效应使心肌收缩能力减弱、心率减慢;Ca^{2+} 内流减少,使房-室交界处慢反应细胞的动作电位幅度减小,导致房-室传导速度减慢。

3. 交感缩血管神经 交感缩血管神经兴奋,末梢释放去甲肾上腺素,与血管平滑肌上的 α 肾上腺素能受体结合,可导致血管平滑肌收缩,产生缩血管效应。

不同部位的交感缩血管纤维分布的密度不同。皮肤血管中的缩血管纤维分布最密,骨骼肌和内脏的血管次之,冠状血管和脑血管中分布较少。在同一器官中,动脉中缩血管纤维的密度高于静脉,微动脉中密度最大,而毛细血管前括约肌中神经纤维分布极少。

（二）心血管中枢

产生和调节心血管活动的神经细胞群为心血管中枢。整合心血管活动的基本中枢位于延髓。

1. 延髓心血管中枢 心迷走中枢位于延髓的迷走神经背核和疑核,两者发出迷走神经的节前纤维;心交感中枢和缩血管中枢位于延髓腹外侧部,分别发出神经纤维控制脊髓的心交感神经和交感缩血管神经的节前神经元;这些神经元在机体处于安静状态时都有紧张性活动,分别称为心迷走紧张、心交感紧张和交感缩血管紧张。

2. 延髓以上的心血管中枢 在延髓以上的脑干部分以及下丘脑、大脑和小脑中也都存在与心血管活动有关的神经元,它们在心血管活动调节中所起的作用较延髓心血管中枢更加高级,特别是表现为对心血管活动和机体其他功能之间的复杂整合,使机体的生理活动能协调地进行。

（三）心血管反射

颈动脉窦和主动脉弓压力感受反射(窦-弓反射)是调节心血管活动、稳定快速波动的血压的重要神经反射。

1. 压力感受器 压力感受器反射的感受器是位于颈动脉窦和主动脉弓血管外膜下的感觉神经末梢,分别称为颈动脉窦压力感受器和主动脉弓压力感受器(图7-27)。当动脉血压升高时,动脉管壁被牵张的程度就增大,压力感受器发放的神经冲动增多。压力感受器的传入冲动频率与动脉管壁的扩张程度成正比。

2. 传入神经 颈动脉窦压力感受器的传入神经是窦神经,窦神经加入舌咽神经;主动脉弓压力

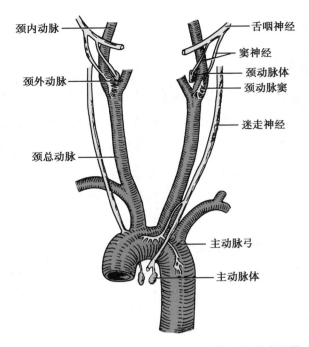

图 7-27　颈动脉窦、主动脉弓压力感受器和化学感受器

感受器的传入神经是主动脉神经,加入迷走神经。

3. 反射过程　当动脉血压升高时,压力感受器的传入冲动增多,窦神经和主动脉神经发放的传入冲动也相应增多,通过中枢机制,使心迷走紧张加强,心交感紧张和交感缩血管紧张减弱,其效应为心率减慢,心肌收缩力减弱,心输出量减少,外周阻力降低,故动脉血压下降;反之,当动脉血压降低时,压力感受器的传入冲动减少,使心迷走紧张减弱,心交感紧张和交感缩血管紧张加强,于是心率加快,心肌收缩力增强,心输出量增加,外周阻力增高,血压回升。可见,降压反射对动脉血压具有双向调节作用。

4. 压力感受器反射是一种负反馈调节,其意义在于当机体的血压发生变化时可以进行快速调节,从而保持动脉血压的相对恒定。

二、体液调节

(一)肾上腺素和去甲肾上腺素

肾上腺素和去甲肾上腺素在化学结构上都属于儿茶酚胺。循环血液中的肾上腺素和去甲肾上腺素主要来自于肾上腺髓质的分泌,其中肾上腺素约占 80%、去甲肾上腺素约占 20%。

1. 肾上腺素

(1)对心脏的影响:肾上腺素与心肌细胞膜上的 β_1 受体结合,使心脏活动增强,表现为心率加快、心肌收缩力增强、心肌兴奋传导速度加快,使心输出量增多。

(2)对血管的影响:肾上腺素对血管的作用取决于血管平滑肌上 α 和 β 肾上腺素受体的分布。在皮肤、肾、胃肠道的血管平滑肌上 α 受体占优势,肾上腺素与血管平滑肌上的 α 受体结合,使这些器官的血管收缩;在骨骼肌、肝脏以及冠状动脉血管上 β_2 受体占优势,肾上腺素与血管平滑肌上的

β_2 受体结合,使这些部位的血管舒张。小剂量的肾上腺素常表现出以 β_2 受体兴奋的效应为主,引起骨骼肌血管和肝脏血管舒张,这种舒血管作用超过肾上腺素对其他部位血管的收缩作用,结果使血管产生的总外周阻力下降;大剂量的肾上腺素常表现出以 α 受体的兴奋效应为主,引起体内血管广泛收缩,使总外周阻力升高。

2. 去甲肾上腺素

(1)对心脏的影响:去甲肾上腺素与心肌的 β_1 受体结合,使心脏活动增强,这种强心作用对离体心脏表现得较为明显(如离体蛙心灌流实验),但对在体心脏其强心作用不明显。

(2)对血管的影响:静脉注射去甲肾上腺素可引起全身血管广泛收缩,使外周阻力增加、血压升高,这是因为去甲肾上腺素可与 α 受体结合,也可与心肌上的 β_1 受体结合,但与 β_2 受体结合能力较弱的结果。由于去甲肾上腺素有较强的收缩血管和升高血压的作用,而血压升高又会使压力感受器反射活动加强,并使心脏活动减弱,结果抵消了去甲肾上腺素与 β_1 受体结合产生的强心作用。因此临床上常使用肾上腺素进行强心治疗,而去甲肾上腺素常用其缩血管作用。

(二)肾素-血管紧张素系统

交感神经兴奋、动脉血压降低使入球小动脉牵张感受器兴奋,这些都可使球旁细胞(近球细胞)兴奋;另外,肾血流量减少,原尿生成减少(肾小球滤过率下降),小管液中的 Na^+ 含量减少,可使致密斑兴奋,而引起球旁细胞兴奋。球旁细胞兴奋能分泌肾素,它是一种蛋白水解酶。肾素能使血浆中的血管紧张素原(α_2 球蛋白)水解,生成血管紧张素 I(十肽);血浆和组织中(尤其是肺组织)含有丰富的血管紧张素转换酶,可使血管紧张素 I 降解,生成血管紧张素 II(八肽);血管紧张素 II 在血浆和组织中的血管紧张素酶 A(氨基肽酶)的作用下,生成血管紧张素 III(七肽);血管紧张素 II 和 III 可刺激肾上腺皮质球状带分泌醛固酮。由此可以看出,肾素、血管紧张素和醛固酮三者关系密切,故统称为肾素-血管紧张素系统(图 7-28),这一系统对动脉血压的长期调节有重要意义。

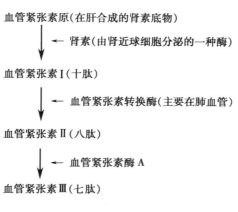

图 7-28　肾素-血管紧张素系统

但对大多数组织、细胞来说,血管紧张素 I 不具有活性。

血管紧张素中重要的是血管紧张素 II,其主要生理作用如下:①使全身小动脉、微动脉收缩,外周阻力增大,血压升高,也可使静脉收缩,回心血量增多;②作用于交感神经末梢上的血管紧张素受体,使交感神经末梢释放去甲肾上腺素增多;③强烈刺激肾上腺皮质球状带细胞合成和释放醛固酮,醛固酮可促进肾小管和集合管对 Na^+ 和水的重吸收,使细胞外液量增加;④可使交感缩血管紧张增强,同时引起渴觉,导致饮水行为。

血管紧张素Ⅲ的缩血管效应仅为血管紧张素Ⅱ的 $10\%\sim20\%$,主要作用是刺激肾上腺皮质球状带合成和分泌醛固酮,使远曲小管、集合管对水和 Na^+ 的重吸收增加, K^+ 的排出增多,使血容量增加。

在正常生理情况下,循环血液中的血管紧张素Ⅱ浓度较低。在失血、失液导致循环血量明显减少时,可激活肾素-血管紧张素-醛固酮系统,产生大量血管紧张素和醛固酮,使血压代偿性升高。如果肾素-血管紧张素系统功能异常时,可产生某些心血管方面的疾病,如高血压等。

(三)血管升压素

血管升压素是由下丘脑视上核和室旁核的神经元合成的。血管升压素可促进远曲小管和肾集合管对水的重吸收,使尿量减少,故又称为抗利尿激素(ADH)。血管升压素作用于血管平滑肌的相应受体,引起血管平滑肌收缩。血管升压素是已知的最强的缩血管物质之一。在正常情况下,血浆中的血管升压素浓度升高时首先出现抗利尿效应,只有当抗利尿激素的血浆浓度明显高于正常时,才引起缩血管效应,使血压升高。在禁水、失水、失血等情况下,血管升压素释放增加,对保留体内液体量和维持动脉血压都起着重要作用。

(四)心房钠尿肽(ANP)

是由心房肌细胞合成和释放的一类多肽,其作用有:①使肾脏的排钠和排水作用明显增加;②使血管舒张、外周阻力降低,使搏出量减少、心率减慢,使血压降低;③抑制肾素-血管舒张素-醛固酮系统;④抑制血管升压素的合成和释放。

点滴积累 ∨

1. 最重要的心血管反射是颈动脉窦和主动脉弓压力感受反射(窦-弓反射),其意义主要是稳定快速波动的血压。
2. 心交感神经、心迷走神经兴奋和交感缩血管是心血管反射的传出神经。
3. 心血管反射的基本中枢位于延髓。
4. 对于心血管活动的调节,肾上腺素以"强心"为主,而去甲肾上腺素以"缩血管、升血压"为主。

目标检测

一、单项选择题

1. 脉管系统的组成包括

    A. 心、静脉、毛细血管和动脉   B. 毛细淋巴管、淋巴干、淋巴导管

    C. 静脉系统和淋巴系统   D. 心血管系统和淋巴系统

    E. 动脉和静脉

2. 二尖瓣位于

    A. 主动脉口   B. 肺动脉口   C. 左房室口

D. 右房室口　　　　　　　　E. 冠状窦口

3. 左心室的入口是

 A. 上腔静脉口　　　　　　B. 下腔静脉口　　　　　　C. 冠状窦口

 D. 左房室口　　　　　　　E. 主动脉口

4. 心正常起搏点是

 A. 窦房结　　　　　　　　B. 房室结　　　　　　　　C. 房室束

 D. 左、右束支　　　　　　E. 浦肯野纤维网

5. 主动脉弓从右向左发出

 A. 头臂干、左锁骨下动脉、左颈总动脉　　B. 头臂干、左颈总动脉、左锁骨下动脉

 C. 左颈总动脉、右锁骨下动脉、头臂干　　D. 右锁骨下动脉、右颈总动脉、头臂干

 E. 头臂干、右锁骨下动脉、右颈总动脉

6. 关于左心室的叙述，下列正确的是

 A. 房室口有三尖瓣　　　　　　　　B. 前尖瓣位于主动脉口前外侧

 C. 左心室前内侧部称主动脉前庭　　D. 室壁较右心室薄

 E. 与肺动脉相通

7. 肺循环起止于

 A. 右心室-左心房　　　　B. 右心房-右心室　　　　C. 主动脉-肺动脉

 D. 左心房-右心室　　　　E. 右心室-右心房

8. 不属于静脉的特点是

 A. 壁薄　　　　　　　　　B. 富有弹性，压力较低　　C. 数目较动脉多

 D. 有静脉瓣　　　　　　　E. 管径粗，管腔大

9. 关于肝门静脉的叙述，下列正确的是

 A. 由肠系膜上静脉和下静脉汇合而成　　B. 由脾静脉和肠系膜上静脉汇合而成

 C. 由脾静脉和肠系膜下静脉汇合而成　　D. 由肝静脉和脾静脉汇合而成

 E. 由胃左静脉和脾静脉汇合而成

10. 三尖瓣位于

 A. 肺动脉口　　　　　　　B. 左房室口　　　　　　　C. 主动脉口

 D. 右房室口　　　　　　　E. 冠状窦口

11. 心室肌细胞平台期的形成主要是

 A. Na^+内流和K^+外流　　B. Na^+内流和Ca^{2+}外流　　C. Ca^{2+}外流和K^+内流

 D. Ca^{2+}内流和K^+外流　　E. K^+内流和Na^+外流

12. 心脏内兴奋传导速度最慢、最容易发生阻滞的部位是

 A. 心房肌　　　　　　　　B. 房-室交界区　　　　　　C. 左、右束支

 D. 浦肯野纤维　　　　　　E. 心室肌

13. 影响心脏自律性的最主要的因素是

    A. 0 期自动去极化速度   B. 4 期自动去极化速度   C. 最大舒张电位水平

    D. 阈电位水平   E. Na^+ 通道的状态

14. 房-室延搁的生理意义是

    A. 使心肌不发生强直收缩   B. 增强心肌收缩力

    C. 使心肌有效不应期延长   D. 使心室肌动作电位幅度增加

    E. 使心房、心室不同时收缩

15. 心肌不会产生强直收缩的原因是

    A. 心肌呈现"全或无"式的收缩   B. 心肌有自动产生节律性兴奋的特点

    C. 心肌肌质网不发达, Ca^{2+} 贮存少   D. 心肌是功能上的合胞体

    E. 心肌有效不应期特别长

16. 心电图中代表心室去极过程电变化的波是

    A. P 波   B. QRS 波   C. T 波

    D. α 波   E. β 波

17. 在心脏射血期内,心脏瓣膜的开闭情况是

    A. 动脉瓣开、房室瓣开   B. 动脉瓣关、房室瓣关

    C. 动脉瓣开、房室瓣关   D. 动脉瓣关、房室瓣开

    E. 主动脉瓣开放、肺动脉瓣关闭

18. 在充盈期内,心室内的压力情况是

    A. 动脉压<室内压<房内压   B. 动脉压<室内压>房内压

    C. 动脉压>室内压>房内压   D. 动脉压>室内压<房内压

    E. 动脉压=室内压=房内压

19. 在心脏泵血过程中,心室内压上升速度最快的时期是

    A. 等容收缩期   B. 射血期   C. 等容舒张期

    D. 充盈期   E. 房缩期

20. 第一心音代表

    A. 心室收缩的开始   B. 心室舒张的开始   C. 心房收缩的开始

    D. 心房舒张的开始   E. 心房和心室收缩的开始

21. 射血分数是每搏输出量与下列哪项的百分比

    A. 心室收缩末期容积   B. 心室舒张末期容积   C. 心房收缩末期容积

    D. 心房舒张末期容积   E. 每分输出量

22. 体循环和肺循环比较,基本相同的是

    A. 心输出量   B. 动脉血压   C. 心脏做功量

    D. 外周阻力   E. 动脉血含氧量

23. 心室收缩的后负荷主要是

    A. 房内压   B. 室内压   C. 中心静脉压

D. 大动脉血压　　　　　　E. 平均充盈压

24. 下列选项,能够代表心室收缩的前负荷的是

A. 等容收缩期心室内压　　B. 等容舒张期心室内压　　C. 心室收缩末期容积

D. 心室舒张末期容积　　　E. 心房舒张末期容积和压力

25. 在体循环中,血压下降最明显的部位是

A. 主动脉　　　　　　　　B. 微动脉　　　　　　　　C. 毛细血管

D. 微静脉　　　　　　　　E. 大静脉

26. 舒张压的高低主要反映

A. 心率的快慢　　　　　　B. 外周阻力的大小　　　　C. 每搏输出量的多少

D. 大动脉弹性　　　　　　E. 循环血量的变化

27. 血流阻力的大小与小动脉口径的

A. 2 次方成正比　　　　　B. 4 次方成正比　　　　　C. 2 次方成反比

D. 3 次方成反比　　　　　E. 4 次方成反比

28. 中心静脉压是

A. 右心室的压力　　　　　B. 右心房的压力　　　　　C. 左心室的压力

D. 左心房的压力　　　　　E. 小静脉内的压力

29. 微循环是

A. 左心室与右心房之间的血液循环　　　B. 右心室与左心房之间的血液循环

C. 微动脉和微静脉之间的血液循环　　　D. 左心室与右心室之间的血液循环

E. 毛细血管内的血液循环

30. 在组织液回流中,淋巴回流的功能主要是为血浆回收

A. H_2O　　　　　　　　　B. 蛋白质　　　　　　　　C. NaCl

D. 葡萄糖　　　　　　　　E. 血细胞

31. 心交感神经末梢释放的递质是

A. 肾素　　　　　　　　　B. 肾上腺素　　　　　　　C. 去甲肾上腺素

D. 异丙肾上腺素　　　　　E. 促肾上腺皮质激素

32. 心迷走神经兴奋

A. 心率加快、心肌收缩力加强　　　　　B. 心率加快、心肌收缩力减弱

C. 心率减慢、心肌收缩力减弱　　　　　D. 心率减慢、心肌收缩力增强

E. 心率不变、心肌收缩力减弱

33. 心血管活动的基本中枢位于

A. 脊髓　　　　　　　　　B. 延髓　　　　　　　　　C. 脑桥

D. 中脑　　　　　　　　　E. 下丘脑

34. 窦弓反射的主要生理意义是

A. 快速降低动脉血压　　　B. 快速升高动脉血压　　　C. 稳定快速波动的动脉血压

D. 快速降低静脉血压　　　　　E. 快速升高静脉血压

35. 肾上腺素主要是激活心肌上的哪种受体而产生强心效应

    A. α_1 受体　　　　　　B. β_1 受体　　　　　　C. M_1 受体

    D. N_1 受体　　　　　　E. V_1 受体

二、多项选择题

1. 主动脉弓的分支有

    A. 头臂干　　　　　　B. 右颈总动脉　　　　　　C. 左颈总动脉

    D. 右锁骨下动脉　　　　E. 左锁骨下动脉

2. 含有动脉血的有

    A. 主动脉　　　　　　B. 肺动脉　　　　　　C. 左心房

    D. 左心室　　　　　　E. 右心房

3. 属于浅静脉的是

    A. 颈内静脉　　　　　B. 颈外静脉　　　　　　C. 头静脉

    D. 大隐静脉　　　　　E. 贵要静脉

4. 影响心肌兴奋性的因素是

    A. Na^+通道的状态　　B. Cl^-通道的状态　　C. 静息电位水平

    D. 阈电位水平·　　　　E. 心肌细胞的大小

5. 心室肌动作电位的产生与下列哪些离子有关

    A. Na^+　　　　　　B. K^+　　　　　　C. Cl^-

    D. Ca^{2+}　　　　　E. Mg^{2+}

6. 影响动脉血压的因素有

    A. 心率　　　　　　B. 外周阻力　　　　　　C. 血管弹性

    D. 每搏输出量　　　　E. 循环血量

7. 下列因素可使组织液生成增多的是

    A. 毛细血管通透性增加　　B. 血浆胶体渗透压降低　　C. 毛细胞血管血压增高

    D. 淋巴回流受阻　　　　E. 严重营养不良

8. 评价心脏泵血功能的指标包括

    A. 血压　　　　　　B. 心输出量　　　　　　C. 心动周期

    D. 射血分数　　　　　E. 心指数

9. 心肌兴奋性的周期性变化包括

    A. 静息期　　　　　　B. 有效不应期　　　　　　C. 相对不应期

    D. 超常期　　　　　　E. 舒张期

10. 影响静脉回流的因素是

    A. 体位变化　　　　　B. 心肌收缩力　　　　　　C. 骨骼肌活动

　　D. 呼吸运动　　　　　　　　　E. 体循环的平均充盈压

三、简答题

1. 肺循环和体循环的途径如何？

2. 试述心的位置。

3. 简述心传导系的组成、位置及功能。

4. 简述肝门静脉的收集范围及其属支。

5. 简述淋巴管道的组成。

6. 心肌自律细胞动作电位的特点及影响心肌自律性的因素是什么？

7. 试述动脉血压形成的部位及生理因素。

8. 试述心脏射血期内心脏各腔的压力变化、瓣膜开闭及血流方向。

9. 为什么人由较长时间的蹲坐位或平卧位突然变为立位时会感到头晕？

10. 微循环血流通路的组成及生理功能有哪些？

11. 比较肾上腺素和钙离子（如 $CaCl_2$）对心肌收缩的影响有何不同。

（贺　伟　于翠萍）

第八章

呼吸系统

导学情景 ∨

情景描述:

　　某60岁的男性患者因寒战、高热、咳痰、胸痛、呼吸困难等症状前来就诊,经相关检查确诊为肺炎。

学前导语:

　　肺是呼吸系统的重要器官,是气体交换的重要部位。肺炎患者可因肺部气体交换障碍引起缺氧而出现呼吸困难。本章将通过学习肺通气和肺换气的原理以及气体在血液中的运输和组织换气等知识,让学生掌握呼吸的过程、意义及呼吸运动调节方面的相关知识,为防治呼吸系统疾病打好基础。

　　机体与环境之间进行的气体交换过程称为呼吸。呼吸全过程包括外呼吸、气体在血液中的运输和内呼吸3个环节,这3个环节既相互衔接又同步进行(图8-1)。①外呼吸:是指肺毛细血管血液与外界环境之间的气体交换,包括肺通气和肺换气。肺通气是指肺与外界环境之间的气体交换过程,肺换气是指肺泡与肺毛细血管血液之间的气体交换过程。②气体在血液中的运输:是连接内呼吸与外呼吸的重要环节。③内呼吸(组织换气):是指组织毛细血管血液与组织细胞之间的气体交换过程。通常所说的呼吸一般是指外呼吸。

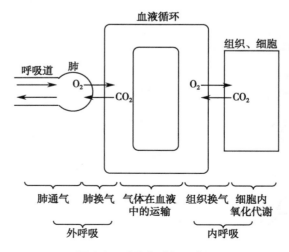

图8-1　呼吸全过程示意图

呼吸系统由呼吸道和肺组成(图8-2)。呼吸道是传送气体的管道,包括鼻、咽、喉、气管和各级支气管。临床上通常将鼻、咽、喉称为上呼吸道,将气管和气管的各级分支称为下呼吸道。肺是气体交换的器官。

呼吸的生理意义是维持机体内环境 O_2 和 CO_2 含量的相对恒定,以保证生命活动的正常进行。呼吸过程中的任一环节发生障碍,均可引起组织缺 O_2 和 CO_2 蓄积,导致内环境紊乱,严重时将危及生命。

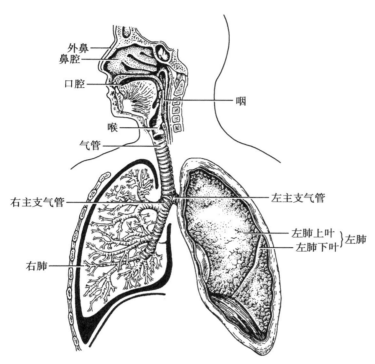

图 8-2　呼吸系统全貌

第一节　呼吸道、肺、胸膜与纵隔

一、呼吸道

(一)鼻

鼻是呼吸道的起始部,又是嗅觉器官,由外鼻、鼻腔和鼻旁窦三部分组成。

1. **外鼻**　以骨和软骨作支架,表面被覆皮肤。上端为鼻根,向下延伸为鼻背,末端为鼻尖,鼻尖两侧膨出部分为鼻翼。

2. **鼻腔**　以骨和软骨为支架,内衬黏膜和皮肤。鼻腔借鼻中隔分为左、右2腔,向前经鼻孔通外界,向后借鼻后孔通鼻咽。鼻腔的外侧壁凹凸不平,自上而下有3个鼻甲,依次为上鼻甲、中鼻甲和下鼻甲,各鼻甲下方的裂隙分别称上鼻道、中鼻道和下鼻道(图8-3)。

鼻腔黏膜按功能可分为嗅区和呼吸区两部分。上鼻甲以上及其相对的鼻中隔部分称嗅区,内有嗅细胞,能感受气味的刺激。嗅区以外的部分为呼吸区,对吸入的空气有加温、加湿和净化的作用。

鼻中隔前下方的黏膜内毛细血管丰富且位置表浅,是鼻腔出血的好发部位。

3. 鼻旁窦　是鼻腔周围同名颅骨内开口于鼻腔的含气骨腔,内衬黏膜,并与鼻黏膜相延续,故鼻腔的炎症可蔓延至鼻旁窦,引起鼻窦炎。鼻旁窦共有 4 对,即上颌窦、额窦、筛窦和蝶窦,可调节吸入空气的温度和湿度,同时对发音能起共鸣作用。

(二) 咽

咽既是呼吸通道,又是消化管道,为上宽下窄、前后略扁的肌性管道,位于第 1~6 颈椎前方,上起于颅底,下端在平第 6 颈椎下缘处延续为食管。咽前壁不完整,自上而下分别与鼻腔、口腔和喉腔相通,故咽可相应地分为鼻咽、口咽和喉咽三部分(图 8-3)。

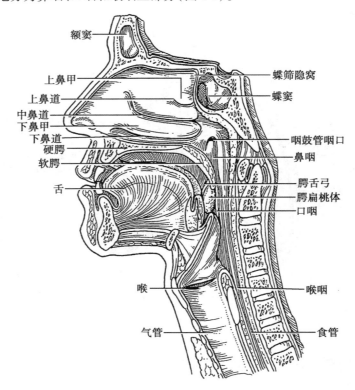

图 8-3　头颈部正中矢状断面

1. 鼻咽部　位于鼻腔的后方,向前经鼻后孔与鼻腔相通。在鼻咽的侧壁上有咽鼓管咽口,鼻咽部由此口经咽鼓管通中耳的鼓室,当咽部感染时,细菌可经此通道蔓延到中耳,引起中耳炎。

2. 口咽部　位于口腔的后方,向前经咽峡与口腔相通。

3. 喉咽部　为咽下部最狭窄的部分,向前借喉口与喉腔相通,向下延续为食管。

(三) 喉

喉既是呼吸通道,又是发音器官,以软骨为支架,借关节、韧带和喉肌相连(图 8-4)。喉位于颈前区的中部,上连舌骨,下接气管,成人的喉平对第 4~6 颈椎高度。

1. 喉软骨　喉软骨主要有不成对的甲状软骨、会厌软骨、环状软骨和成对的杓状软骨(图 8-4)。

(1)甲状软骨:最大,构成喉的前外侧壁,由左、右两块近似方形的软骨板在前方愈着而成,愈着处称为前角。前角上部向前突出称喉结,成年男子尤为明显。

（2）环状软骨:位于甲状软骨的下方,下接气管,是呼吸道中唯一完整的软骨环,对保持呼吸道的通畅起着重要作用。

（3）会厌软骨:形如树叶,被覆黏膜构成会厌。吞咽时喉上提,会厌封闭喉口,可防止食物误入喉腔。

（4）杓状软骨:位于环状软骨的后上方,呈三棱锥形。

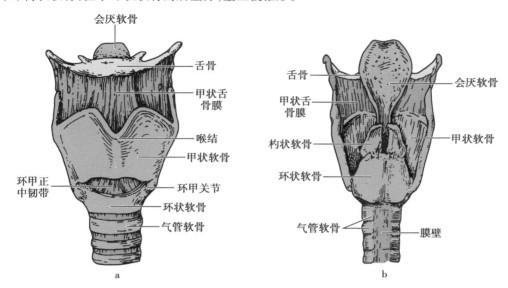

图 8-4　喉的软骨及连接
a. 前面;b. 后面

2. **喉腔**　为喉的内腔。喉腔侧壁可见两对前后方向的黏膜皱襞,上方的一对称前庭襞,其间的裂隙称前庭裂,下方的一对称声襞,其间的裂隙称声门裂,声门裂是喉腔最狭窄的部位。声襞和其覆盖的声韧带、声带肌三者共同组成声带,与发音有关。

（四）气管和主支气管

气管和主支气管是连接喉与肺之间的气体通道,均以 C 形软骨为支架,以保持其持续张开状态,软骨环的缺口朝后,由结缔组织和平滑肌形成的膜壁封闭(图 8-5)。

1. **气管**　位于食管前方,上接环状软骨下缘,经颈部正中下行入胸腔,在胸骨角平面分为左、右主支气管。

2. **主支气管**　左右各一,经肺门入肺。左主支气管细长,长 4~5cm,走向较水平;右主支气管粗短,长 2~3cm,走向较陡直,故气管异物易坠入右主支气管。

气管与主支气管的管壁由内向外依次由黏膜、黏膜下层和外膜构成。黏膜由假复层纤毛柱状上皮和固有层构成,上皮内含有大量杯状细胞,其分泌物可黏附吸入空气中的灰尘颗粒,经上皮纤毛有节律地向咽部摆动,将黏附物排出。

二、肺

（一）肺的位置和形态

肺位于胸腔内,纵隔的两侧,膈的上方,左右各一。

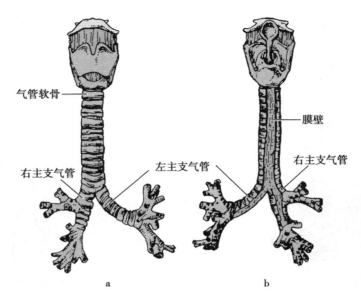

图 8-5 气管与主支气管
a. 前面;b. 后面

肺近似圆锥形,质地柔软,富有弹性,分为一尖、一底、两面和三缘。

一尖:肺尖圆钝,可通过胸廓上口伸入颈根部,达锁骨内侧 1/3 上方 2~3cm。

一底:肺底向上方凹陷,与膈相贴,又称为膈面。

两面:肋面与纵隔面。肺的前面、外侧面和后面被肋包绕,合称为肋面。肺的内侧面邻纵隔,又称纵隔面。纵隔面中部的凹陷处是主支气管、肺的血管、神经和淋巴管出入的门户,称为肺门(图 8-6)。

三缘:前缘、后缘和下缘。左肺前缘下部的凹陷称心切迹。

左肺较狭长,右肺略宽短。每侧肺都有深入肺内的裂隙,是肺叶的分界,左肺被左肺斜裂分为上、下两叶,右肺被右肺水平裂和右肺斜裂分为上、中、下 3 叶。

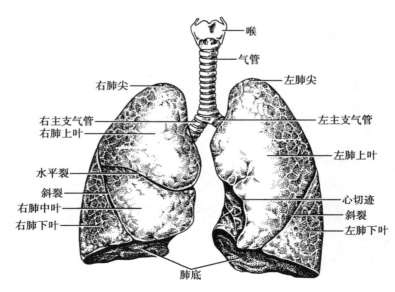

图 8-6 肺的形态

▶▶ 边学边练

呼吸是人体重要的生命体征之一。呼吸系统由呼吸道和肺组成,呼吸系统的结构与呼吸功能之间密切相关。呼吸道的组成及结构特点是什么?肺的结构特点有哪些?请参见:实验十二 呼吸系统的观察

(二)肺的微细结构

肺组织由肺实质和肺间质组成。肺间质包括血管、神经和淋巴管等,肺实质即肺内的各级支气管及终端的大量肺泡。

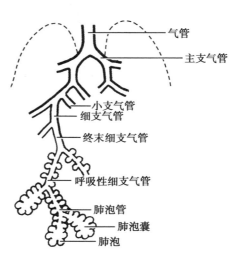

图 8-7 肺内结构模式图

左、右主支气管在肺门处入肺后,顺序分为肺叶支气管、肺段支气管、小支气管、细支气管、终末细支气管、呼吸性细支气管、肺泡管、肺泡囊和肺泡(图 8-7)。因支气管在肺内的反复分支呈树状,故称支气管树。每一个细支气管及其分支和所属的肺组织构成一个肺小叶。肺小叶呈圆锥形,尖端朝向肺门,底朝向肺的表面,在肺的表面透过脏胸膜可观察到许多多边形的小区,即肺小叶的底(见图 8-6)。

肺实质根据其功能不同,分为导气部和呼吸部。

1. 导气部 自肺叶支气管到终末细支气管,仅有通气作用,称导气部。导气部支气管随着管径的逐渐变小,软骨逐渐消失,而平滑肌逐渐增多,平滑肌的收缩和舒张影响着支气管管径的大小。哮喘患者出现的呼吸困难,主要是由于细支气管的平滑肌痉挛性收缩所致。

2. 呼吸部 呼吸性细支气管及以下的各段分支,管壁不完整,有肺泡开口,称呼吸部。

肺泡是半球形的小囊,开口于呼吸性细支气管、肺泡管和肺泡囊,是气体交换的场所,构成肺的主要结构。肺泡壁由肺泡上皮和基膜组成,肺泡上皮包括Ⅰ型肺泡细胞和Ⅱ型肺泡细胞(图 8-8)。Ⅰ型肺泡细胞呈扁平状,覆盖肺泡约 95% 的表面积,是进行气体交换的部位。Ⅱ型肺泡细胞呈圆形或立方形,散在于Ⅰ型肺泡细胞之间,覆盖肺泡约 5% 的表面积。Ⅱ型肺泡细胞可分泌表面活性物质,起到降低肺泡表面张力、稳定肺泡的作用。Ⅱ型肺泡细胞还可增殖分化为Ⅰ型肺泡细胞,补充Ⅰ型肺泡细胞的损失。

肺泡隔是相邻肺泡之间的薄层结缔组织,属于肺间质,内含丰富的毛细血管网、大量的弹性纤维以及成纤维细胞、肺巨噬细胞和肥大细胞等细胞。毛细血管网对于保证血液和肺泡中气体的广泛交换具有重要意义;弹性纤维有助于肺泡扩张之后的弹性回缩;肺巨噬细胞能吞噬吸入的粉尘、细菌等异物,又称为尘细胞。

呼吸膜又称气血屏障,是肺泡内气体和血液内气体进行交换时所通过的结构,包括肺泡表面液体层、Ⅰ型肺泡细胞及基膜、毛细血管基膜及内皮。气血屏障很薄,有利于气体交换的迅速进行。

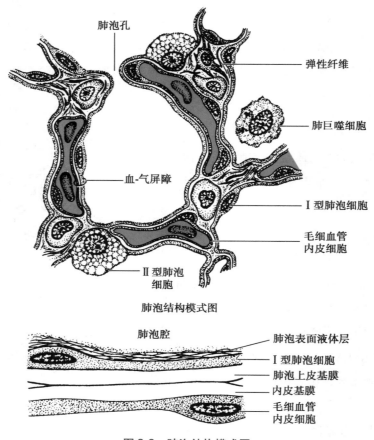

肺泡孔
弹性纤维
肺巨噬细胞
血-气屏障
Ⅰ型肺泡细胞
毛细血管
内皮细胞
Ⅱ型肺泡
细胞

肺泡结构模式图

肺泡腔
肺泡表面液体层
Ⅰ型肺泡细胞
肺泡上皮基膜
内皮基膜
毛细血管
内皮细胞

图 8-8 肺泡结构模式图

知识链接

吸 入 给 药

肺部具有巨大的可供吸收的表面积和十分丰富的毛细血管,从肺泡到毛细血管的转运距离极短,肺部吸收的药物可直接、迅速地进入血液循环,而且肺部酶的活性较胃肠道低。因此,肺部给药已引起研究者的极大关注,人们已经开始意识到肺部对那些在胃肠道难以吸收的药物可能是一个很好的给药途径,如大分子药物在胃肠道的吸收很差,但在肺部却有很好的吸收。

三、胸膜与纵隔

胸膜是一层薄而光滑的浆膜,可分为脏胸膜与壁胸膜两部分。脏胸膜紧贴于肺的表面,壁胸膜衬贴于胸壁内面、膈上面和纵隔两侧。脏、壁胸膜之间的两个潜在、密闭的腔隙称胸膜腔。胸膜腔内呈负压,仅有少量浆液起润滑作用(图 8-9)。

纵隔是两侧纵隔胸膜之间所有器官和结构的总称,以胸骨角平面为界分为上纵隔和下纵隔。下纵隔以心包为界分为前纵隔、中纵隔和后纵隔。

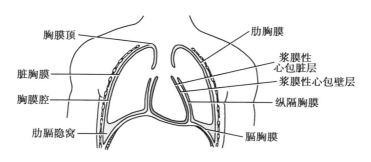

图 8-9　胸膜和胸膜腔示意图

点滴积累 ∨

1. 呼吸是指机体与外界环境之间进行的气体交换过程。 呼吸全过程包括外呼吸、气体在血液中的运输和内呼吸 3 个环节。

2. 呼吸系统由呼吸道和肺组成。 呼吸道是传送气体的通道，肺是气体交换的器官。

3. 肺内支气管随着管径的逐渐变小，软骨逐渐消失，而平滑肌逐渐增多。 平滑肌的收缩和舒张影响着支气管管径的大小。 哮喘患者出现的呼吸困难，主要是由于细支气管的平滑肌痉挛性收缩所致。

4. 呼吸膜又称气血屏障，是肺泡内气体和血液内气体进行交换所通过的结构。

第二节　呼吸的过程

一、肺通气

肺通气是指气体经呼吸道进出肺的过程。实现肺通气的结构包括呼吸道、肺泡、胸廓。呼吸道是气体进出肺泡的通道，同时还具有对吸入气加温、加湿、过滤清洁的作用；肺泡是吸入气体与肺毛细血管血液之间进行气体交换的场所；胸廓的节律性扩大和缩小则是实现肺通气的动力。气体能否进出肺取决于肺通气动力与肺通气阻力这两种力的相互作用，只有当肺通气的动力能够克服肺通气的阻力时才能实现肺通气。

（一）肺通气的动力

实现肺通气的直接动力是肺内压与大气压之差。通常情况下，大气压为一常数，故气体能否进出肺取决于肺内压的变化，而肺内压的变化又取决于肺容积的变化。肺是一个弹性器官，但肺本身不具有主动扩张和回缩的能力，肺容积的变化完全是被动地随着胸廓的扩大与缩小而产生的；胸廓的扩大与缩小是由呼吸肌的收缩与舒张引起的，即由呼吸肌的收缩和舒张引起的呼吸运动是肺通气的原动力。

1. 呼吸运动　由呼吸肌的收缩与舒张引起的胸廓运动称为呼吸运动。呼吸运动包括吸气运动和呼气运动。平静呼吸时，吸气和呼气主要由膈肌和肋间外肌收缩和舒张引起。当膈肌收缩时膈穹窿下移增大胸腔上下径；当肋间外肌收缩时使肋骨上提增大胸腔前后径和左右径。因此，膈肌和肋间外肌收缩共同使胸廓容积增大,继而带动肺扩张而使肺容积增大,肺内压下降并低于大气压,外界气体进入肺,吸气运动得以实现;反之,当膈肌和肋间外肌舒张时,使胸廓和肺容积减小,肺内压升高到大于大气压,肺内气体被排出,呼气运动得以实现(图 8-10)。

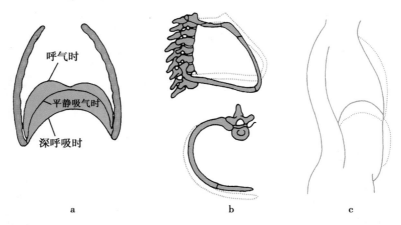

图 8-10 呼吸时的膈肌、肋骨及胸腹运动
a. 膈肌运动;b. 肋骨运动;c. 胸腹运动
实线表示呼气时的位置;点线表示吸气时的位置

按着呼吸频率和深度的不同可将呼吸分为平静呼吸和用力呼吸,按参与呼吸的呼吸肌不同又可将呼吸分为胸式呼吸和腹式呼吸。人在安静状态下平稳而均匀的呼吸运动称为平静呼吸,正常成人安静状态下的呼吸频率为 12~18 次/分。人体活动增强时加深加快的呼吸称为用力呼吸,又称深呼吸。以膈肌舒缩活动为主的呼吸运动称为腹式呼吸。以肋间外肌舒缩活动为主的呼吸运动称为胸式呼吸。

2. 肺内压 肺泡内的压力称为肺内压。在呼吸运动过程中,肺内压随胸腔容积的变化而改变。平静呼吸时,吸气初,肺容积随着胸廓逐渐扩大而相应增加,肺内压逐渐下降,通常低于大气压 1~2mmHg,空气经呼吸道流入肺泡。随着肺内气体的增多,肺内压也逐渐升高,至吸气末时等于大气压。呼气开始时,肺容积随着胸廓逐渐缩小而相应减小,肺内压逐渐升高,可高出大气压 1~2mmHg,肺泡内的气体经呼吸道流出体外。随着肺泡内气体的逐渐减少,肺内压也逐渐降低,至呼气末时又与大气压相等(图 8-11)。可见,肺内压在呼吸运动过程中是呈周期性变化的,而由此形成的肺内压和大气压之间的压力差则是推动气体进出肺的直接动力。

知识链接

人 工 呼 吸

人工呼吸是用人工的方法改变肺内压,在肺与大气之间造成压力差,以维持肺通气。人工呼吸可分为两类:一类是正压法,通过加压送气到肺内,使肺内压高于大气压使肺和胸廓扩张,产生吸气;排出压力后,胸廓回位产生呼气,如用人工呼吸机和口对口人工呼吸。另一类是负压法,即人为地使胸廓扩张,使肺内压低于大气压从而产生吸气,如举臂压胸法。在施行人工呼吸时,首先要保持呼吸道通畅;否则,对肺通气而言,操作将是无效的。

3. 胸膜腔内压 胸膜腔内的压力称为胸膜腔内压。胸膜腔是密闭而潜在的腔隙,其内有少量浆液。胸膜腔内浆液的作用:一是在两层胸膜之间起润滑作用,可减少呼吸运动时两层胸膜间的摩擦;二是由于液体分子的内聚力,使两层胸膜互相紧贴,从而保证肺能随胸廓的容积变化而扩大和缩小。

胸膜腔内压的测定可采用直接法和间接法。直接法是将与检压计相连接的针头刺入胸膜腔内直接测定胸膜腔内的压力(图 8-11)。间接法是用测定食管内压来代表胸膜腔内压。在平静呼吸过程中,由于胸膜腔内压始终低于大气压,故又称为胸膜腔负压,简称胸内负压。

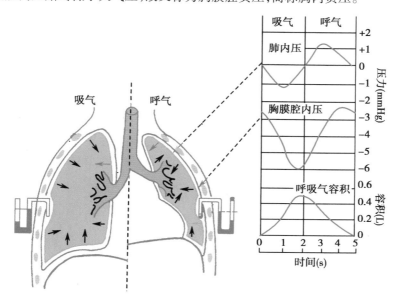

图 8-11 呼吸时肺内压、胸膜腔内压及呼吸气量的变化

胸膜腔负压的形成与肺和胸廓自然容积的不同有关。在人的生长发育过程中,由于胸廓的发育比肺快,胸廓的自然容积远大于肺的自然容积,而脏层和壁层胸膜又紧贴在一起,因此肺总是处于一定程度的被动扩张状态。此外,由于肺具有弹性,被扩张的肺所产生的弹性回缩力使肺趋于缩小,以恢复其自然容积。因此,胸膜腔受到两种方向相反的力的作用:一是使肺泡扩张的肺内压;二是使肺泡缩小的肺回缩力,即胸膜腔内承受的实际压力为胸膜腔内压=肺内压-肺回缩力。

正常人在吸气末或呼气末,肺内压都等于大气压,因而胸膜腔内压=大气压-肺回缩力。

若以大气压为 0,则胸膜腔内压=-肺回缩力。

知识链接

气 胸

在外伤或疾病导致胸壁或肺破裂时,胸膜腔与大气相通,空气将立即自外界或肺泡进入胸膜腔内,形成气胸。发生气胸时肺将因本身的回缩力而萎陷,使肺通气功能下降,同时静脉血液和淋巴液回流也受阻。严重的气胸可因肺通气功能发生严重障碍而危及生命。治疗的关键是使胸膜腔密闭,并恢复胸膜腔内负压。

可见胸膜腔负压实际上是由肺回缩力所决定的,故其数值也随呼吸过程的变化而变化。通常在平静呼吸时,吸气末胸膜腔内压为$-10 \sim -5$mmHg($-1.33 \sim -0.665$kPa),呼气末胸膜腔内压为$-5 \sim -3$mmHg($-0.665 \sim -0.399$kPa)。最深吸气时,胸膜腔内压可达-30mmHg(-4.0kPa);最大呼气时,胸膜腔内压可减小到-1mmHg(-0.133kPa)。当声门紧闭用力吸气时,胸膜腔内压可降至-90mmHg(-11.97kPa);而声门紧闭用力呼气时,胸膜腔内压可高于大气压,达到110mmHg(14.63kPa),变为正值。

胸内负压的存在具有重要的生理意义:①胸膜腔负压的牵拉作用可使肺总是处于扩张状态而不萎陷,并使肺能随胸廓的扩大而扩张;②胸膜腔负压还加大了胸膜腔内一些管壁薄、压力低的管道(如腔静脉、胸导管等)内、外压力差,从而有利于静脉血和淋巴液的回流。由于胸膜腔的密闭性是胸膜腔负压形成的前提,因此,如果胸膜受损气体将顺压力差进入胸膜腔而造成气胸。

▶ 边学边练

肺通气是呼吸的重要环节之一,实现肺通气的结构包括呼吸道、肺泡和胸廓。肺通气功能正常与否可通过测量哪些指标进行评价? 请参见:实验十三　肺通气功能的测定

(二) 肺通气的阻力

在肺通气过程中遇到的阻力称为肺通气的阻力,分为弹性阻力和非弹性阻力。弹性阻力包括肺弹性阻力和胸廓弹性阻力,约占总通气阻力的70%。非弹性阻力包括气道阻力、惯性阻力和黏滞阻力,约占总通气阻力的30%,其中又以气道阻力为主。

1. 弹性阻力和顺应性　物体对抗外力作用所引起的变形的力称为弹性阻力。弹性阻力的大小可用顺应性来表示,即指弹性组织在外力的作用下可扩张的难易程度。弹性组织容易扩张,则顺应性大,表明弹性阻力小;反之,不易扩张,则顺应性小,其弹性阻力大。可见,顺应性与弹性阻力呈反变关系。

(1)肺弹性阻力:肺弹性阻力来自于肺组织本身的弹性成分所产生的弹性阻力和肺泡内液-气界面的表面张力所产生的回缩力,前者约占肺总弹性阻力的1/3、后者约占2/3。

肺泡的内表面覆盖着一薄层液体,它与肺泡内的气体形成液-气界面。由于液体分子之间相互吸引,因而产生了使液体表面趋于缩小的力,即肺泡表面张力。肺泡表面张力是使肺泡回缩的力,具有使肺泡回缩至最小面积的作用。但正常情况下,肺泡并未萎缩,这是因为有肺泡表面活性物质存在的缘故。

肺泡表面活性物质由肺泡Ⅱ型细胞合成并分泌,主要成分是二棕榈酰卵磷脂。由于肺泡表面活性物质可减弱液体分子之间的相互吸引力,从而降低肺泡表面张力,使肺泡表面张力下降至原来的1/7~1/4。

肺泡表面活性物质具有重要的生理意义:①降低肺泡表面张力,减小吸气阻力,增加肺的顺应性,有利于肺的扩张;②降低肺泡表面张力对肺毛细血管中液体的吸引作用,避免液体渗入肺泡,防止肺水肿的发生。在妊娠6~7个月才有肺表面活性物质分泌到肺泡的表面,随后分泌量逐渐增多,

分娩时达高峰。故早产儿常因肺泡Ⅱ型细胞发育尚未成熟,缺乏肺表面活性物质,导致肺泡表面张力增大,易发生肺不张,出现新生儿呼吸窘迫综合征,甚至导致死亡。

(2)胸廓弹性阻力:胸廓也具有弹性,呼吸运动时也产生弹性阻力。但是,因胸廓弹性阻力增大而使肺通气发生障碍的情况较为少见,所以临床意义相对较小。胸廓处于自然位置时的肺容量相当于肺总容量的67%左右,此时胸廓无变形,不表现弹性回缩力。若肺容量<肺总容量的67%,胸廓被牵引向内而缩小,胸廓的弹性回缩力向外,是吸气的动力、呼气的阻力;若肺容量>肺总容量的67%,胸廓被牵引向外而扩大,其弹性回缩力向内,成为吸气的阻力、呼气的动力,这与肺不同,肺的弹性回缩力总是吸气的阻力。

2. 非弹性阻力 包括气道阻力、惯性阻力和黏滞阻力。正常情况下,后两种阻力较小,可忽略不计。气道阻力占非弹性阻力的80%~90%,它是指气体流经呼吸道时气体分子之间和气体分子与气道壁之间的摩擦力。影响气道阻力的因素主要有呼吸道的半径、气流速度和气流形式等,其中气道半径是影响气道阻力的最重要的因素。气道阻力(R)与气道半径(r)的4次方成反比,即$R \propto 1/r^4$。气道阻力增加是临床上通气障碍的最常见的病因。

知识链接

支气管哮喘

支气管哮喘简称哮喘,是由多种细胞特别是肥大细胞、嗜酸性粒细胞和T淋巴细胞参与的慢性气道感染;感染引起反复发作的喘息、气促、胸闷和(或)咳嗽等症状,多在夜间或凌晨发生;此类症状常伴有广泛而多变的呼气流速受限,但可部分地自然缓解或经治疗缓解;此种症状还伴有气道对多种刺激因子的反应性增高。在国外,支气管哮喘的患病率、死亡率逐渐上升,全世界有约1亿支气管哮喘患者,成为严重威胁人们健康的主要慢性疾病。我国的哮喘发病率为1%,儿童达3%。

(三)肺通气功能的评价

肺容量和肺通气量能够比较客观地反映肺的通气功能,故常作为衡量肺通气功能的指标。用肺量计可测其组成,如图8-12所示。

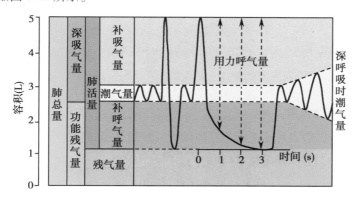

图8-12 肺容积和肺容量图解

1. **肺容积**　肺容积是指4种互不重叠的呼吸气体量,全部相加后等于肺总容量。

(1)潮气量:每次呼吸时吸入或呼出的气量称为潮气量。潮气量可随呼吸强弱而变化,正常成人平静呼吸时为400~600ml,平均约500ml。运动时潮气量增大,最大可达肺活量的大小。

(2)补吸气量:在平静吸气末,再尽力吸气所能增加的吸入气量称为补吸气量。正常成人的补吸气量为1500~2000ml。

(3)补呼气量:在平静呼气末,再尽力呼气所能增加的呼出气量称补呼气量。正常成人的补呼气量为900~1200ml。

(4)残气量:在最大呼气末尚存留于肺内不能再被呼出的气体量称为残气量。正常成人的残气量为1000~1500ml。残气量的存在可以避免肺泡在低肺容积条件下发生塌陷。支气管哮喘和肺气肿患者的残气量增加。

2. **肺容量**　肺容量是指肺容积中两项或两项以上的联合气体量。

(1)深吸气量:从平静呼气末做最大吸气时所能吸入的气体总量称为深吸气量。深吸气量等于补吸气量与潮气量之和,是衡量最大通气潜力的一个重要指标。

(2)功能残气量:平静呼气末尚留存于肺内的气体量称为功能残气量。功能残气量等于补呼气量与残气量之和,正常成人约为2500ml。

(3)肺活量:最大吸气后再做最大呼气,所能呼出的气量称为肺活量。肺活量是潮气量、补吸气量和补呼气量三者之和,其大小有较大的个体差异。正常成人男性平均约3500ml,女性约2500ml。肺活量测定方法简单,重复性好,可反映一次通气的最大能力,是检测和衡量肺静态通气功能的一项重要指标。

(4)用力呼气量:尽力最大吸气后再尽力尽快地呼气,在一定时间内所能呼出的气体量称为用力呼气量,过去称为时间肺活量。正常成人第1、2和3秒末的呼出气量分别占肺活量的83%、96%和99%,其中第1秒末的用力呼气量意义最大。用力呼气量是衡量肺通气功能的一项较理想的指标。

(5)肺总量:肺所能容纳的最大气体量称为肺总量,等于肺活量与残气量之和。正常成年男性平均约为5000ml,女性约为3500ml。

▶▶ **边学边练**

胸膜腔内压是胸膜腔内的压力,它可使呼吸运动（胸廓运动）与肺运动同步发生。 胸膜腔内压低于大气压,并且可以随呼吸而发生相应变化。 请参见:实验十四　胸膜腔负压的观察

3. **肺通气量和肺泡通气量**

(1)肺通气量:每分钟吸入或呼出肺的气体量称为肺通气量,它等于潮气量和呼吸频率的乘积,即每分肺通气量=潮气量(L)×呼吸频率(次/分)。

平静呼吸时,正常成人的潮气量平均约为500ml,呼吸频率为12~18次/分,每分通气量为6~9L。每分通气量随年龄、性别、身材和机体的功能状态不同而异。以最大的呼吸深度和频率呼吸时,每分钟吸入或呼出的最大气量称为每分最大通气量,可达70~150L/min。

（2）肺泡通气量：在通气过程中，每次吸入的新鲜空气有一部分留在呼吸性细支气管以上的气道内，不能到达肺泡与血液进行交换，故这部分气体容积称为解剖无效腔气量，正常成人约为150ml。因此，肺泡通气量是指每分钟吸入肺泡的有效气量，即肺泡通气量＝（潮气量－无效腔气量）×呼吸频率（次/分）。

潮气量和呼吸频率的变化对每分肺通气量与每分肺泡通气量的影响是不同的。当潮气量减半而呼吸频率加倍，或潮气量加倍而呼吸频率减半时，肺通气量虽保持不变，但肺泡通气量却发生明显变化（表8-1）。因此，从肺泡气更新效率的角度看，适度的深而慢的呼吸比浅而快的呼吸更有利于气体交换。

表 8-1　不同呼吸形式时的肺通气量

呼吸形式	呼吸频率（次/分）	潮气量（ml）	每分通气量（ml/min）	肺泡通气量（ml/min）
平静呼吸	16	500	8000	5600
浅快呼吸	32	250	8000	3200
深呼吸	8	1000	8000	6800

二、肺换气和组织换气

（一）气体交换的原理

气体分子从分压高处向分压低处净转移的过程称为气体扩散。在混合气体中，每种气体所产生的压力称为分压。某种气体的分压＝混合气体的总压力×该气体占混合气的容积百分比。某气体在两个区域之间的压力差称为分压差。气体扩散的动力是气体分压差，扩散的方向总是从分压高处向分压低处进行。

由于空气、肺泡气、血液和组织细胞的 O_2 和 CO_2 分压不同（表8-2），即存在分压差，因此 O_2 和 CO_2 在体内扩散是一种严格的定向运动。O_2 从外界环境进入肺泡，然后扩散入血液，最后到组织细胞；CO_2 则从组织细胞扩散进入血液，然后到肺泡，最后被排到外界空气中。

表 8-2　海平面空气、肺泡气、血液和组织内的 O_2 和 CO_2 分压[mmHg(kPa)]

	海平面大气	肺泡气	动脉血	静脉血	组织
PO_2	159(21.2)	104(13.9)	100(13.3)	40(5.3)	30(4.0)
PCO_2	0.3(0.04)	40(5.3)	40(5.3)	46(6.1)	50(6.7)

（二）气体交换过程

1. 肺换气　如表8-2所示，肺泡气的 PO_2 大于静脉血中的 PO_2，而肺泡气的 PCO_2 小于静脉血中的 PCO_2。所以，当静脉血流经肺泡周围毛细血管时，肺泡气中的 O_2 便在分压差的作用下扩散进入肺泡周围的毛细血管；与此同时，静脉血中的 CO_2 则在分压差的作用下扩散进入肺泡（图8-13）。毛细血管血液从静脉端向动脉端流动的过程中，血液中的 PO_2 逐渐升高，而 PCO_2 则逐渐降低，完成肺换气，结果使静脉血变成了动脉血。

2. 组织换气　由于组织细胞代谢不断消耗 O_2 并产生 CO_2,因此组织细胞内的 PO_2 远低于毛细血管中血液的 PO_2,而 PCO_2 远高于毛细血管中血液的 PCO_2。当动脉血流经组织中毛细血管时,O_2 顺其分压差从血液向组织液和细胞扩散,CO_2 则由组织液和细胞向血液扩散(图 8-13)。毛细血管血液从动脉端向静脉端流动的过程中,血液中的 PO_2 逐渐降低,而 PCO_2 则逐渐升高,完成组织换气,结果使动脉血变成了静脉血。

(三) 影响肺换气的因素

1. 呼吸膜的面积和厚度　呼吸膜是指肺泡与血液之间进行气体交换所经过的组织结构(图 8-14),它是肺换气的结构基础。正常成人呼吸膜的有效面积约 $70m^2$,平均厚度约 $0.6\mu m$,具有很好的通透性,O_2 和 CO_2 易于扩散通过。

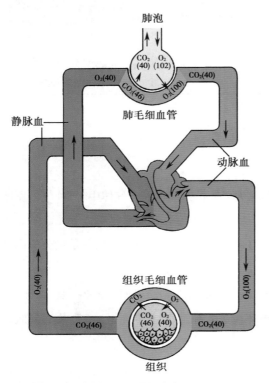

图 8-13　气体交换示意图
数字为气体分压 mmHg

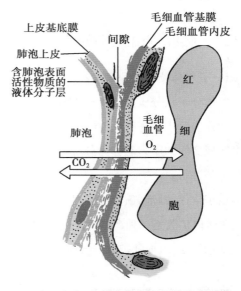

图 8-14　呼吸膜结构示意图

气体的扩散速度与呼吸膜面积成正比,与呼吸膜厚度成反比。肺纤维化、肺水肿等可使呼吸膜厚度增加,肺不张、肺实变、肺气肿、肺叶切除等则可使呼吸膜面积减小,这些情况都会降低气体的扩散速率,减少气体扩散量,影响肺换气而导致呼吸困难。

2. 肺通气/血流(V/Q)比值　每分肺泡通气量(V)与每分肺血流量(Q)之间的比值称为通气/血流比值。正常成人在安静状态下肺泡通气量约为 4.2L/min,每分钟肺血流量相当于每分钟心输出量,约为 5.0L/min,V/Q 约为 0.84。此时,通气与血流匹配最适当,气体交换速率最高。当 V/Q 比值增大或减小时都可以使气体交换速率下降,造成缺 O_2 或 CO_2 潴留,导致呼吸困难。

三、氧和二氧化碳在血液中的运输

气体交换分别在肺和组织中进行,因此气体在血液中的运输是实现肺换气和组织换气的重要中间环节。O_2 和 CO_2 在血液中的运输有两种形式,即物理溶解和化学结合。由于 O_2 和 CO_2 的溶解度都很低,所以物理溶解的量很少,但却非常重要,是实现化学结合所必需的中间环节。因为进入血液中的 O_2 和 CO_2 必须首先溶解在血浆中以提高其分压,才能再进行化学结合;而 O_2 和 CO_2 从血液释放时,也是溶解的先逸出,分压下降,然后化学结合的 O_2 和 CO_2 再解离出来,溶解到血浆中。物理溶解和化学结合之间总是处于动态平衡。

（一）O_2 的运输

1. 物理溶解　正常情况下,血液中物理溶解的 O_2 仅约占血液 O_2 总含量的 1.5%。物理溶解的量与 PO_2 成正比。

2. 化学结合　O_2 在血液中的化学结合形式是与红细胞中的血红蛋白(Hb)结合,形成氧合血红蛋白(HbO_2)。在结合过程中,血红蛋白分子中的 Fe^{2+} 仍然是 2 价,因此 O_2 与血红蛋白的结合过程是氧合而不是氧化。O_2 与血红蛋白可以结合,也可以解离,即反应是可逆的。该反应过程非常迅速,不需酶的催化,反应的方向取决于 PO_2 的高低。当血液流经 PO_2 高的肺部时,血红蛋白与 O_2 结合,形成氧合血红蛋白;当血液流经 PO_2 低的组织时,氧合血红蛋白与 O_2 迅速解离,释放出 O_2 形成去氧血红蛋白。此过程可表示为：

$$Hb+O_2 \underset{PO_2 低(组织)}{\overset{PO_2 高(肺)}{\rightleftharpoons}} HbO_2$$

动脉血中因含氧合血红蛋白较多而呈红色,静脉血中因含去氧血红蛋白较多而呈暗紫色。当血液中的去氧血红蛋白含量达 50g/L 时,皮肤、黏膜、指甲床等可呈青紫色,这种现象称为发绀。发绀一般是缺氧的标志。但也有例外,例如严重贫血患者,血液中的去氧血红蛋白很难达到 50g/L,虽有缺 O_2,但不一定出现发绀;CO 与血红蛋白的亲和力是 O_2 的 200 多倍,因此 CO 中毒时形成大量的一氧化碳血红蛋白(HbCO),使口唇呈樱桃色,机体已严重缺 O_2,但并不出现发绀。相反,在高原性红细胞增多症时,由于血红蛋白总量较多,血液中的去氧血红蛋白可达 50g/L 以上而出现发绀,但机体并不一定缺 O_2。

（二）CO_2 的运输

1. 物理溶解　以物理溶解的方式运输的 CO_2 大约占 CO_2 总运输量的 5%。

2. 化学结合　化学结合的形式主要是碳酸氢盐和氨基甲酸血红蛋白,两者分别占 CO_2 总运输量的 88% 和 7%。

（1）结合成碳酸氢盐(HCO_3^-)：从组织扩散入血液的 CO_2 首先溶解于血浆中。其中一小部分 CO_2 在血浆中生成 HCO_3^-,并与 Na^+ 结合生成 $NaHCO_3$;绝大部分 CO_2 扩散进入红细胞内,在红细胞内高浓度的碳酸酐酶的催化下发生以下反应：

$$CO_2+H_2O \overset{碳酸酐酶}{\rightleftharpoons} H_2CO_3 \rightleftharpoons HCO_3^- + H^+$$

细胞内生成的 HCO_3^- 小部分与 K^+ 结合形成 $KHCO_3$，大部分扩散入血浆与 Na^+ 结合生成 $NaHCO_3$。与此同时，Cl^- 由血浆扩散进入红细胞，以维持红细胞内、外的电荷平衡，这一现象称为氯转移（图 8-15）。

以上反应是可逆的，在肺部由于肺泡气的 PCO_2 比静脉血的要低，上述所有反应向相反的方向进行。

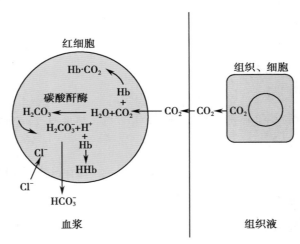

图 8-15　血液中 CO_2 的运输示意图

（2）结合成氨基甲酸血红蛋白：进入红细胞的 CO_2 一部分与 Hb 的氨基结合生成氨基甲酸血红蛋白（HHbNHCOOH）。在肺部，该反应向相反的方向进行。这一反应迅速、可逆、不需酶的催化，其反应方向取决于 PCO_2，可用下式表示：

$$HbNH_2O_2+H^++CO_2 \underset{（肺）}{\overset{（组织）}{\rightleftharpoons}} HHbNHCOOH+O_2$$

点滴积累 ∨
1. 肺通气的直接动力是肺内压和大气压之间的压力差，原动力是呼吸肌的舒缩运动；肺通气的阻力主要是弹性阻力。
2. 评价肺通气功能的常用指标是肺活量和时间肺活量。
3. 影响肺换气的主要因素有呼吸膜的面积和厚度、通气/血流比值。

第三节　呼吸运动的调节

呼吸运动是呼吸肌的节律性活动，其深度和频率随体内、外环境的改变而改变，从而使肺通气量与人体的代谢水平相适应，保持内环境中 O_2 和 CO_2 含量的相对稳定。呼吸节律的形成和这种适应性改变都是通过呼吸功能的调节来实现的。

一、呼吸中枢

中枢神经系统内产生和调节呼吸运动的神经细胞群称为呼吸中枢，它分布在大脑皮质、脑桥、延髓和脊髓等部位。大量的动物实验和临床资料证明,不同部位的呼吸中枢对呼吸的调节作用不同。
正常的节律性呼吸是各级呼吸中枢相互协调和相互配合的结果。

(一)脊髓呼吸中枢的功能

支配呼吸肌的运动神经元位于第3~5颈段(支配膈肌)和胸段(支配肋间肌和腹肌)脊髓灰
质前角。动物实验时,若在延髓和脊髓之间横断,则呼吸立即停止,说明节律性呼吸运动不是在
脊髓产生的。脊髓只是起着联系上位脑和呼吸肌的中继站作用,也是整合某些呼吸反射的初级
中枢。

(二)延髓呼吸中枢及其调节功能

大量实验资料证明,延髓是呼吸的基本中枢。在延髓,呼吸神经元主要集中在背侧和腹侧两组
神经核团内,分别称为背侧呼吸组和腹侧呼吸组。背侧呼吸组主要含吸气神经元,下行神经纤维投
射至脊髓颈、胸段,支配膈肌和肋间外肌运动神经元,兴奋时产生吸气。腹侧呼吸组主要含吸气神经
元,下行神经纤维投射至脊髓胸段,支配肋间内肌和腹壁肌运动神经元,兴奋时引起主动呼气。用分
段横切脑干的方法证明,保留延髓的动物呼吸并不停止,但呼吸运动的节律很不规则。延髓是呼吸
的基本中枢。

(三)脑桥对呼吸运动的调节

在脑桥上部存在呼吸调整中枢,它可抑制延髓吸气中枢的活动,促使吸气向呼气转化,防止吸气
过长过深。动物实验证明,保留延髓和脑桥的正常联系,动物可维持正常的呼吸节律,说明脑桥也是
维持节律性呼吸的重要部位。

(四)高级中枢对呼吸运动的调节

大脑皮质、边缘系统、下丘脑等对呼吸运动均有调节作用,尤其是大脑皮质可在一定限度内随意
控制呼吸深度和频率,并能通过条件反射改变呼吸深度和频率。

二、呼吸反射

呼吸节律虽然产生于脑,但可受来自于呼吸器官本身以及循环系统感受器传入冲动的反射性调
节。这些反射可分为机械感受性反射、化学感受性反射和防御性反射3类。

(一)机械感受性反射

1. 肺牵张反射 由肺扩张或肺萎陷引起的吸气抑制或吸气兴奋的反射称为肺牵张反射或黑-
伯反射。肺牵张反射包括肺扩张反射和肺缩小反射两种形式。

(1)肺扩张反射:是肺充气或扩张时抑制吸气的反射。感受器位于气管至细支气管的平滑肌
中,是一种牵张感受器,阈值低,属于慢适应感受器。当吸气时,肺扩张牵拉呼吸道使之扩张时,肺牵
张感受器兴奋,冲动经迷走神经中的粗纤维传入延髓。在延髓内通过一定的神经联系使吸气切断机
制兴奋,使吸气转为呼气。

肺扩张反射的意义是能及时抑制吸气,加速吸气和呼气的交替,使呼吸深度减小、呼吸频率增
加,即呼吸变浅变快。当切断迷走神经后,吸气延长、加深,呼吸变慢。

(2)肺缩小反射:是肺强烈缩小时引起吸气的反射。感受器同样位于气道平滑肌内,传入神经

也在迷走神经干中。肺缩小反射在较强的缩肺时才出现,其在平静呼吸调节中意义不大,但对阻止呼气过深和肺不张等可能起一定作用。还可能与气胸时发生的呼吸增强有关。

2. 呼吸肌本体感受性反射　呼吸肌是骨骼肌,其本体感受器是肌梭。当肌梭受到牵张刺激而兴奋时,冲动经背根传入脊髓中枢,反射性地引起受牵拉的肌肉收缩,呼吸运动增强,称为呼吸肌本体感受性反射。该反射在维持正常呼吸运动中起一定作用,尤其在运动状态或气道阻力加大时,可反射性地加强呼吸肌的收缩力,克服气道阻力,以维持正常肺通气功能。

(二) 化学感受性反射

化学因素对呼吸的调节也是一种呼吸的反射性调节。化学因素是指动脉血或脑脊液中的 O_2、CO_2 和 H^+。机体通过呼吸调节血液中的 O_2、CO_2 和 H^+ 水平,而动脉血中 O_2、CO_2 和 H^+ 水平的变化又通过化学感受器调节着呼吸,以维持血液中 PO_2、PCO_2 和 H^+ 浓度的相对稳定。

1. 化学感受器　按其所在部位分为外周化学感受器和中枢化学感受器两种。

(1)外周化学感受器:主要指的是颈动脉体和主动脉体。它们可以感受血液中 PO_2、PCO_2 和 H^+ 浓度的变化。当血液中的 PO_2 降低、PCO_2 升高或 H^+ 浓度升高时,外周化学感受器产生兴奋,传入冲动经由神经传入延髓呼吸中枢,反射性地引起呼吸运动加深加快和血液循环的变化。

(2)中枢化学感受器:位于延髓腹外侧浅表部位。中枢化学感受器的有效刺激是脑脊液和局部细胞外液中的 H^+ 浓度,而不是 CO_2。血液中的 CO_2 迅速通过血脑屏障,在脑脊液中碳酸酐酶的作用下,CO_2 与 H_2O 结合成 H_2CO_3,继而解离出 H^+ 和 HCO_3^-。中枢化学感受器对 H^+ 浓度非常敏感,H^+ 刺激中枢化学感受器,引起呼吸中枢兴奋。血液中的 H^+ 不易通过血-脑屏障,故血液 pH 的变化对中枢化学感受器的直接作用较弱、也较缓慢。中枢化学感受器不感受缺 O_2 的刺激,但对 H^+ 的敏感性比外周化学感受器高。

2. CO_2、低 O_2 和 H^+ 对呼吸的影响

(1)CO_2 对呼吸的影响:CO_2 对呼吸有很强的刺激作用,它是维持呼吸中枢兴奋所必需的生理性刺激。人在过度通气后,由于呼出较多的 CO_2,使动脉血中的 PCO_2 下降,减弱了对化学感受器的刺激,使呼吸中枢的兴奋减弱,可出现呼吸运动的下降或暂停,直到机体代谢产生的 CO_2 使动脉血液中的 PCO_2 升高至正常水平,才会恢复正常呼吸。

适当增加吸入气中的 CO_2 浓度(不超过 4%),可使呼吸加深加快。吸入气中的 CO_2 浓度过大,对中枢有毒性作用,出现头昏、头痛甚至昏迷等 CO_2 麻醉症状。

CO_2 刺激呼吸是通过两条途径实现的:一是通过刺激中枢化学感受器,二是刺激外周化学感受器。这两条途径中以前者为主,约占总效应的 80%。因为 CO_2 能自由通过血脑屏障进入脑脊液,CO_2 与 H_2O 结合生成 H_2CO_3,后者解离出的 H^+ 对中枢化学感受器起刺激作用。

(2)H^+ 对呼吸的影响:当动脉血中的 H^+ 增加时,可引起呼吸加深加快;反之则抑制呼吸。对呼吸的影响主要是通过刺激外周化学感受器实现的,其次是刺激中枢化学感受器。由于 H^+ 不易透过血-脑屏障,因此限制了血液中的 H^+ 对中枢化学感受器的作用。

(3)低 O_2 对呼吸的影响:低 O_2 对呼吸的刺激作用主要是通过外周化学感受器实现的,它可反射性地使呼吸运动加强。低 O_2 对呼吸中枢的直接作用是抑制性的,并且这种抑制作用可随低 O_2 程度加重而加强。通常在轻、中度低 O_2 的情况下,来自于外周化学感受器的传入冲动对呼吸中枢的兴奋作用,在一定程度上能抵消低 O_2 对呼吸中枢的抑制作用,使呼吸中枢兴奋,呼吸运动加强,肺通气量增加。但在严重低 O_2 时,来自于外周化学感受器的兴奋作用不足以抵消低 O_2 对呼吸中枢的抑制作用时,则导致呼吸减弱甚至停止。

只改变 CO_2、H^+ 和 O_2 三个因素中的一个因素,而其他两个因素保持不变时,它们各自对肺泡通气反应的影响都是很明显的。但在自然呼吸情况下,不可能只有一个因素改变而其他因素不变,往往一个因素发生变化时会引起另外一或两种因素相继改变或几种因素同时改变,此时的肺泡通气反应是它们综合影响的结果。所以要做全面的动态观察、分析,才能得到正确的结论。

(三)防御性反射

呼吸道的黏膜受到机械性或化学性刺激时,将引起一些对人体有保护作用的呼吸反射,称为防御性呼吸反射。

1. 咳嗽反射 咳嗽反射的感受器存在于喉、气管和支气管黏膜中。大支气管以上的部位对机械性刺激比较敏感,二级支气管以下的部位对化学性刺激较敏感。传入纤维在迷走神经中上行进入延髓。

咳嗽时,先有短促的深吸气,接着紧闭声门,呼气肌强烈收缩,使胸膜腔内压与肺内压都迅速上升。然后突然开放声门,由于压差大,使肺泡内的气体高速冲出,同时排出气道中的异物或分泌物。

2. 喷嚏反射 喷嚏反射是鼻黏膜受刺激引起的防御性反射。传入神经为三叉神经,反射动作与咳嗽类似,不同的是腭垂下降,舌压向软腭,而不是声门关闭,气体主要从鼻腔急速喷出,以清除鼻腔中的刺激物。

点滴积累 V

1. 维持呼吸中枢兴奋性的最重要的体液物质是一定浓度的 CO_2。

2. 呼吸反射的基本中枢位于延髓。

3. 中枢化学感受器主要感受脑脊液中 H^+ 浓度的变化。

目标检测

一、单项选择题

1. 下呼吸道是指

    A. 鼻、咽   B. 鼻、咽、喉、气管   C. 气管、各级支气管

    D. 鼻、咽、喉   E. 主支气管以上的呼吸道

2. 以下不属于鼻旁窦的是

    A. 上颌窦   B. 额窦   C. 蝶窦

　　　　D. 筛窦　　　　　　　　　　E. 乳突窦

　3. 鼻出血的好发部位是

　　　　A. 鼻中隔前下部　　　　　B. 鼻腔顶部　　　　　　C. 鼻腔外侧部

　　　　D. 鼻中隔上部　　　　　　E. 上颌窦

　4. 右主支气管与左主支气管相比

　　　　A. 粗而长　　　　　　　　B. 粗而短　　　　　　　C. 细而长

　　　　D. 细而短　　　　　　　　E. 一样长

　5. 下列关于气管的叙述正确的是

　　　　A. 上接甲状软骨　　　　　　　　　B. 位于食管的前方

　　　　C. 有完整的环形气管软骨支架　　　D. 按行程分为颈、胸、腹三部分

　　　　E. 在胸廓上口分为左、右主支气管

　6. 下列关于肺泡的描述,错误的是

　　　　A. 是进行气体交换的场所　　　　　B. 由Ⅰ型肺泡细胞和Ⅱ型肺泡细胞组成

　　　　C. Ⅱ型肺泡细胞参与构成气血屏障　D. 相邻肺泡间的结缔组织为肺泡隔

　　　　E. 肺泡隔富含弹性纤维

　7. 肺通气是指

　　　　A. 肺与血液间的气体交换　　　　　B. 外界环境与气道间的气体交换

　　　　C. 肺与外界环境间的气体交换　　　D. 肺与气道间的气体交换

　　　　E. 外界的O_2进入肺的过程

　8. 肺表面活性物质的生理作用是

　　　　A. 降低肺泡表面张力　　　　　　　B. 降低肺的顺应性

　　　　C. 增强肺的回缩力　　　　　　　　D. 增加吸气阻力,增加吸气做功

　　　　E. 促进肺泡和肺间质组织液的生成

　9. 肺总量等于

　　　　A. 潮气量+肺活量　　　　　　　　B. 肺活量+残气量

　　　　C. 肺活量+功能残气量　　　　　　D. 补吸气量+潮气量+补呼气量

　　　　E. 深吸气量+残气量

　10. 反映肺一次通气最大能力的是

　　　　A. 潮气量　　　　　　　　B. 补吸气量　　　　　　C. 肺活量

　　　　D. 用力呼出量　　　　　　E. 功能残气量

　11. 肺通气量和肺泡通气量之差等于

　　　　A. 无效腔气量×呼吸频率　B. 潮气量×呼吸频率　　C. 残气量×呼吸频率

　　　　D. 功能残气量×呼吸频率　E. 肺活量×呼吸频率

　12. 评价肺通气功能,下列哪个指标较好

　　　　A. 潮气量　　　　　　　　B. 功能余气量　　　　　C. 肺活量

D. 补吸气量　　　　　　　　E. 肺总（容）量

13. 胸膜腔内负压形成的主要原因是

　　A. 肺回缩力　　　　　　B. 肺泡表面张力　　　　C. 气道阻力

　　D. 吸气肌收缩　　　　　E. 无效腔的存在

14. 对通气/血流比值的叙述,正确的是

　　A. 正常值为 0.48

　　B. 比值减小表示肺泡无效腔增大

　　C. 比值增大表示功能性动-静脉短路增加

　　D. 肺的各部分比值相同

　　E. 比值增大或减小都将使换气效率降低

15. 呼吸基本中枢是

　　A. 脊髓　　　　　　　　B. 延髓　　　　　　　　C. 脑桥

　　D. 间脑　　　　　　　　E. 大脑皮质

16. 缺氧兴奋呼吸是通过刺激

　　A. 中枢化学感受器　　　B. 外周化学感受器　　　C. 脑桥呼吸调整中枢

　　D. 延髓呼吸中枢　　　　E. 直接兴奋呼吸肌

二、多项选择题

1. 通过肺门的结构有

　　A. 主支气管　　　　　　B. 肺动脉　　　　　　　C. 肺静脉

　　D. 胸导管　　　　　　　E. 淋巴管和神经

2. 具有气体交换功能的结构有

　　A. 小支气管　　　　　　B. 细支气管　　　　　　C. 终末细支气管

　　D. 呼吸性细支气　　　　E. 肺泡管

3. 壁胸膜分为

　　A. 肋胸膜　　　　　　　B. 膈胸膜　　　　　　　C. 纵隔胸膜

　　D. 肺胸膜　　　　　　　E. 胸膜顶

4. 胸膜腔内负压的生理意义有

　　A. 使肺呈扩张状态　　　　　　B. 促进静脉血和淋巴液回流

　　C. 保持肺的顺应性　　　　　　D. 减少气道阻力

　　E. 降低肺泡表面张力

5. 关于氧气在血液中的运输正确的有

　　A. 主要是化学结合运输　　　　B. 主要是物理溶解运输

　　C. 在组织处氧与血红蛋白的亲和力低　　D. 在肺泡处氧与血红蛋白的亲和力高

　　E. 每升血液中血红蛋白实际结合的氧量为血氧含量

三、简答题

1. 简述吸入性气雾剂药物分子从吸入鼻腔至吸收进入肺泡隔毛细血管所经过的途径。

2. 什么是通气/血流比值？其增大或减小会造成哪些后果？

3. 血中的 CO_2 增多、低 O_2 和 pH 降低对呼吸有何影响？作用途径及机制如何？

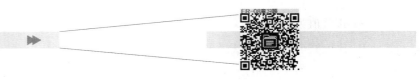

（季 华 袁 鹏）

第九章

消化系统

▲

导学情景 ∨

情景描述：

　　某35岁的男性患者，在朋友聚餐数小时后，因腹部剧痛难忍、恶心、呕吐和发热等症状前来就诊，根据典型的临床表现和实验室检查确诊为急性胰腺炎。

学前导语：

　　胰腺分泌的胰液是消化系统最重要而且是消化能力最强的消化液。你想知道是什么原因导致该男性突发急性胰腺炎吗？生理情况下，摄入人体的食物是经过哪些部位被消化吸收的？未被消化吸收的食物残渣又将如何排出体外？通过本章教学内容的学习，你会找出答案并因此提高你对消化系统疾病的预防和诊治方面知识的理解和认识。

　　人体在新陈代谢过程中，不仅要从外界环境中摄取氧气，还必须摄取足够的营养物质，作为新陈代谢的物质和能量的来源。营养物质主要来自于食物，包括蛋白质、脂肪、糖类、维生素、水和无机盐等。其中水、无机盐和维生素可以直接被吸收利用，而蛋白质、脂肪和糖类属于结构复杂的大分子物质，必须先在消化管内加工、分解为结构简单的小分子物质，才能被机体吸收利用。食物在消化管内被分解成可吸收的小分子物质的过程称为消化。消化方式有两种，一种是机械性消化，即通过消化管的运动将食物磨碎并使之与消化液充分混合，同时将食糜不断向消化管的远端推进的过程；另一种是化学性消化，即通过消化液中的各种消化酶的化学作用将食物中的大分子物质分解为可吸收的小分子物质的过程。食物经消化后，小分子物质透过消化管黏膜的上皮细胞进入血液和淋巴液的过程称为吸收。消化与吸收是两个相辅相成、紧密联系的过程。

　　消化与吸收是消化系统的主要功能。此外，消化器官还能分泌多种胃肠激素，具有重要的内分泌功能以及免疫功能。

第一节　概述

一、消化系统的组成

　　消化系统由消化管和消化腺两部分组成（图9-1）。消化管是指从口腔到肛门的管道，其各部分的功能不同、形态各异，可分为口腔、咽、食管、胃、小肠（十二指肠、空肠和回肠）和大肠（盲肠、阑尾、结肠、直肠和肛管)。临床上通常将从口腔到十二指肠的这部分管道称上消化道,空肠及以下的部分称下消化道。消化腺按体积的大小和位置不同,可分为大消化腺和小消化腺两种。大消化腺位于消化管壁之外,成为一个独立的器官,如大唾液腺、肝和胰;小消化腺分布于消化管壁内,位于黏膜层或黏膜下层,如唇腺、颊腺、舌腺、食管腺、胃腺和肠腺等。

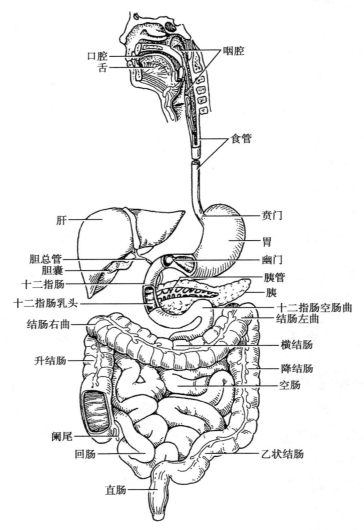

图 9-1　消化系统全貌

二、消化管壁的一般结构

除口腔外,消化管壁由内向外一般可分为黏膜层、黏膜下层、肌层和外膜 4 层(图 9-2)。

(一)黏膜层

位于管壁的最内层,是消化管进行消化吸收的重要结构,黏膜自内向外由上皮、固有层和黏膜肌层组成。

1. **上皮**　衬于消化管的腔面,上皮的类型因其所在位置而不同。口腔、咽、食管和肛管齿状线以下为复层扁平上皮;胃、小肠、大肠和肛管齿状线以上为单层柱状上皮。

2. **固有层**　位于上皮深层,由结缔组织构成,其内含小消化腺、血管、淋巴管和淋巴组织。

3. **黏膜肌层**　为薄层平滑肌。平滑肌的收缩和舒张可以改变黏膜的形态,促进腺分泌物的排出和血液、淋巴的运行,有助于食物消化和营养物质的吸收。

（二）黏膜下层

由结缔组织构成,内含较大的血管、淋巴管和黏膜下神经丛。

（三）肌层

除口腔、咽、食管上段的肌肉和肛门外括约肌等处为骨骼肌外,其余部分均为平滑肌,一般可分为内环行和外纵行两层。肌肉的收缩和舒张形成消化管的蠕动,使消化液与消化管内的食物充分混合,并不断将食物向远端推进。

（四）外膜

位于消化管壁的最外层,为纤维膜或浆膜。

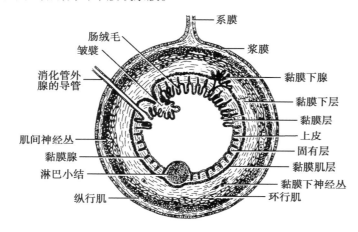

图 9-2　消化管的一般结构模式图

三、消化管平滑肌的一般生理特性

在整个消化管中,除口腔、咽、食管上段的肌肉和肛门外括约肌为骨骼肌外,其余大部分由平滑肌组成。消化管平滑肌与其他肌肉一样,也具有兴奋性、传导性、收缩性和伸展性等,但由于结构、生物电活动和功能不同又有其自身的特性。

1. **自动节律性**　消化管平滑肌离体后,在适宜的环境中能够自动产生节律性收缩,但与心肌相比,其节律性慢且不稳定。

2. **富有伸展性**　消化管平滑肌能适应实际需要而做较大的伸展。生理意义在于使中空的容量器官容纳较多的食物时也不发生明显的压力变化。

3. **兴奋性低,舒缩缓慢**　消化管平滑肌的兴奋性较骨骼肌和心肌低,收缩的潜伏期、收缩期和舒张期时间比骨骼肌长得多。该特性适合于食物在消化管内停留较长时间,以利于消化和吸收。

4. **具有紧张性**　消化管平滑肌经常保持着一种微弱的持续收缩状态,称为紧张性。紧张性使消化管各部分如胃、肠等维持一定的形状和位置,并使消化管管腔内保持一定的基础压力,消化管平滑肌的各种收缩活动都是在紧张性收缩的基础上发生的。

5. 对某些理化刺激敏感　消化管平滑肌对电刺激、切割、烧灼不敏感,但对牵张、温度变化和化学性刺激较敏感,对一些生物组织产物的刺激特别敏感。如微量的乙酰胆碱可使它收缩,肾上腺素则使它舒张;又如牵拉肠段或降低其温度可使肠段收缩,升高温度则可使之舒张。消化管内的食物和消化液是平滑肌活动的自然化学性刺激物。

四、胸腹部的标志线及分区

(一)胸部的标志线

1. 前正中线　沿身体前面正中所作的垂直线。

2. 锁骨中线　通过锁骨中点所作的垂直线。

3. 肩胛线　通过肩胛骨下角所作的垂直线。

4. 后正中线　沿身体后面正中所作的垂直线。

(二)腹部的分区

在腹部前面,用两条横线和两条纵线将腹部分成9个区(图9-3)。上横线是通过两侧肋弓最低点的连线,下横线是通过两侧髂结节的连线。两条纵线为通过两侧腹股沟韧带中点所作的垂直线。上横线以上为腹上部,分为中间的腹上区和两侧的左、右季肋区;上、下横线之间为腹中部,分为中间的脐区和两侧的左、右外侧区(腰区);下横线以下为腹下部,分为中间的腹下区和两侧的左、右腹股沟区(髂区)。

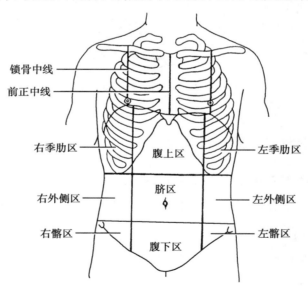

图9-3　胸部标志线和腹部分区

临床工作中,又常以通过脐的水平线和垂直线,将腹部分为右上腹、左上腹、右下腹和左下腹4个区。

点滴积累　$\bigvee$

　　1. 胸部的标志线和腹部的分区可用来描述胸、腹部器官的位置和体表投影,对于学习人体结构和功能有重要意义。

　　2. 除口腔外,消化管壁由内向外一般可分为黏膜层、黏膜下层、肌层和外膜4层。

第二节 消化管与消化腺

一、消化管

（一）口腔

口腔是消化管的起始部,其前壁为上、下唇,两侧壁为颊,上壁为腭,下壁为封闭口腔底的软组织。口腔向前经口裂通向外界,向后经咽峡与咽相通(图9-4)。

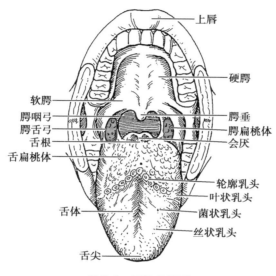

图 9-4 口腔前面观

1. **腭** 构成口腔的顶,分隔鼻腔与口腔,分为前 2/3 的硬腭和后 1/3 的软腭。硬腭主要由骨腭被覆黏膜而成。软腭由骨骼肌和黏膜构成,软腭的后缘游离,中央有一向下的乳头状突起,称腭垂。两侧各有两条弯向下的弓状黏膜皱襞,前皱襞向下连于舌根,称腭舌弓;后皱襞向下延至咽侧壁,称腭咽弓。两弓间的凹陷称扁桃体窝,容纳腭扁桃体。腭垂、两侧的腭舌弓及舌根共同围成咽峡,是口腔和咽的分界。

2. **牙** 是人体最坚硬的器官,嵌于上、下颌骨的牙槽内,呈弓状排列,具有咀嚼食物和辅助发音等作用。

人的一生先后有乳牙和恒牙两套牙。乳牙共 20 颗,恒牙共 28～32 颗。乳牙从出生 6 个月左右开始萌出,6 岁左右开始逐渐脱落,并换上永久性的恒牙。乳牙和恒牙的名称及排列顺序见图9-5和图9-6。

3. **舌** 位于口腔底部,由骨骼肌被覆黏膜形成,前 2/3 为舌体,其前端突出称舌尖,后 1/3 为舌根。舌的背面和侧缘有许多舌乳头,内有味蕾。舌具有协助咀嚼、搅拌、吞咽食物、感受味觉和辅助发音的功能。有些药物如硝酸甘油可在舌下含化后快速吸收。

（二）咽

咽是消化和呼吸的共用通道(详见呼吸系统)。

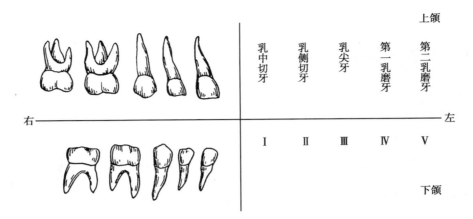

图 9-5 乳牙的名称及符号

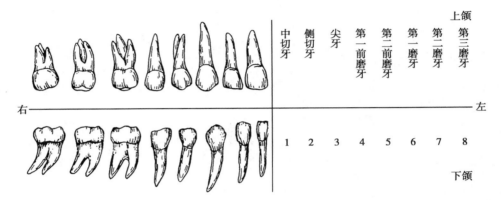

图 9-6 恒牙的名称及符号

（三）食管

食管为前后略扁的肌性管道,上端续于咽,下端穿过膈的食管裂孔进入腹腔连于胃的贲门（图 9-7）,全长约 25cm。食管后贴脊柱,前与气管、支气管、心脏等重要器官相邻。

食管全长有 3 个生理性狭窄:第一狭窄在食管起始处,第二狭窄在食管与左主支气管交叉处,第三狭窄在食管穿膈的食管裂孔处。这些狭窄是异物容易滞留的部位,也是肿瘤好发的部位。

（四）胃

1. 胃的位置和形态　胃是消化管的膨大部分,上接食管,下连十二指肠。中度充盈时,胃大部分位于左季肋区,小部分位于腹上区。

胃有入、出两口,上、下两缘,前、后两壁,并分为四部（图 9-8）。胃的入口称贲门,与食管相接;出口称幽门,与十二指肠相连。胃的上缘短而凹,称胃小弯;胃小弯近幽门处有一凹陷,称角切迹,是胃体与幽门部在胃小弯的分界;胃的下缘长而凸,称胃大弯。胃在空虚时有明确的前后壁,充盈时不明显。胃可分为贲门部、胃底、胃体和幽门部四部。贲门部为贲门周围的部分;胃底是指贲门左上方膨出的部分;胃体为胃底与角切迹平面之间的部分;幽门部为角切迹平面与幽门之间的部分。胃小弯尤其是角切迹是胃溃疡的好发部位。

2. 胃壁的微细结构　胃壁由内向外分为黏膜层、黏膜下层、肌层和外膜 4 层。

（1）黏膜层:分上皮、固有层和黏膜肌层 3 层。胃黏膜表面遍布许多不规则的小孔,称胃小凹。

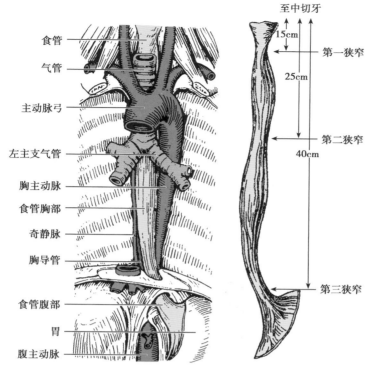

图 9-7 食管

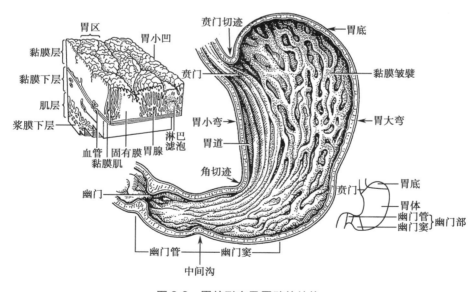

图 9-8 胃的形态及胃壁的结构

1）上皮：为单层柱状上皮，可分泌含高浓度碳酸氢根离子的黏液，覆盖于上皮表面，形成一层凝胶保护层，对胃黏膜具有保护作用。

2）固有层：内有大量紧密排列的管状腺，根据所在的部位和结构不同可分为胃底腺、贲门腺和幽门腺。胃底腺分布于胃底和胃体，开口于胃小凹底部，主要由主细胞、壁细胞和颈黏液细胞组成。

主细胞又称胃酶细胞，细胞呈柱状，核圆形，位于基底部。主细胞能分泌胃蛋白酶原。壁细胞又称泌酸细胞，呈圆形或锥体形，核圆形，位于细胞中央。壁细胞可合成分泌盐酸和内因子。

（2）黏膜下层：由疏松结缔组织构成，内有丰富的血管、淋巴管和神经丛。

（3）肌层：由3层平滑肌组成，自内向外依次为斜行肌、环行肌和纵行肌。其中环行肌层最发达，在幽门处增厚，形成幽门括约肌。

（4）外膜：为浆膜。

（五）小肠

小肠为消化管最长的部分，盘曲于腹腔内，成人全长5~7m，是食物消化与吸收的主要场所，上续于幽门，下接盲肠，自上而下分为十二指肠、空肠和回肠三部分。

1. 十二指肠　十二指肠是小肠的起始段，介于胃与空肠之间，成人长约25cm，呈"C"形包绕胰头，可分为上部、降部、水平部和升部四部分（图9-9）。

十二指肠上部近幽门的一段肠管称十二指肠球，是十二指肠溃疡及穿孔的好发部位。十二指肠降部的后内侧壁有一圆形的隆起，称为十二指肠大乳头，是胆总管和胰管的共同开口处（图9-9）。

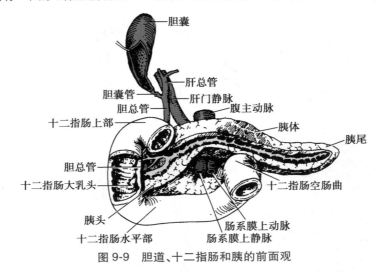

图9-9　胆道、十二指肠和胰的前面观

2. 空肠和回肠　空肠和回肠之间并无明显的分界，一般而言，近侧2/5为空肠，占据腹腔的左上部；远侧3/5为回肠，位于腹腔的右下部，部分位于盆腔内。

3. 小肠壁的微细结构　空、回肠的黏膜和黏膜下层形成许多环行皱襞，襞上有大量的小肠绒毛（图9-10），极大地增加了小肠的吸收面积。

绒毛由上皮和固有层向肠腔突起形成，是小肠黏膜特有的结构。绒毛上皮主要由吸收细胞和杯状细胞组成。吸收细胞数量较多，呈高柱状，其游离面有密集的微绒毛；杯状细胞数量较少，夹在吸收细胞之间，能分泌黏液，润滑和保护肠黏膜。

绒毛的中轴为疏松结缔组织，含有毛细淋巴管（中央乳糜管）、丰富的毛细血管和散在的平滑肌纤维（图9-11）。小肠吸收的氨基酸和葡萄糖进入毛细血管，乳糜微粒则进入中央乳糜管。平滑肌纤维的收缩能促使绒毛进行伸缩活动，有利于营养物质的吸收和运送。

（六）大肠

起自于盲肠，终于肛门，全长约1.5m，分盲肠、阑尾、结肠、直肠和肛管五部分。结肠和盲肠的表面有区别于小肠的3个特征性结构，即结肠带、结肠袋和肠脂垂。

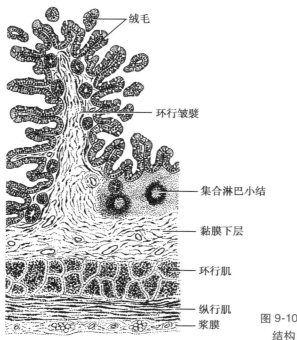

绒毛

环行皱襞

集合淋巴小结

黏膜下层

环行肌

纵行肌
浆膜

图 9-10 肠壁的微细
结构（回肠纵切）

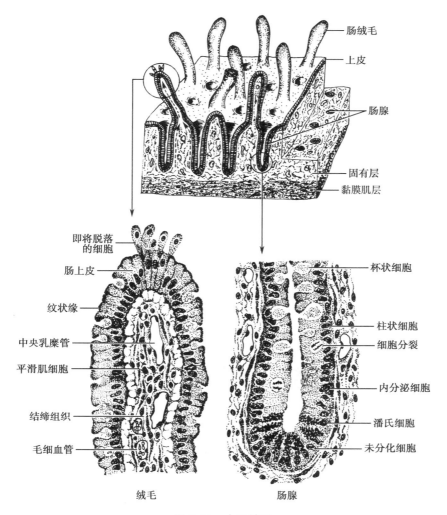

肠绒毛

上皮

肠腺

固有层
黏膜肌层

即将脱落
的细胞

肠上皮

纹状缘

中央乳糜管

平滑肌细胞

结缔组织

毛细血管

杯状细胞

柱状细胞

细胞分裂

内分泌细胞

潘氏细胞

未分化细胞

绒毛

肠腺

图 9-11 小肠绒毛

1. **盲肠**　是大肠的起始部,位于右髂窝内,下端为盲端,向左与回肠相接,向上延续为升结肠。回肠末端突入盲肠腔内,形成两个半月形的黏膜皱襞,称回盲瓣(图9-12),可防止大肠的内容物逆流入小肠,并可阻止小肠内容物过快地流入大肠,以便于食物在小肠内充分消化吸收。

2. **阑尾**　为一条细长而弯曲的盲管,根部附于盲肠的后内侧壁,并开口于盲肠,尾端游离。阑尾根部的体表投影通常在脐与右髂前上棘连线的中、外1/3交点处,称为麦氏点,阑尾炎症时此处常有压痛。

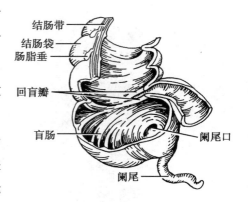

图 9-12　盲肠和阑尾

3. **结肠**　按位置和形态,可分为升结肠、横结肠、降结肠和乙状结肠四部分,呈门字形围绕于空肠和回肠的周围。

4. **直肠**　在第3骶椎平面接续乙状结肠,沿骶骨与尾骨前面下行,穿过盆膈移行为肛管。直肠并不直,在矢状面上有2个弯曲,上段为凸向后的骶曲,下段为凸向前的会阴曲。直肠下部肠腔膨大,称直肠壶腹,内面有2~3个直肠横襞,以位于直肠右前壁者最大且位置恒定,在直肠镜检或给药时应注意这些结构,以免损伤肠壁。

5. **肛管**　为盆膈以下至肛门之间的大肠末端。肛管上段的纵行黏膜皱襞称肛柱。在相邻肛柱的下端之间有半月形的黏膜皱襞相连,称肛瓣。肛柱下端和肛瓣边缘共同围成的锯齿状环行线称齿状线(图9-13),是皮肤与黏膜的分界线,也是临床上区分内、外痔的分界线。

肛管壁的环行平滑肌增厚形成肛门内括约肌,有协助排便的作用;在肛门内括约肌的外面有肛门外括约肌围绕,肛门外括约肌为骨骼肌,有控制排便的功能。

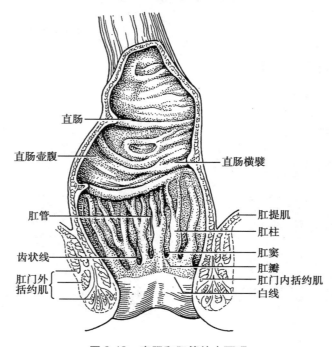

图 9-13　直肠和肛管的内面观

点滴积累 ∨

1. 胃黏膜上皮可分泌含高浓度碳酸氢根离子的黏液，对胃黏膜具有保护作用。

2. 胃底腺主细胞可分泌胃蛋白酶原，壁细胞可分泌盐酸和内因子。

3. 空肠和回肠的黏膜形成许多环行皱襞，襞上有大量的绒毛，从而极大增加了小肠的吸收面积。绒毛的中轴含有毛细淋巴管、丰富的毛细血管和散在的平滑肌。

二、消化腺

（一）口腔腺

口腔腺主要有腮腺、下颌下腺和舌下腺 3 对大唾液腺（图 9-14）。

腮腺位于外耳道的前下方，其导管开口于平对上颌第二磨牙的颊黏膜上。下颌下腺位于下颌骨体的内面。舌下腺位于口底黏膜深面。下颌下腺和舌下腺的导管均开口于口腔底部。

（二）肝

肝是人体最大的腺体，也是最大的消化腺。参与蛋白质、脂类、糖类和维生素等物质的合成、转化与分解，而且还参与激素、药物等物质的转化与解毒，还具有分泌胆汁，以及在胚胎时期造血等功能。

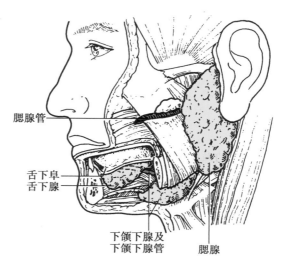

图 9-14 唾液腺（左侧）

1. **肝的位置和形态** 肝大部分位于右季肋区和腹上区，小部分位于左季肋区。肝的前面大部分被胸廓掩盖，仅在腹上区左、右肋弓之间露出，并直接接触腹前壁。

肝呈不规则的楔形，质地软而脆，血液供应十分丰富，活体上呈红褐色。肝上面膨隆并与膈相接触，称膈面（图 9-15），膈面的前部被镰状韧带分成厚而大的肝右叶和薄而小的肝左叶。肝下面凹凸不平，与腹腔器官相邻，称脏面（图 9-16）。

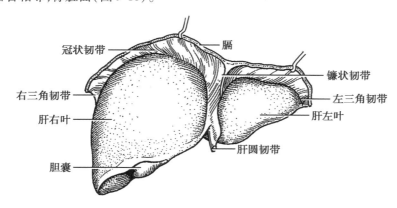

图 9-15 肝（膈面）

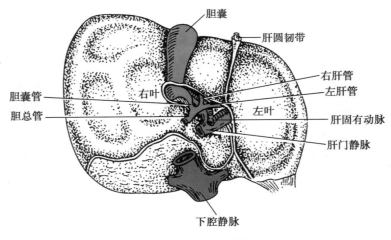

图 9-16 肝(脏面)

肝脏面正中的横沟称肝门,有肝管、肝固有动脉、肝门静脉、肝的神经及淋巴管等出入。横沟的右前方容纳胆囊,称胆囊窝,右后部有下腔静脉经过,称腔静脉沟,肝静脉在腔静脉沟的上端注入下腔静脉。

2. 肝的微细结构 肝表面包有一层致密的结缔组织被膜,被膜在肝门处随肝管、血管和神经等进入肝实质,将肝实质分割成 50 万~100 万个肝小叶(图 9-17)。肝小叶是肝的基本结构和功能单位,呈棱柱体,中央是一条沿其长轴走行的中央静脉,周围有呈放射状排列的肝板,肝板是由单排肝细胞组成的立体板状结构。在切片中,肝板的断面呈索状,称肝索。肝板之间有肝血窦(图 9-18)。

(1)肝细胞:呈多边形,体积较大;细胞核呈圆形,位于细胞的中央,有时可见双核。胞质内有丰富的线粒体、内质网和溶酶体等细胞器。线粒体为肝细胞的功能活动提供能量。粗面内质网能合成

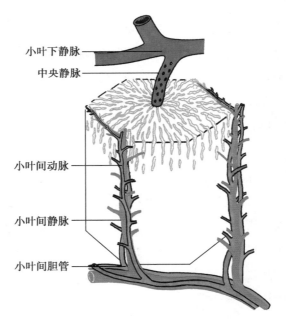

图 9-17 肝小叶立体模式图

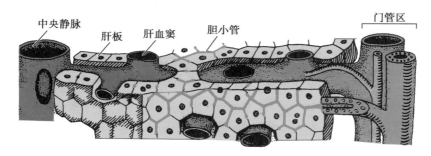

图 9-18　肝板、肝血窦与胆小管模式图

血浆白蛋白、纤维蛋白原、凝血酶原等多种蛋白质。滑面内质网具有合成胆汁,参与脂肪代谢、固醇类激素的灭活及解毒等多个方面的功能。溶酶体能消化分解肝细胞吞饮的物质、退化的细胞器等,对肝细胞结构的更新和细胞正常功能的维持起着重要作用。

(2)肝血窦:位于肝板之间,含氧的肝动脉血液和含各种胃、肠道吸收物质的门静脉血液分别经小叶间动脉和小叶间静脉注入肝血窦。窦壁由内皮细胞围成,通透性较大,有利于肝细胞和血液之间的物质交换。窦腔内还含有肝巨噬细胞,能吞噬血液中的细菌、异物和衰老的红细胞等。

(3)胆小管:是相邻肝细胞的细胞膜局部凹陷并相互嵌合形成的微细管道。以盲端起于中央静脉周围的肝板内,互相吻合成网。肝细胞分泌的胆汁直接排入胆小管,胆小管走向肝小叶周边,汇入小叶间胆管。

(4)肝门管区:为相邻几个肝小叶之间的结缔组织小区,其中可见 3 种伴行的管道,即小叶间动脉、小叶间静脉和小叶间胆管。小叶间动脉是肝固有动脉的分支,管腔小,管壁厚;小叶间静脉是肝门静脉的分支,管腔大而不规则,管壁薄;小叶间胆管由胆小管汇集而成,它们向肝门方向汇集,最后形成肝左、右管出肝。

3. **肝外胆道**　包括胆囊和输胆管道。

(1)胆囊:位于肝下面的胆囊窝内,呈梨形,容量为 40~60ml,有浓缩和储存胆汁的功能。胆囊分为底、体、颈、管四部分。胆囊底微露出于肝前缘,与腹前壁相贴,其体表投影在右锁骨中线与右肋弓交点处稍下方,胆囊炎时此处常有明显的压痛。

(2)输胆管道:包括肝左、右管,肝总管和胆总管。肝左、右管出肝门后汇合成肝总管,肝总管再与胆囊管汇合成胆总管。胆总管下行斜穿十二指肠降部的后内侧壁,在壁内与胰管汇合形成略膨大的肝胰壶腹,开口于十二指肠大乳头(图 9-9)。在肝胰壶腹周围有肝胰壶腹括约肌包绕,可控制胆汁和胰液的排放。

▶▶ 边学边练

消化器官包括消化管和消化腺,主要的消化管和消化腺其结构和特点是什么?　请参见:实验十五消化器官的观察

4. **肝的血液循环**　肝受肝门静脉和肝固有动脉双重血供。肝门静脉是肝的功能血管,入肝后反复分支形成小叶间静脉,通入肝血窦。肝固有动脉是肝的营养血管,入肝后分支为小叶间动脉,也

通入肝血窦。肝血窦的血液与肝细胞进行物质交换后,汇入中央静脉,中央静脉再汇合成小叶下静脉,进而汇合成2~3条肝静脉,出肝后注入下腔静脉。肝的血液循环示意图如下:

$$\left.\begin{array}{l}\text{肝门静脉→小叶间静脉→}\\\text{肝固有动脉→小叶间动脉→}\end{array}\right\}\text{肝血窦→中央静脉→小叶下静脉→肝静脉→下腔静脉}$$

> **知识链接**
>
> ### 肝对药物活性的影响
>
> 口服药物经胃肠吸收后,通过肝门静脉入肝,肝脏中丰富的酶系统可对经过的药物产生强烈的代谢作用。 多数药物经过肝内代谢,药理作用可被减弱或完全丧失,但也有少数药物却需经肝的生物转化才能形成其活性成分,如环磷酰胺本身并无活性,需经肝的生物转化才能形成有效成分而发挥抗肿瘤作用。

(三)胰

胰(图9-9)是人体的第二大消化腺,位于胃的后方,横贴于腹后壁,相当于第1~2腰椎水平。胰呈长棱柱状,分为胰头、胰体和胰尾三部分。胰头被十二指肠包绕,胰尾邻接脾门。胰由外分泌部和内分泌部组成。胰的外分泌部能分泌胰液,经胰管排入十二指肠;胰液内含多种消化酶,有分解消化蛋白质、脂肪和糖类的作用。内分泌部即胰岛,散在于胰实质内,分泌的胰岛素直接进入血液,参与糖代谢的调节。

点滴积累 ∨

1. 肝小叶是肝的基本结构和功能单位,呈多边棱柱体,中央是一条沿其长轴走行的中央静脉,周围有呈放射状排列的肝板和肝血窦。
2. 肝细胞内有丰富的线粒体、内质网和溶酶体等细胞器;肝血窦内有含氧的动脉血和含各种胃、肠道吸收物质的门静脉血液,窦壁的通透性比较大,有利于肝细胞从血液摄取物质进行生化反应。

第三节 各段消化管的消化

一、口腔内消化

消化是从口腔开始。食物在口腔内经过咀嚼被粉碎,并与唾液混合,形成食团,便于吞咽。

(一)咀嚼和吞咽

咀嚼是咀嚼肌收缩和舒张引起的随意运动。咀嚼的作用是切割和磨碎食物,使食物与唾液充分混合形成食团,便于吞咽,为下一步消化做好准备。

吞咽是口腔内的食团经咽和食管进入胃的过程。食团由口腔被送到咽的过程是在大脑皮质控制下的随意动作;食团到咽后,整个吞咽动作就成为自动的过程。食团进入食管后,引起食管蠕动,将食团推送入胃。

蠕动是整个消化管平滑肌按顺序收缩和舒张形成的一种向前推进的波形运动,它是各段消化管平滑肌共有的运动形式。

(二)唾液及其作用

唾液为无色无味、近于中性(pH 6.6~7.1)的低渗液体,成人每天分泌量为 1.0~1.5L,其中水分约占 99%,有机物主要为黏蛋白、唾液淀粉酶及溶菌酶,无机物主要有钠、钾、钙、氨等。

唾液的主要作用是:①湿润和溶解食物,以引起味觉并便于吞咽;②清洁和保护口腔,唾液中的溶菌酶有杀菌作用;③唾液淀粉酶可将淀粉分解为麦芽糖,此酶的最适 pH 为 6.8;④排泄进入人体内的铅、汞及某些病毒如狂犬病毒等。

二、胃内消化

食物在胃内经过机械性和化学性消化后,成为半流体状的食糜,然后逐次通过幽门向十二指肠输送。

(一)胃的运动

胃的运动功能主要有:①容纳大量的食物;②使食物与胃液充分混合;③以适合小肠消化和吸收的速度向小肠输送食糜,使消化过程得以继续进行。

1. 胃的运动形式

(1)紧张性收缩:是指胃壁平滑肌经常处于轻度而持续的收缩状态。其作用是:①使胃保持一定的位置、形态和内压;②有助于胃液渗入食物并促进食物进入十二指肠;③在此基础上进行胃蠕动。空胃收缩时可伴有饥饿感,故称其为饥饿收缩。

(2)容受性舒张:咀嚼和吞咽时,食物对咽、食管等处感受器的刺激可反射性地引起胃底和胃体的平滑肌舒张,称容受性舒张。其作用是使胃能容受较多的食物而胃内压升高不多,有利于胃容纳和贮存食物,并保持胃内压相对稳定。

(3)蠕动:出现于食物入胃后约 5 分钟。蠕动波从胃体中部开始,逐渐向幽门推进。蠕动的主要作用是:①使食物进一步磨碎变软,并与胃液充分混合形成食糜,以利于化学性消化;②使胃内压力升高,推送食糜通过幽门进入十二指肠。

2. 胃排空 食糜由胃排入十二指肠的过程称胃排空,一般在食物入胃后 5 分钟开始,间断进行。胃紧张性收缩和蠕动产生的胃内压是胃排空的动力。当胃内压高于十二指肠内压时,食糜就排入十二指肠。每次蠕动波可将 1~3ml 食糜送入十二指肠。在 3 种主要的营养物中,糖类排空最快,蛋白质次之,脂类排空最慢;液体食物排空要快于固体食物。混合食物完全排空通常需要 4~6 小时。胃排空受神经、体液调节。

3. 呕吐 是指胃及肠内容物被强力挤压,逆行而上从口腔排出的过程。引起呕吐的原因很多,机械性或化学性刺激作用于消化管、泌尿生殖器官等处的感受器,都可以引起呕吐;视觉、味觉、嗅觉和前庭器官受到异常刺激也可引起呕吐。颅内压增高时,可直接作用于呕吐中枢而引起呕吐。

呕吐是机体具有保护意义的防御性反射,可以将胃内的有害物质排出体外。但剧烈、频繁的呕吐会影响进食和正常的消化活动,使大量的消化液丢失,造成机体水、电解质和酸碱平衡紊乱。在延髓呕吐中枢附近有特殊的化学感受区,某些中枢性催吐药如阿扑吗啡可通过刺激该化学感受区而兴奋呕吐中枢,引起呕吐。

(二) 胃液及其作用

胃液是由胃腺分泌的一种无色、酸性液体,pH 为 0.9~1.5,成人每日分泌量为 1.5~2.5L。胃液的主要成分有盐酸、胃蛋白酶原、黏液和内因子等。

1. **盐酸** 也称胃酸,由胃底腺壁细胞分泌。其主要生理作用有:①激活胃蛋白酶原成为胃蛋白酶,并提供胃蛋白酶作用的适宜酸性环境;②使食物中的蛋白质变性易于消化;③抑制和杀灭进入胃内的细菌;④进入小肠可促进胰液、小肠液和胆汁的分泌;⑤有助于小肠对铁和钙的吸收。

胃酸分泌过少时会出现消化不良和胃内细菌的生长繁殖,但分泌过多则对胃和十二指肠黏膜有侵蚀作用,是消化性溃疡发病的原因之一。

2. **胃蛋白酶原** 由胃底腺主细胞合成并分泌,不具有活性,要在盐酸的作用下才能转变为有活性的胃蛋白酶,其主要作用是初步消化蛋白质。胃蛋白酶作用的适宜 pH 为 2。临床上常用的助消化药胃酶合剂即由胃蛋白酶和盐酸等配制而成。

3. **黏液和碳酸氢盐** 黏液由胃黏膜上皮和胃腺黏液细胞分泌,其主要成分为糖蛋白。黏液呈胶冻状,紧密覆盖于胃黏膜的表面,有润滑作用,并能减少粗糙食物对胃黏膜的机械性损伤及盐酸对黏膜的侵蚀。黏液中的 HCO_3^- 主要由胃黏膜的非泌酸细胞分泌,少量从组织间液渗入胃内。黏液和碳酸氢盐共同构成黏液-碳酸氢盐屏障,能有效地阻挡 H^+ 从胃腔向黏膜弥散,保护胃黏膜免受 H^+ 和胃蛋白酶的侵蚀。长期大量服用乙酰水杨酸类药物或过量饮酒,会破坏该屏障,损伤胃黏膜。

4. **内因子** 是由胃底腺壁细胞分泌的一种糖蛋白。该因子能与食物中的维生素 B_{12} 结合形成复合物,使维生素 B_{12} 免遭肠内水解酶的破坏,并促进维生素 B_{12} 在回肠末端被主动吸收。内因子缺乏会影响维生素 B_{12} 的吸收,引起巨幼细胞贫血。

知识链接

幽门螺杆菌与消化性溃疡

2005 年诺贝尔生理学或医学奖获奖者是两名澳大利亚科学家 Robin Warren 和 Barry Marshall,他们发现幽门螺杆菌是导致胃炎和胃溃疡、十二指肠溃疡的重要病因。临床资料表明,大约 100% 的十二指肠溃疡、70% 的胃溃疡患者胃内可检出幽门螺杆菌。幽门螺杆菌能在胃窦黏膜内增殖形成菌落,产生多种酶、细菌毒素等,从而损伤胃黏膜上皮细胞、G 细胞、D 细胞等,并损伤黏膜的防御屏障作用,使消化道黏膜在酸和胃蛋白酶的作用下形成溃疡灶。目前对消化道溃疡的治疗多采用"灭菌""抗酸""保护胃黏膜"的综合治疗原则,提高了相关疾病的治疗疗效。

三、小肠内消化

小肠内消化是最重要的消化阶段,因为食物经过口腔和胃以后,其物理性质虽有较大的改变,但其化学性质的变化则较小,仍不能为机体所吸收和利用。在小肠,食糜经过胰液、胆汁和小肠液的化学性消化以及小肠运动的机械性消化,消化过程基本完成;绝大部分消化产物被吸收入血,剩余的食物残渣由小肠进入大肠。食糜在小肠内的停留时间通常为3~8小时。

(一)小肠的运动

1. **紧张性收缩** 是小肠其他运动形式的基础,它可使小肠保持一定的形状,并维持一定的肠腔内压,有助于肠内容物的混合,使食糜能与小肠黏膜密切接触,以利于吸收的进行。

2. **分节运动** 是一种以小肠环行肌收缩和舒张为主的节律性运动。在食糜所在的一段肠管上,环行肌在许多点同时收缩,将食糜分割成许多节段。随后,原来收缩处舒张,而原来舒张处收缩,使原来的食糜节段分为两半,相邻的两半则合拢再形成一个新的节段,如此反复进行(图9-19)。

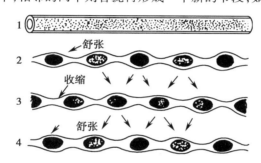

图9-19 小肠分节运动模式图
1. 肠管表面观;2~4. 肠管切面观,示不同阶段的食糜节段分割和合拢情况

分节运动的主要作用是:①使食糜与消化液充分混合,有利于化学性消化;②使食糜和肠黏膜紧密接触,有利于吸收;③挤压肠壁,有助于血液和淋巴的回流,及时运送吸收的营养物质。

3. **蠕动** 是小肠通过环行肌和纵行肌交替收缩引起的波形运动。蠕动将食糜自十二指肠向回肠末端推进,最后通过回盲口进入结肠。小肠蠕动的意义在于使经过分节运动消化吸收后的食糜向前推进一段,再开始新的分节运动或是将小肠内的食糜推送到大肠。

小肠的蠕动可发生于小肠的任何部位,并向肠的远端传播。食糜从幽门到回盲口需3~5小时。

此外,小肠还有一种进行速度很快而传播较远的蠕动,称蠕动冲。它可将食糜从十二指肠一直推送到小肠末端,甚至进入大肠。蠕动冲常见于进食过程中,可能是由吞咽动作或食物进入十二指肠引起的。

知识链接

肠 梗 阻

肠内容物在肠管内不能顺利推进而发生阻碍时称为肠梗阻。 某些疾病引起肠腔狭小或阻塞以及肠壁肌肉运动紊乱等均能导致肠梗阻。 另外,肠系膜血管发生栓塞、肠麻痹时可发生血管性肠梗阻。

（二）小肠内的化学性消化

1. 胰液及其作用　胰液由胰的外分泌部分泌,是无色、透明的碱性液体,pH 为 7.8~8.4,成人每天分泌量为 1.0~2.0L。胰液含有碳酸氢盐及多种消化酶,具有很强的消化作用。

（1）碳酸氢盐:由胰腺的小导管管壁细胞分泌,其主要作用是:①中和进入十二指肠的胃酸,使肠黏膜免受强酸的侵蚀;②为小肠内的多种消化酶提供适宜的 pH 环境。

（2）胰蛋白酶和糜蛋白酶:两者均以酶原的形式存在,小肠液中的肠激酶是激活胰蛋白酶原的特异性酶。胰蛋白酶一旦形成,便以正反馈的形式进行自我激活,同时还可激活糜蛋白酶原成为糜蛋白酶。胰蛋白酶和糜蛋白酶同时作用时,可将蛋白质消化为小分子多肽和氨基酸。

（3）胰淀粉酶:能将淀粉水解为麦芽糖和部分三糖,其最适 pH 为 6.7~7.0。

（4）胰脂肪酶:能将脂肪分解为甘油、脂肪酸、甘油一酯等,其最适 pH 为 7.5~8.5。胰脂肪酶是消化脂肪的主要消化酶,如果缺乏此酶,将引起脂肪消化不良,导致脂肪性腹泻。

胰液中含有水解三大营养物质的消化酶,是所有消化液中消化力最强和最重要的。临床和实验均证明,当胰液分泌缺乏时,即使其他消化液的分泌都正常,也会出现蛋白质和脂肪的消化和吸收障碍;脂肪吸收障碍又会影响脂溶性维生素的吸收,但糖的消化一般不受影响。

知识链接

暴饮暴食与急性胰腺炎

在正常情况下,胰液中的消化酶不会消化胰腺本身,这是因为它是以酶原的形式存在于胰腺的腺泡细胞及通过导管的。另外,胰腺的腺泡细胞还同时分泌胰蛋白酶抑制物,可以阻止胰腺细胞、腺泡及导管内的胰酶原激活。暴饮暴食使胰液分泌旺盛,胰管内压增大,严重者导致胰腺导管或腺泡破裂,胰液溢出;同时引起十二指肠乳头水肿和括约肌痉挛,造成胆汁反流进入胰管。使胰液中的胰蛋白酶原及磷脂酶 A 迅速激活,导致胰腺发生自身消化而发生急性胰腺炎,主要表现是腹部剧痛难忍、恶心、呕吐和发热等症状。

---

2. 胆汁及其作用　胆汁是浓稠的、具有苦味的液体,成人每日分泌量为 0.8~1.0L。肝胆汁呈金黄色,pH 为 7.4;胆囊胆汁因被浓缩而颜色变深,pH 为 6.8。胆汁的成分十分复杂,除水分和无机盐外,主要有胆盐、胆色素、胆固醇等有机成分。胆汁中没有消化酶,与消化有关的物质主要是胆盐。

胆汁中的胆盐、胆固醇和卵磷脂保持适当的比例,是维持胆固醇呈溶解状态的必要条件。当胆固醇过多,或胆盐、卵磷脂减少时,胆固醇容易在胆道中沉积,这是形成胆道结石的原因之一。

胆汁的作用主要有:①降低脂肪的表面张力,使脂肪乳化成微滴,增加胰脂肪酶的作用面积而有利于脂肪的消化。②与脂肪分解产物(脂肪酸、甘油一酯等)结合形成水溶性复合物而有利于脂肪的吸收。③通过促进脂肪分解产物的吸收,对脂溶性维生素的吸收也有促进作用。④通过胆盐的肠肝循环,促进胆汁的分泌。胆汁排入小肠后,到达回肠末端时,绝大部分被吸收入血,通过肝门静脉重新运回到肝脏,促进胆汁的分泌,这一过程称胆盐的肠肝循环。所以,胆盐可作为利胆剂。

3. 小肠液及其作用 小肠液是一种弱碱性液体,pH 约为 7.6。分泌量变动较大,成人每天分泌 1.0~3.0L。小肠液的主要作用是稀释消化产物,有利于吸收;保护肠黏膜免受机械性损伤和胃酸的侵蚀。

小肠液中含有肠激酶,可激活胰蛋白酶原,有利于蛋白质的消化。另外,小肠上皮细胞还能分泌一些消化酶,包括氨基肽酶、二糖酶,以及少量的小肠脂肪酶,可对营养物质进行最后的消化。

四、大肠内消化

大肠没有重要的消化功能。大肠的主要功能是吸收水分和无机盐;对食物残渣进行加工,形成、贮存并排出粪便;结肠内正常菌群产生的 B 族维生素和维生素 K 等对人体正常生理功能的发挥有重要意义。

(一) 大肠的运动

大肠也具有与小肠类似的分节运动和蠕动,其特点是少而缓慢,对刺激的反应也较迟缓,这与大肠形成和贮存粪便的功能相适应。

大肠还有一种行进很快、传播很远且很有力的蠕动,称为集团蠕动。它通常开始于横结肠,可将一部分大肠内容物推送至降结肠或乙状结肠甚至直肠,引起便意。集团蠕动常见于清晨和饭后,可能是由于胃内食物进入十二指肠,引起十二指肠-结肠反射的结果。

(二) 大肠液及其作用

大肠液主要是黏液和碳酸氢盐,故为碱性,pH 为 8.3~8.4,成人每天分泌量为 0.6~0.8L。大肠液的主要作用是保护肠黏膜,润滑粪便而有利于粪便的排出。

(三) 大肠内细菌的活动

大肠内的细菌主要来自于空气和食物。大肠内细菌中含有的酶能分解食物残渣;还能利用肠内较为简单的物质合成 B 族维生素和维生素 K,并被肠黏膜吸收。若长期使用肠道抗菌药物,肠道内的细菌被抑制或杀灭,可引起 B 族维生素和维生素 K 缺乏。此外,在机体抵抗力低下时,肠道内的常居菌可离开肠道,侵袭身体其他部位,成为感染致病的原因,如急性逆行性尿路感染。

(四) 排便反射

食物残渣在大肠内停留 10 小时以上,其中部分水分被吸收,同时经过细菌的发酵和腐败作用,形成粪便。

排便是一种反射动作。直肠内通常没有粪便,当肠的蠕动将粪便推入直肠时,刺激了直肠壁内的感受器,冲动经盆神经和腹下神经传至脊髓腰骶段的初级排便中枢,同时上传到大脑皮质,引起便意和排便反射。其过程如下:

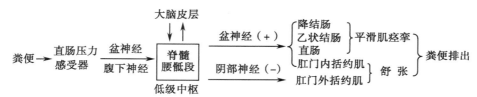

排便时,由于支配腹肌和膈肌的神经兴奋,腹肌和膈肌也发生收缩,使腹压增加,促进粪便的排出。

排便反射受大脑皮质的控制,若经常有意识地抑制排便,会逐渐使直肠壁压力感受器对粪便刺激的敏感性降低,加之粪便在大肠内停留过久,水分被吸收而使粪便变得干硬,堵塞直肠和肛管,出现排便困难,这是导致便秘的原因之一。婴幼儿的大脑皮质尚未发育完全,不能有意识地控制排便。如排便反射的反射弧某一环节受损,排便反射不能进行,称为大便潴留;如初级排便中枢与高级排便中枢的联系发生障碍,排便反射失去大脑皮质的控制,称为大便失禁。

点滴积累 ╲╱

1. 胃特有的运动形式是容受性舒张,小肠特有的运动形式是分节运动,大肠特有的运动形式是集团蠕动。
2. 胰液是人体内最重要的消化液,含有消化三大营养物质的酶;胆汁对脂肪的消化和吸收很重要。
3. 大肠的主要功能是形成、贮存和排出粪便。

第四节　吸收

一、吸收的部位

消化管不同部位的吸收能力存在很大差异,这主要取决于消化管各部位的组织结构、食物在各部位消化的程度及停留时间。口腔和食管基本上没有吸收功能,但有些药物如硝酸甘油通过舌下给药,可经黏膜吸收。胃黏膜只能吸收少量的水分、乙醇和某些易溶于水的药物(如阿司匹林)。小肠是营养物质吸收的主要部位,绝大部分糖、脂肪和蛋白质的消化产物以及水、维生素和无机盐等在小肠被吸收。大肠主要吸收食物残渣中的水分和盐类。

小肠是吸收的主要部位,这是因为:①小肠的吸收面积大:成年人的小肠长 4~5m,其黏膜形成许多环行皱襞和大量绒毛伸向肠腔,绒毛表面的柱状上皮细胞顶端的细胞膜又形成许多突起,称微绒毛(图 9-10);环行皱襞、绒毛和微绒毛的存在使小肠黏膜的吸收面积增加约 600 倍,可达 200~250m^2。②绒毛内有丰富的毛细血管和毛细淋巴管:由于绒毛的伸缩和摆动,可促进血液和淋巴的回流,有利于食物的吸收。③在小肠内,糖类、蛋白质、脂类已消化为可吸收的小分子物质。④食物在小肠内的停留时间较长,能被充分吸收。

吸收主要在上段小肠进行。钙、镁、铁等主要在十二指肠内被吸收;糖、蛋白质和脂肪的消化产物及维生素、水和无机盐主要在十二指肠和空肠内吸收;回肠能主动吸收胆盐和维生素 B$_{12}$等。

二、小肠内主要营养物质的吸收

(一)糖的吸收

糖类吸收的形式是单糖。其中葡萄糖和半乳糖的吸收属于继发性主动转运,需要消耗能量(见

第二章第二节);果糖和甘露糖等属于被动吸收。糖的吸收途径是进入血液。各种单糖的吸收率相差很大,葡萄糖和半乳糖的吸收最快,果糖次之,甘露糖和木糖则很慢。

葡萄糖的主动转运需要 Na^+ 的配合,两者的吸收存在偶联作用,而 Na^+ 的吸收又可带动 Cl^- 和水的吸收,所以临床上口服含葡萄糖、NaCl、$NaHCO_3$ 和 KCl 的等渗溶液可以获得较好的补液效果。

某些药物如毒毛花苷 G(哇巴因)可抑制钠泵功能,根皮苷可竞争性地与载体结合,都能抑制糖的主动转运。

(二) 蛋白质的吸收

蛋白质在小肠内分解成氨基酸被吸收。小肠对中性氨基酸比对酸性或碱性氨基酸的吸收能力强。一般情况下,小肠转运左旋氨基酸比右旋氨基酸要快。

蛋白质吸收的主要形式是氨基酸。氨基酸的吸收过程与葡萄糖相似,也属继发性主动转运。另外,一些二肽和三肽可完整地被小肠上皮细胞吸收,吸收后被胞质内的酶水解成氨基酸后再进入血液。

(三) 脂肪的吸收

脂肪的消化产物主要有甘油、游离脂肪酸和甘油一酯;此外,还有少量的甘油二酯。脂肪的消化产物必须与胆盐结合形成水溶性混合微胶粒,才能通过肠绒毛表面的静水层到达微绒毛。混合微胶粒到达微绒毛后,脂肪水解产物从混合微胶粒中释放出来,进入上皮细胞,胆盐则被留在肠腔,运送到回肠后被吸收。

脂肪的吸收有血液和淋巴两条途径。长链脂肪酸在肠上皮细胞内酯化并形成乳糜微粒,然后经组织间隙进入淋巴管;短链脂肪酸可直接扩散进入毛细血管。由于膳食中含长链脂肪酸较多,所以脂肪吸收的途径以淋巴为主(图 9-20)。

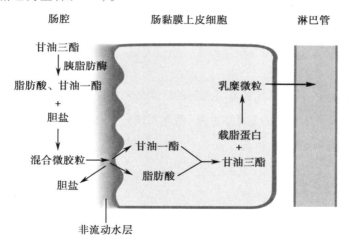

图 9-20　脂肪的吸收过程

(四) 水、无机盐和维生素的吸收

1. 水的吸收　成人每日摄入的水约 1.5L,消化腺分泌约 7.0L 液体,而随粪便排出的水分仅约 0.15L,所以胃肠每日吸收的水分高达 8L 左右。消化管内的水分主要依靠滤过和渗透作用被吸收。小肠收缩时,肠腔内的流体静压力增高,有促进液体滤过、加速吸收的作用。小肠吸收各种溶质时所

产生的渗透压,特别是 NaCl 的主动吸收所产生的渗透压梯度是水分吸收的主要动力。

2. 无机盐的吸收 只有在溶解状态下盐类才能被吸收。小肠对不同盐类的吸收率不同,氯化钠的吸收最快,乳酸盐次之,Mg^{2+} 和 SO_4^{2-} 的吸收很缓慢,它们在肠腔内可阻止水分的吸收。如 15g 硫酸镁可在肠腔内保留 300~400ml 水分,刺激肠蠕动和引起水样泻,这就是盐类泻药的作用原理。

Na^+、Ca^{2+} 和铁的吸收都属于主动运转。Na^+ 的吸收在小肠吸收功能中具有非常重要的意义。Cl^-、HCO_3^-、水、葡萄糖、氨基酸等在小肠的吸收都与 Na^+ 的主动运转有关。肠内的酸性环境、脂肪、乳酸等可促进 Ca^{2+} 的吸收。Fe^{2+} 比 Fe^{3+} 更容易被吸收,维生素 C、胃酸能促进铁的吸收。

3. 维生素的吸收 水溶性维生素主要以扩散的方式被吸收,但维生素 B_{12} 必须与内因子结合成复合物才能在回肠末段被吸收。脂溶性的维生素 A、维生素 D、维生素 E、维生素 K 的吸收机制与脂肪相似。

在临床上,口服药物要经过胃肠道吸收后再进入血液,胃、肠内的 pH 对药物的吸收有较大影响。大多数药物为弱酸性或弱碱性,一般只有在胃肠道内呈分子状态不解离的药物才易于被胃肠道吸收。如弱酸性药物(阿司匹林、磺胺类等)在胃内吸收良好,而弱碱性药物(氨茶碱、奎尼丁等)在小肠碱性环境中吸收较快。另外,胃排空和肠蠕动的快慢也影响药物的吸收。小肠吸收药物的能力比胃大得多,这是因为肠道的吸收表面积大、血供丰富及药物在肠内的溶解较好等。

点滴积累 ∨

1. 小肠是消化和吸收的主要部位。
2. 单糖和氨基酸的吸收途径为血液;脂肪消化产物的吸收途径以淋巴为主。

第五节 消化活动的调节

在人体的整体功能中,消化系统各器官之间的活动是密切配合的。消化系统的功能活动还可根据人体所处的状态而发生适应性的变化。此外,消化系统与人体其他系统的活动也是密切相关的,消化系统与各相关系统相互配合、协调一致。

一、消化反射

调节消化器官活动的神经中枢位于延髓、下丘脑、边缘叶及大脑皮质等处。当刺激作用于消化器官内、外的某些感受器时,传入神经将冲动传至上述有关中枢,再通过传出神经到达消化管壁的平滑肌腺体,使腺体的活动发生改变。这些反射性调节包括条件反射与非条件反射。

(一)非条件反射

食物直接刺激消化管壁的机械感受器和化学感受器引起的反射。

1. 食物刺激口腔内感受器 食物在口腔内刺激舌、口腔黏膜和咽部感受器,冲动沿第 V、Ⅶ、Ⅸ、Ⅹ 对脑神经传入延髓后,再上传到下丘脑及大脑皮质。神经冲动通过副交感神经和交感神经到达消化腺和胃肠平滑肌,反射性地引起唾液分泌,同时胃液、胰液、胆汁等消化液的分泌也增加,使胃容受性舒张,以便于为食物进行胃肠内的消化创造条件。

2. 食物刺激胃内感受器 食物入胃后,对胃的机械性和化学性刺激引起胃液分泌。

(1)食物机械性扩张刺激胃底、胃体部感受器,通过迷走-迷走神经长反射引起胃的运动加强,胃液、胰液和胆汁等消化液的分泌增加。

(2)通过壁内神经丛短反射引起胃运动增强和胃液的分泌增加。

(3)蛋白质消化产物肽和氨基酸直接作用于 G 细胞,引起促胃液素分泌,增强胃肠运动,促进胃液、胰液、胆汁和小肠液分泌。

3. 食物刺激小肠内感受器 食糜的扩张刺激和化学性刺激直接作用于十二指肠和空肠上部,可引起 3 种神经反射:①通过迷走-迷走神经长反射引起胃液、胰液、胆汁等消化液分泌增加,促进小肠的化学性消化;②通过壁内神经丛短反射引起小肠运动增强,有利于小肠内机械性消化;③通过肠-胃反射抑制胃的运动,延缓胃的排空。

(二)条件反射

食物的性状、颜色、气味,与食物特性有关的语言和文字,进食的环境以及进食的信号等通过视、听、嗅觉感受器引起消化器官活动的改变,属于条件反射性调节。"望梅止渴"就是条件反射性唾液分泌的典型例子。条件反射使消化器官的活动更加协调,并为食物的消化做好充分准备。

二、胃肠激素

由消化道内分泌细胞合成和释放的生物活性物质统称为胃肠激素。这类激素都属于肽类激素,故又称为胃肠肽,目前已发现有 30 多种。胃肠激素的作用主要有 3 个方面:①调节消化管的运动和消化腺的分泌;②影响其他激素的释放;③促进消化管组织代谢、生长的营养作用。其中最主要的 4 种胃肠激素的主要生理作用见表 9-1。

表 9-1 胃肠激素的生理作用

	分泌部位及细胞	引起释放的因素	主要生理作用
促胃液素	胃窦、小肠黏膜上皮 G 细胞	迷走神经、蛋白质分解产物	促进胃液分泌和胃的运动、促进胆汁和胰液的分泌
促胰液素	小肠黏膜上皮 S 细胞	盐酸、蛋白质分解产物	促进胰液和胆汁的分泌、抑制胃液分泌和胃的运动
缩胆囊素	小肠黏膜上皮 I 细胞	盐酸、蛋白质分解产物、脂肪分泌及其分解产物	促进胆囊收缩、促进胰酶、加强促胰液素的作用
抑胃肽	小肠黏膜上皮 K 细胞	脂肪、葡萄糖、氨基酸	促进胃的运动和分泌、促进胰岛素的释放

点滴积累 ╲╱ ....

1. 支配消化器官的传出神经主要是迷走神经和交感神经。 迷走神经兴奋,使消化管运动增强、消化腺分泌增多,消化能力增强;交感神经兴奋,则使消化能力减弱。

2. 胃肠黏膜的内分泌细胞种类多、数量大,其中的 G 细胞分泌促胃液素(或胃泌素)。 胃窦 G 细胞过度增生可导致胃泌素瘤,其特点是高胃泌素血症伴大量胃酸分泌而引起消化性溃疡。

第六节 腹膜

腹膜是覆盖于腹、盆壁内面和腹、盆腔脏器表面的一层薄而光滑的浆膜,由间皮和少量结缔组织构成。按分布的部位不同,腹膜可分为壁腹膜和脏腹膜两部分(图 9-21)。衬于腹、盆壁内表面的腹膜称壁腹膜,覆盖在腹、盆腔各脏器表面的腹膜称脏腹膜。壁腹膜和脏腹膜相互移行,围成的不规则潜在腔隙称腹膜腔。男性的腹膜腔为一封闭的腔隙,女性的腹膜腔借输卵管、子宫、阴道与外界相通。脏层和壁层腹膜的移行连接处还形成网膜、系膜、韧带等结构。

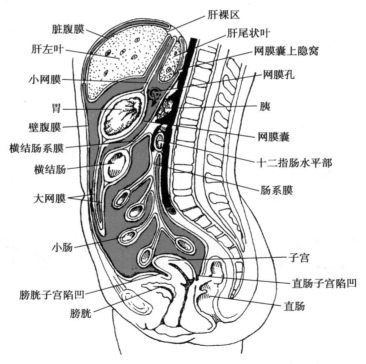

图 9-21 腹膜腔正中矢状切面模式图

腹膜主要有以下作用:①分泌少量浆液,有润滑作用,可减少脏器之间的摩擦;②有一定的吸收功能,而且上部的吸收能力较下部强,因此腹膜炎或腹盆部手术后的患者多采取半卧位,以减少腹膜对毒素的吸收;③有很强的修复和再生能力;④腹膜形成的韧带、系膜等结构对脏器有支持、固定和保护作用。

点滴积累 ∨

1. 腹膜分为壁腹膜、脏腹膜，两者相互移行围成腹膜腔。

2. 男性的腹膜腔是封闭的腔隙；女性的腹膜腔借输卵管、子宫、阴道与外界相通。

3. 腹膜有分泌、吸收、修复、固定和保护等功能。

目标检测

一、单项选择题

1. 上消化道是指

   A. 从口腔到食管　　　　B. 从口腔到胃　　　　C. 从口腔到空肠

   D. 从口腔到十二指肠　　E. 从口腔到回肠

2. 分泌胃酸的细胞是

   A. 颈黏液细胞　　　　　B. 主细胞　　　　　　C. 壁细胞

   D. 胃黏膜上皮细胞　　　E. 杯状细胞

3. 十二指肠溃疡最好发的部位是

   A. 球部　　　　　　　　B. 十二指肠上曲　　　C. 降部下段

   D. 十二指肠升部　　　　E. 十二指肠空肠曲

4. 不经过肝门的结构是

   A. 肝门静脉　　　　　　B. 肝固有动脉　　　　C. 肝管

   D. 神经和淋巴管　　　　E. 肝静脉

5. 结肠带、结肠袋、肠脂垂存在于

   A. 肛管　　　　　　　　B. 盲肠　　　　　　　C. 阑尾

   D. 直肠　　　　　　　　E. 回肠

6. 胰腺的位置是

   A. 横卧于腹后壁　　　　B. 位于胃的前方　　　C. 胰尾被十二指肠包绕

   D. 胰头邻脾门　　　　　E. 胰岛是胰的外分泌部

7. 胃特有的运动形式是

   A. 蠕动　　　　　　　　B. 分节运动　　　　　C. 容受性舒张

   D. 集团蠕动　　　　　　E. 蠕动冲

8. 激活胃蛋白酶原的物质是

   A. Cl^-　　　　　　　　B. HCl　　　　　　　C. Na^+

   D. K^+　　　　　　　　E. 内因子

9. 巨幼红细胞贫血与胃液中缺乏

   A. 盐酸有关　　　　　　B. 内因子有关　　　　C. 胃蛋白酶有关

   D. 黏液有关　　　　　　E. 无机盐有关

10. 在胃中排空速度由快到慢的排列顺序是

    A. 糖类、蛋白质、脂肪   B. 蛋白质、脂肪、糖类   C. 蛋白质、糖类、脂肪

    D. 糖类、脂肪、蛋白质   E. 脂肪、糖类、蛋白质

11. 胆汁中与消化有关的成分是

    A. 胆盐   B. 胆固醇   C. 胆色素

    D. 脂肪酸   E. 水和矿物质

12. 消化能力最强、最重要的消化液是

    A. 唾液   B. 胰液   C. 胆汁

    D. 胃液   E. 小肠液

13. 蛋白质吸收的形式是

    A. 蛋白质   B. 多肽   C. 寡肽

    D. 氨   E. 氨基酸

14. 消化道中能对胆盐和维生素 B_{12} 主动吸收的部位是

    A. 十二指肠   B. 空肠   C. 胃

    D. 回肠   E. 大肠

15. 能使胰脂肪酶作用增强的物质是

    A. 胆盐   B. 胆固醇   C. 进入十二指肠的胃酸

    D. HCO_3^- E. 肠激酶

二、多项选择题

1. 关于胆囊的描述错误的是

    A. 能储存胆汁   B. 位于肝脏上方   C. 能分泌胆汁

    D. 分为底、体、颈三部分   E. 胆囊不是输胆管道

2. 消化道平滑肌的一般特性有

    A. 兴奋性低,舒缩缓慢   B. 对化学、温度和机械牵张等刺激较敏感

    C. 经常保持一定的紧张性收缩   D. 富有伸展性

    E. 受中枢神经系统的控制,可随意运动

3. 小肠分节运动的作用有

    A. 使食糜与消化液充分混合,有利于消化   B. 有利于肠液的分泌

    C. 使食糜与肠壁黏膜紧密接触有利于吸收   D. 对食糜有推进作用

    E. 挤压肠壁,有利于血液和淋巴的回流

4. 关于胃黏液-碳酸氢盐屏障的叙述,正确的是

    A. 防止胃黏膜的机械性损伤   B. 阻止胃黏膜与胃酸接触

    C. 维持胃液的酸度   D. 阻止胃黏膜与胃蛋白酶接触

    E. 由黏液和 HCO_3^- 组成

三、简答题

1. 简述胃液的主要成分及其生理作用。

2. 简述小肠的运动形式及其生理意义。

3. 简述胆汁的主要成分及其在消化吸收中的作用。

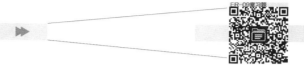

（季 华 袁 鹏）

第十章

泌尿系统

导学情景 ∨

情景描述：

　　某成年女性，患糖尿病 20 年，近日出现无尿、全身水肿等症状。到医院就医，经一系列检查后，确诊为糖尿病、肾衰竭。

学前导语：

　　肾是泌尿系统的重要组成之一，其主要功能就是通过连续不断地生成尿液，以维持内环境稳态。肾衰竭可使肾脏分泌尿液急剧减少，机体不能将多余的水负荷排出而导致水肿。

　　泌尿系统包括哪些结构？尿液是如何生成和排放的？尿液生成受哪些因素的调控？尿量的正常与否对人体有何影响？通过学习上述知识，有助于学生对正常肾功能、肾脏疾病和药物性肾损害等方面知识的理解和掌握。

泌尿系统由肾、输尿管、膀胱和尿道四部分组成（图 10-1）。肾的主要功能是产生尿液，机体在新陈代谢过程中所产生的废物（尿素、尿酸等）及多余的水分通过血液循环运送到肾，在肾内形成尿液，经输尿管输送至膀胱储存。当膀胱内的尿液达到一定量时，在神经系统调节下，尿液经尿道排出体外。

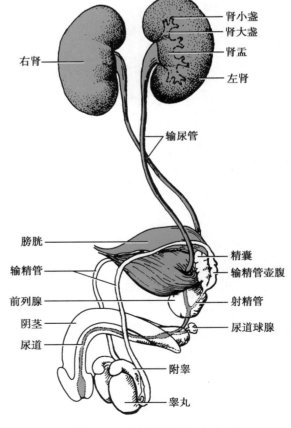

图 10-1　男性泌尿系统全貌

第一节　概述

肾具有排泄功能和内分泌功能,前者是最主要的。排泄是指机体将体内的代谢终产物、体内多余的物质、进入体内的异物和药物通过血液循环运到排泄器官排出体外的过程。

1. 肾的排泄功能　肾的排泄功能是通过尿的生成和排出而实现的,其作用是:①将体内的代谢终产物、过剩的水和无机盐以及进入机体的异物和毒物排出体外;②调节体内的水与电解质平衡;③调节体内的酸碱平衡。肾的这些功能对于维持机体内环境稳态起重要作用。由于肾脏排出代谢终产物的种类最多、数量最大,并可随机体的需要而改变尿的质和量,所以肾脏是人体最重要的排泄器官。

肾能够连续不断地生成尿液,但排尿是间断性的。肾生成的尿液经输尿管输送到膀胱暂时贮存,达到一定量时可引起排尿反射,使膀胱内的尿液经尿道排出体外。

2. 肾的内分泌功能　肾分泌的激素主要包括促红细胞生成素、前列腺素,此外还可产生分泌其他生物活性物质如肾素、$1,25\text{-}(OH)_2\text{-}D_3$、激肽等。这些物质参与人体生理功能的调节:①肾素-血管紧张素-醛固酮系统和激肽-缓激肽-前列腺素系统来调节血压。慢性肾病时,这些活性物质的分泌可出现异常,引起血压升高。②分泌促红细胞生成素,促进骨髓造血。肾功能不全时,促红细胞生成素合成减少,可引起肾性贫血。③$1,25\text{-}(OH)_2\text{-}D_3$调节体内的钙磷代谢,促进骨骼发育并维持骨骼的正常结构与功能。此外,肾也是多种内分泌物质降解与灭活的场所,参与激素代谢的调节。如胰岛素、甲状旁腺激素、胰高血糖素、生长激素、降钙素等许多激素均在肾近端小管细胞降解和清除。当肾功能不全时,这些激素的生物半衰期明显延长,导致在体内蓄积,并引起代谢紊乱。因此,肾是维持人体内环境稳态和正常生理功能的重要器官。

知识链接

药物性肾损害

药物性肾损害是指由药物所致的各种肾脏损害的一类疾病。　肾脏是药物代谢和排泄的重要器官,药物引起的肾损害日趋增多,主要表现为肾毒性反应及过敏反应。　20%～34%的急性肾衰竭患者与应用肾毒性药物有关,由于目前药物种类繁多,加之药物滥用问题严重,而在老年人中发生率则更高。　因此,临床医师、药师及相关药品类从业人员应提高对药物性肾毒性作用的认识,以降低药物性肾损害的发生率。

第二节　肾的形态结构和血液循环

一、肾的位置和形态

肾是成对的实质性器官,位于腹膜后方,紧贴腹后壁上部,在脊柱的两侧,左右各一,为腹膜外位器官。左肾上端约平第 11 胸椎下缘,下端约平第 2 腰椎下缘,后方有第 11、第 12 肋斜行跨过。右肾因上方有肝,故位置较左肾低约半个椎体,后方有第 12 肋斜行跨过,肾门约平第 1 腰椎平面。竖脊肌的外侧缘与第 12 肋之间的夹角称为肾区(脊肋角),在临床上当肾有病变时,叩击或触压此处常可引起疼痛,是检查肾脏有无疾病的一种简便方法。

肾的位置一般女性略低于男性,儿童低于成人,新生儿更低,甚至可达髂嵴附近。

新鲜的肾呈红褐色,表面光滑,质地柔软。肾形似蚕豆,其内侧缘中部凹陷称肾门,肾盂、肾的血管、神经和淋巴管经此出入。进出肾门的结构被结缔组织包绕,称肾蒂,其内的各结构自前向后分别为肾静脉、肾动脉和肾盂;自上向下分别为肾动脉、肾静脉和肾盂。肾门向肾内凹陷形成的腔隙称为肾窦,窦内容纳肾盏、肾盂、肾动脉的分支及肾静脉的属支等结构。

二、肾的结构

(一) 肾的一般结构

肾的冠状切面上,可见肾实质分为肾皮质和肾髓质两部分(图 10-2)。肾皮质位于浅层,主要由肾小体和肾小管组成,富含血管,呈红褐色;肾皮质伸入髓质之间的部分称肾柱。肾髓质位于肾皮质的深部,色淡,由许多小管道组成,它们形成了 15~20 个肾锥体。肾锥体切面呈三角形,尖端突入肾窦,称肾乳头,其顶端有许多乳头孔。肾乳头被漏斗状的肾小盏包绕,肾生成的尿液由乳头孔流入肾小盏,每肾有 7~8 个肾小盏。相邻 2~3 个肾小盏汇集成 1 个肾大盏,每肾有 2~3 个肾大盏;肾大盏再汇集成 1 个扁漏斗状的肾盂,肾盂出肾门后逐渐变细移行为输尿管。

(二) 肾的组织结构

肾实质由大量的肾单位和集合管组成(图 10-3),其间有少量的结缔组织、血管和神经等构成肾间质。

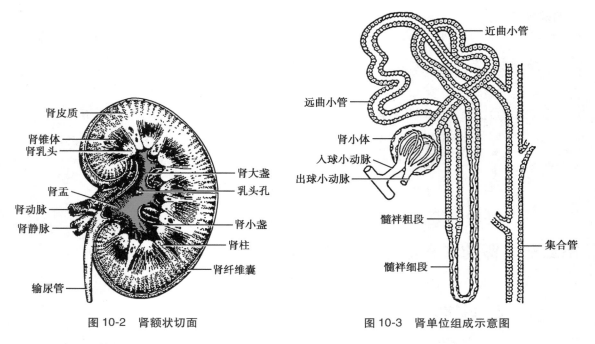

图 10-2 肾额状切面   图 10-3 肾单位组成示意图

1. **肾单位** 是肾脏结构和功能的基本单位,可分为肾小体和肾小管两部分,每侧肾有 100 万个以上的肾单位。

肾小体呈球状,由血管球和肾小囊构成。血管球是一团盘曲的毛细血管,是位于入球微动脉与出球微动脉之间的盘曲的毛细血管团,其管壁由一层内皮细胞及基膜构成。肾小囊为肾小管起始端扩大并凹陷而成的杯状双层囊,两层间的腔隙为肾小囊腔。肾小囊的外层(壁层)与肾小管续接,内层(脏层)足细胞的足突与肾小球毛细血管内皮细胞及基膜构成滤过膜(图 10-4),血浆中除大分子以外的成分可经此滤入肾小囊腔成为原尿。

肾小管由近端小管、细段和远端小管构成。近端小管和远端小管分为曲部(近曲小管、远曲小管)和直部(近直小管、远直小管),均由单层立方上皮构成;细段由单层扁平上皮组成(图 10-5)。由近直小管、细段和远直小管组成的 U 形结构称为髓袢。

2. **集合管** 由远端小管末端汇合而成,管壁为单层立方上皮(图 10-5)。在从皮质行向髓质的过程中,集合管陆续汇合成乳头管,开口于肾乳头。由肾乳头排入肾小盏的尿液称为终尿。集合管也具有重吸收的功能,使尿液进一步浓缩。

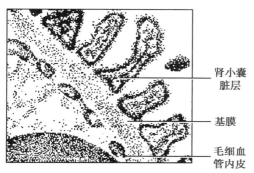

图 10-4 肾小球滤过膜结构示意图

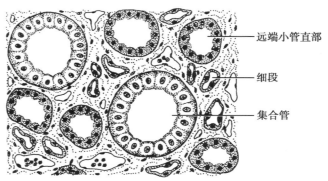

图 10-5 肾髓质的微细结构

3. **球旁器** 又称球旁复合体,主要包括球旁细胞、致密斑和球外系膜细胞(图10-6)。球旁细胞是入球微动脉的平滑肌细胞分化而成的上皮样细胞,内含分泌颗粒,能合成和分泌肾素。致密斑是由远曲小管靠近肾小体处的管壁上皮细胞变高变窄,且排列紧密而形成的椭圆形斑,可感受小管液中 Na^+ 浓度的变化,并将信息传至球旁细胞,以调节肾素的分泌。球外系膜细胞是分布在入球微动脉、出球微动脉和致密斑之间的一群细胞,具有收缩和吞噬功能。

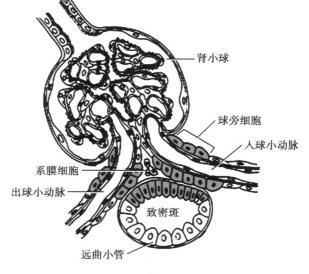

图 10-6 球旁器示意图

（三）肾的被膜

肾的表面从内向外由纤维囊、脂肪囊和肾筋膜 3 层被膜包绕。纤维囊贴于肾实质的表面,薄而坚韧,正常状态下易与肾实质剥离,但在某些病理情况下则与肾实质粘连而不易剥离。脂肪囊是位于纤维囊外周的脂肪层,对肾起弹性垫样保护作用。肾筋膜是固定肾的主要结构。此外,肾脂肪囊、肾血管、肾的邻近器官、腹膜和腹压等也对肾均有固定作用。当上述因素不健全时,可造成肾下垂或游走肾。

▶▶ 边学边练

肾是人体最重要的排泄器官,肾脏能够连续不断地分泌尿液,以维持人体内环境稳态。 有关肾脏的形态、位置和结构等请参见: 实验十六 泌尿器官的观察

三、肾的血液循环

（一）肾的血液供应

肾动脉直接从腹主动脉分出,入肾门后经多次分支成为入球小动脉,入球小动脉进入肾小体后,再分支形成肾小球毛细血管网,然后汇集成出球小动脉。出球小动脉离开肾小体后再次形成毛细血管网,缠绕于肾小管和集合管的周围,然后汇合成静脉,最后经肾静脉出肾门,汇入下腔静脉。

（二）肾血液循环的特点

1. 肾血流量大　正常成人安静时,两肾的血流量约为 1200ml/min,相当于安静时心输出量的 1/5~1/4。其中约 94% 的血液分布在肾皮质层,因此通常所说的肾血流量主要指肾皮质血流量。肾的血液供应很丰富,并非由于肾本身的代谢所需要,而是由于全身血液需要经过肾加工处理,以维持人体内环境的相对恒定。

2. 两套毛细血管的血压差异大

（1）肾小球内毛细血管血压较高:肾小球毛细血管两端均连于动脉,且由于入球小动脉的口径比出球小动脉的粗,故肾小球毛细血管内血压较高,有利于肾小球的滤过。

（2）肾小管周围毛细血管血压较低:血流经过入球小动脉与出球小动脉后,经阻力消耗,使肾小管周围毛细血管内的血压大为降低;同时由于血液流经肾小球时大量水分滤出而蛋白质保留,因此肾小管周围毛细血管内的血浆胶体渗透压升高,有利于肾小管的重吸收。

3. 肾血流量相对稳定　肾血流量是尿生成的前提。在正常情况下,由于肾血流量的自身调节机制,肾血流量能保持相对稳定(见本章第三节),这对于肾完成尿的生成及排泄功能是十分重要的。

点滴积累 ▽

1. 肾形态与位置口诀: 形如蚕豆表面平,脊柱旁列八字形;被膜肾蒂腹内压,相邻器官都固定;左肾上平胸十一,右低半椎十二中;肾门约对一腰椎,病变肾区叩压疼。

2. 肾血流量特别丰富,约为 1200ml/min,占心输出量的 1/5~1/4,按单位面积计算是人体中

血流量最多的器官，因而会有大量的药物随着血液循环进入肾，这是引起药物性肾损害的原因之一。

3. 肾内毛细血管面积大，易发生抗原-抗体复合物的沉积，这是引起药物性肾损害的另一个重要原因。

第三节　肾的泌尿功能

一、尿的生成过程

尿的生成包括肾小球的滤过、肾小管和集合管的重吸收以及肾小管和集合管的分泌 3 个互相联系的过程，即(终)尿量=肾小球的滤过量-肾小管和集合管的重吸收量+肾小管和集合管的分泌量。

（一）肾小球的滤过作用

1. 肾小球滤过与肾小球滤过率的概念　当血液经过肾小球毛细血管时，血浆中的水和小分子物质在有效滤过压的作用下，通过滤过膜进入肾小囊腔形成原尿的过程称为肾小球滤过。用微穿刺法实验证明，肾小球的滤过液中除蛋白质外，其余成分与血浆基本相同，因此认为原尿就是血浆的超滤液。

单位时间(/min)内两侧肾所生成的原尿量(或超滤液量)称为肾小球滤过率(GFR)，正常成人约为 125ml/min。肾小球滤过率与每分钟肾血浆流量的比值称为滤过分数。每分钟肾血浆流量约 660ml，故滤过分数为 $(125/660)\times100\% \approx 19\%$，即约有 1/5 的流经肾的血浆由肾小球滤入肾小囊腔形成了原尿。肾小球滤过率和滤过分数是检测肾功能的重要指标。

2. 肾小球滤过的结构基础与动力

（1）滤过的结构基础——滤过膜：血浆中的物质滤过到肾小囊腔所经过的组织结构称为滤过膜，由内层、中层和外层 3 层结构组成。滤过膜的内层是肾小球毛细血管内皮细胞，其表面富含带负电荷的糖蛋白，能阻止带负电荷的蛋白质通过，但血浆中的水、离子和小分子溶质可自由通过；中层是基膜，它是能够限制血浆蛋白滤出的重要屏障；外层是肾小囊脏层的上皮细胞，上皮细胞上有很长的突起，相互穿插交错，在突起之间形成裂隙膜，其主要作用是阻止蛋白质的滤出。肾小球滤过膜对血浆中物质的滤过起着机械屏障和电屏障的双重作用。

正常成人两肾的总滤过面积约为 $1.5m^2$。生理情况下，滤过膜的面积和通透性都比较稳定。在某些病理情况下，如果肾小球滤过面积减少或厚度增加，使肾小球滤过率降低，导致少尿甚至无尿；如果使滤过膜通透性增加，则会出现蛋白尿或血尿。

（2）滤过的动力——有效滤过压：有效滤过压是指促使肾小球滤过的力量与阻止肾小球滤过的力量的代数和(图 10-7)，可用下式表示：

肾小球有效滤过压=肾小球毛细血管压-(血浆胶体渗透压+肾小囊内压)

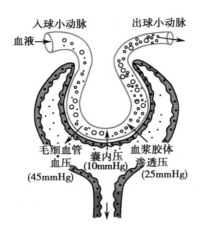

图 10-7 肾小球有效滤过压示意图

肾小球毛细血管血压平均为 45mmHg，肾小囊内压约为 10mmHg，入球端的血浆胶体渗透压约为 25mmHg，故入球端的有效滤过压＝45−（25＋10）＝ 10mmHg。在血液流向出球微动脉端的过程中，由于水分和晶体物质不断被滤出，使血液中的血浆蛋白浓度相对增加，血浆胶体渗透压逐渐升高，有效滤过压则逐渐下降。当有效滤过压下降到 0 时，滤过便停止。

（二）肾小管和集合管的重吸收功能

1. 重吸收的概念 原尿进入肾小管后称为小管液。小管液流经肾小管和集合管时，其中的水分和溶质通过小管上皮细胞重新转运回血液的过程称为肾小管和集合管的重吸收（图 10-8）。

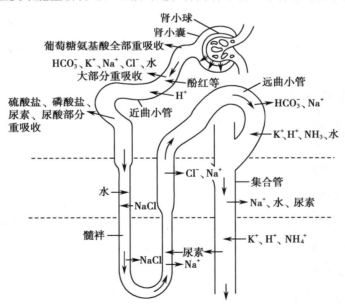

图 10-8 肾小管和集合管重吸收与分泌示意图

正常成人两肾每天生成的原尿量达 180L，而终尿量仅为 1～2L，表明原尿中约 99% 的水被肾小管和集合管重吸收，只有约 1% 被排出体外。原尿中的葡萄糖和氨基酸等全部被重吸收，Na^+、K^+、Cl^-、HCO_3^- 等大部分被重吸收，尿素小部分被重吸收，肌酐则完全不被重吸收，可见肾小管和集合管的重吸收具有选择性。

2. 重吸收的部位 肾小管各段和集合管都具有重吸收的功能,但近端小管重吸收物质的量最大、种类最多,是各类物质重吸收的主要部位。正常情况下,小管液中 65%～70% 的 Na^+、Cl^-、K^+ 和水,80%～90% 的 HCO_3^- 以及全部葡萄糖和氨基酸等都在近端小管被重吸收;余下的水和盐类大部分在髓袢细段、远端小管和集合管进行重吸收,少量随尿排出。

3. 几种重要物质的重吸收

(1) Na^+、K^+、Cl^- 的重吸收:小管液中的 Na^+ 99% 以上被重吸收,其中大部分在近端小管经钠泵主动重吸收,Cl^- 和水随之被动重吸收。小管液中的 K^+ 也属于逆浓度差的主动重吸收,其中大部分在近端小管被重吸收,余下的在肾小管的其他部位几乎全部被重吸收。

髓袢升支粗段是 NaCl 在髓袢主动重吸收的重要部位。髓袢升支粗段的顶端膜上有电中性的 $Na^+-K^+-2Cl^-$ 同向转运体,该转运体可将 1 个 Na^+、1 个 K^+ 和 2 个 Cl^- 同向转运进入上皮细胞内。Na^+ 由转运体运至细胞内是顺着电-化学梯度进行的,同时该转运体又可将 1 个 K^+ 和 2 个 Cl^- 一起同向转运至细胞内。进入细胞内的 Na^+ 可通过基侧膜上的钠泵泵到组织间液中,Cl^- 则由管周膜上的氯通道进入组织间液,而 K^+ 则顺浓度梯度经顶端膜返回小管液中。临床上使用的利尿药呋塞米(也称呋喃苯胺酸)可抑制 $Na^+-K^+-2Cl^-$ 同向转运体,从而抑制髓袢对 Na^+ 和 Cl^- 的重吸收。

(2) 水的重吸收:原尿中的水约 99% 被重吸收,仅 1% 被排出。因此,水的重吸收量对终尿量的影响很大。一般情况下,原尿中的水 65%～70% 在近端小管、10% 在髓袢降支细段、10% 在远曲小管、10%～15% 在集合管被重吸收。

在近端小管和髓袢降支细段,水伴随溶质的吸收而被吸收,这部分水的重吸收与体内是否缺水无关,水的重吸收比率固定,不参与机体对水的调节,称为必然性重吸收。在远端小管和集合管,水的重吸收比率虽然不大,但在血管升压素的作用下,重吸收量随机体水分的多少改变较大,称为调节性重吸收,对于机体水平衡的调节具有重要意义。

(3) HCO_3^- 的重吸收:HCO_3^- 的重吸收是以 CO_2 的形式进行的,且与小管上皮细胞管腔膜的 Na^+-H^+ 交换有密切关系(图 10-9)。小管液中的 HCO_3^- 与小管上皮细胞分泌的 H^+ 结合生成 H_2CO_3,H_2CO_3

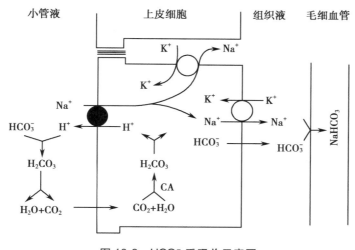

图 10-9 HCO_3^- 重吸收示意图

CA:碳酸酐酶;●:转运体;○:Na^+泵

迅速分解为 CO_2 和 H_2O。CO_2 为高脂溶性物质,能迅速扩散入上皮细胞内,并在细胞内碳酸酐酶的作用下与 H_2O 生成 H_2CO_3;由 H_2CO_3 解离出的 H^+ 通过 Na^+-H^+ 交换从细胞分泌到小管液中,HCO_3^- 则与 Na^+ 生成 $NaHCO_3$ 被转运回血。HCO_3^- 是体内重要的碱贮备,HCO_3^- 的重吸收对调节机体内的酸碱平衡起着重要作用。

(4)葡萄糖的重吸收:肾小球滤过液中的葡萄糖浓度和血浆中的相等,但终尿中几乎不含葡萄糖,说明葡萄糖全部被重吸收。葡萄糖的重吸收部位仅限于近端小管,其余各段肾小管无重吸收葡萄糖的能力。近端小管对葡萄糖的重吸收能力有一定限度,当血糖浓度超过 $8.96 \sim 10.08$mmol/L($1.6 \sim 1.8$g/L)时,尿中开始出现葡萄糖。尿中刚开始出现葡萄糖的最低血糖浓度称为肾糖阈。

葡萄糖的重吸收继发于 Na^+ 的主动重吸收。当小管液流经近端小管时,其中的葡萄糖和 Na^+ 一起与载体蛋白质结合形成复合体转运入细胞。细胞内的 Na^+ 被泵入组织液,葡萄糖则经易化扩散至管周组织液再入血。

(5)其他物质的重吸收:其他物质如小管液中的氨基酸、HPO_4^{2-}、SO_4^{2-} 等的重吸收机制基本上与葡萄糖相同,但转运体可能不同。部分尿酸在近端小管重吸收;大部分 Ca^{2+}、Mg^{2+} 在髓袢升支粗段被重吸收;小管液中微量的蛋白质在近端小管内通过入胞作用而被重吸收。

(三)肾小管和集合管的分泌作用

肾小管和集合管上皮细胞将自身的代谢产物分泌入小管液中的过程称为分泌。血液中的某种物质经肾小管和集合管上皮细胞排入小管液中的过程称为排泄。但两者难以严格区分,一般合称为分泌。

1. **H^+ 的分泌** 肾小管和集合管上皮细胞均可分泌 H^+,但 H^+ 的分泌主要是在近端小管。近端小管细胞通过 Na^+-H^+ 交换分泌 H^+,促进 $NaHCO_3$ 的重吸收。远曲小管和集合管的上皮细胞则以主动转运的方式分泌 H^+。

H^+ 分泌的生理意义在于:①排酸保碱:肾小管上皮细胞每分泌 1 个 H^+,可重吸收 1 个 Na^+ 和 1 个 HCO_3^- 回到血液;②酸化尿液:在远端小管,分泌的 H^+ 与 HPO_4^{2-} 结合生成 $H_2PO_4^-$,增加尿液中的酸度;③促进氨的分泌。

2. **K^+ 的分泌** 终尿中的 K^+ 主要来自于远曲小管和集合管的分泌。K^+ 的分泌与 Na^+ 的主动重吸收有密切联系。在小管液中的 Na^+ 被主动重吸收的同时,K^+ 被分泌到小管液内,这种现象称为 Na^+-K^+ 交换。Na^+-K^+ 交换和 Na^+-H^+ 交换具有竞争性抑制。肾衰竭时,K^+ 的分泌减少,形成高血钾,促进 Na^+-K^+ 交换,使 Na^+-H^+ 交换减少,可引起酸中毒。

体内的 K^+ 主要由肾排泄。正常情况下,机体的 K^+ 摄入量与排出量保持动态平衡。肾对 K^+ 代谢的特点是多吃多排,少吃少排,不吃也排出一部分。故在临床上,对不能进食的患者应适当补 K^+,以免引起低钾血症。

3. **NH_3 的分泌** 终尿中排出的 NH_3 主要来源于小管上皮细胞内谷氨酰胺的脱氨反应。NH_3 是脂溶性物质,能自由通过细胞膜扩散入小管液中,然后与 H^+ 结合形成 NH_4^+,NH_4^+ 再与强酸盐的负离子结合,生成铵盐而随尿排出。

小管液中的 NH_3 与 H^+ 结合成 NH_4^+,使小管液中的 NH_3 浓度下降,可加速 NH_3 的继续分泌; NH_4^+ 的生成又降低了小管液中 H^+ 的浓度,有利于 H^+ 的进一步分泌(图 10-10)。而 H^+ 的分泌又可促进 Na^+ 和 HCO_3^- 的重吸收,因此 NH_3 的分泌既可促进 H^+ 的分泌,同时又可促进 Na^+ 和 HCO_3^- 的重吸收,有利于实现肾的排酸保碱功能。

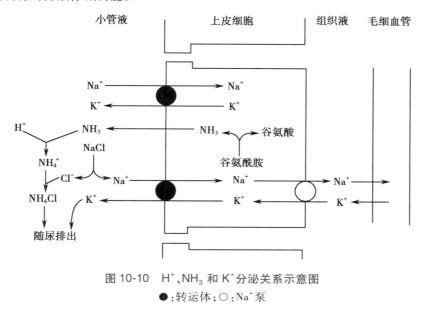

图 10-10　H^+、NH_3 和 K^+ 分泌关系示意图

●:转运体;○:Na^+泵

4. 血浆中其他物质的排出　体内的代谢产物如肌酐和对氨基马尿酸等可直接排入小管液。血肌酐水平是判定肾功能的一个重要指标,肾功能受损时,血肌酐含量可增多。进入体内的某些物质如青霉素、酚红、呋塞米和依他尼酸等,主要由近端小管排入小管液。

二、尿的稀释和浓缩

尿液的渗透浓度可由于体内缺水或水过剩等不同情况而出现大幅变动。当体内缺水时,尿液的渗透压明显比血浆渗透压高,称为高渗尿,表示尿被浓缩;而体内水过剩时,尿液的渗透压比血浆渗透压低,称为低渗尿,表示尿被稀释。这表明肾脏具有浓缩和稀释尿液的功能,这一功能对维持机体的水平衡具有重要意义。

尿液浓缩和稀释的关键是肾髓质渗透压梯度以及血液中抗利尿激素(ADH)的浓度。

水重吸收的动力来自于肾髓质渗透梯度,即肾髓质部的渗透压由外髓部向内髓部逐渐增加,有明显的渗透梯度。当肾小球滤液流经近曲小管时,小管液的渗透压与血浆等渗。在近直小管和细段降支,由于管壁对水易通透而对溶质不通透,小管液在髓质组织液高渗浓度的作用下,水被"抽吸"出来,进入组织间液,小管液渗透压逐渐升高。在细段升支和远直小管,Na^+、Cl^- 和 K^+ 不断被主动重吸收,而该段管壁对水的通透性较低,这种水、盐分离的重吸收使小管液逐渐变为低渗。

当低渗的小管液流经远曲小管和集合管时,Na^+、Cl^- 继续被重吸收;水的重吸收则受抗利尿激素(ADH)的调节。当 ADH 缺乏时,远曲小管和集合管管壁对水的通透性很低,水的重吸收减少,小管液的渗透压进一步降低,形成低渗尿,即尿液被稀释。当体内缺水、血浆被浓缩,ADH 释放增加时,管壁对水的通透性增加,小管液中的水大量被重吸收,形成高渗尿,即尿液被浓缩。

三、尿生成的调节

(一)自身调节

1. 肾血流量的自身调节 在没有外来神经支配的情况下,肾血流量在动脉血压的一定变动范围(80~180mmHg)内保持相对稳定的现象称为肾血流量的自身调节(图10-11)。肾血流量自身调节的生理意义在于当心血管功能发生变化时,可保持肾小球滤过功能的相对稳定。与其他器官比较,肾对其血流量的自身调节十分明显。

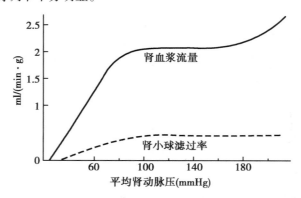

图 10-11 肾血流量和肾小球滤过率的自身调节

关于肾血流量自身调节的机制,目前较多的是用肌源学说来解释。认为在一定范围(80~180mmHg)内,肾小动脉的平滑肌会因为血压的升高和降低而自动地发生收缩和舒张,改变血流阻力,从而维持肾血流量的相对稳定。

2. 球-管平衡 当肾小球滤过率发生改变时,近端小管中 Na^+ 和水的重吸收量占肾小球滤过量的百分比能保持不变,即大约70%,这一现象称为球-管平衡。球-管平衡的生理意义在于使尿钠排出量和尿量不会因肾小球滤过率的变化而发生大的变化。

3. 小管液中的溶质浓度 小管液内溶质的渗透压是对抗肾小管重吸收水分的力量。如果小管液中的溶质含量增多,渗透压增高,水的重吸收就会减少,尿量随之增加,这种现象称为渗透性利尿。因此,临床上给某些患者使用可被肾小球滤过但不被肾小管重吸收的物质,如甘露醇和山梨醇等,可产生渗透性利尿效应。

(二)神经调节

一般认为肾没有迷走神经分布。肾交感神经支配肾动脉、肾小管和分泌肾素的球旁细胞,其末梢释放的递质为去甲肾上腺素。肾交感神经兴奋时,对肾功能的作用主要有3个方面:①肾血管收缩,使肾血流阻力增加,从而使肾血浆流量和肾小球滤过率减少;②促进肾小管对 Na^+ 等溶质的重吸收,使尿钠排出量减少;③促使球旁细胞释放肾素,并通过肾素-血管紧张素-醛固酮系统使醛固酮生成增多,促进远曲小管和集合管对 Na^+ 的重吸收和 K^+ 的分泌。

(三)体液调节

1. 血管升压素(VP) 也称抗利尿激素(ADH),是由下丘脑视上核和室旁核等部位的神经元合成的,并经下丘脑-垂体束进入神经垂体贮存,在机体需要时释放入血。

ADH 的主要作用是使远曲小管和集合管对水的通透性增加,促进水的重吸收,使尿液浓缩、尿量减少。当 ADH 缺乏时,远曲小管和集合管对水的通透性很低,水的重吸收减少,故尿液稀释、尿量增多。在一些病理情况下,如 ADH 分泌不足或肾脏对 ADH 反应缺陷而引起的综合征称为尿崩症,患者每天可排出 5~10L 稀释尿。

引起 ADH 释放的主要原因是血浆晶体渗透压和循环血量的改变。当血浆晶体渗透压升高时,例如大量出汗、严重呕吐和腹泻,可刺激下丘脑的渗透压感受器,使 ADH 合成和释放增加,促进远曲小管和集合管对水的重吸收,尿量减少,促使血浆渗透压恢复;反之,当血浆晶体渗透压降低如一次大量饮清水时,ADH 合成和释放减少,尿量增加。因大量饮清水引起尿量增多的现象称为水利尿(图 10-12)。

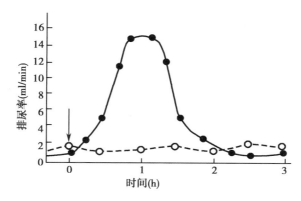

图 10-12 一次饮 1L 清水(实线)和饮 1L 等渗盐水(虚线)后的排尿率
箭头表示饮水时间

当循环血量增多时,左心房和胸腔大静脉内的容量感受器受刺激而兴奋,冲动沿迷走神经传至下丘脑,反射性地抑制 ADH 的合成和释放,结果使尿量增加;相反,当循环血量减少时容量感受器受刺激减弱,ADH 释放增加,尿量减少。

2. 醛固酮 醛固酮是由肾上腺皮质球状带的细胞合成和分泌的一种激素,当血液中的血管紧张素 Ⅱ 和血管紧张素 Ⅲ 增加,或血 K^+ 升高及血 Na^+ 降低时,均可使醛固酮分泌增加。醛固酮的主要作用是促进远曲小管和集合管对 Na^+ 和水的重吸收,并促进 K^+ 的分泌。

3. 心房钠尿肽 心房钠尿肽是由心房肌细胞合成和释放的一种多肽激素,其主要作用是使血管平滑肌强烈舒张和促进肾排钠排水。心房钠尿肽对肾的作用主要有以下几个方面:①使入球小动脉舒张,增加肾小球滤过率;②抑制集合管对 Na^+ 的重吸收;③抑制球旁细胞分泌肾素,使血管紧张素 Ⅱ 和醛固酮的生成减少。

▶▶ 边学边练

肾脏分泌尿液的环节包括 3 个连续的环节:①肾小球滤过;②肾小管、集合管的重吸收;③肾小管、集合管的分泌。 无论神经因素、体液因素使哪一个环节发生变化,都会影响尿液的生成。 请参见:实验十七 影响尿生成的因素

四、血浆清除率

（一）血浆清除率的概念

血浆清除率是指单位时间（/min）内两肾能将多少毫升血浆中的某种物质完全清除，或者说是指1分钟内尿液中排出的某种物质来自于多少毫升的血浆。其计算公式为：

$$C = (U \times V)/P$$

式中，C 为清除率（ml/min）；U 为尿中某物质的浓度（mg/ml）；V 为每分钟尿量（ml/min）；P 为血浆中某物质的浓度（mg/ml）。

（二）血浆清除率的意义

1. 测定肾小球滤过率　如果某一物质在肾小球能随血浆自由地滤过，而在肾小管中不被重吸收也不被分泌，即尿中排出的这一物质完全来自于肾小球的滤过，则这一物质的清除率就可以代表肾小球滤过率。通过对多种物质的比较，证明菊糖可作为测定肾小球滤过率的标准品。

2. 测定肾血流量　如果血浆流经肾脏1次后，肾脏能将其中的某种物质完全清除，该物质经过肾小球滤过和肾小管的分泌，在肾静脉中的浓度已经为0，则该种物质的清除率可以代表肾血浆流量。对氨基马尿酸大致符合这一条件。

3. 判断肾小管的功能　正常肾对于葡萄糖和氨基酸的血浆清除率为0，尿素为70ml/min，对氨基马尿酸盐为660ml/min。表明肾对人体需要的营养物质不予清除，只是清除了代谢产物或外来物质等。

点滴积累　ᐯ

1. 生理情况下，小管液中的葡萄糖可全部被近端小管上皮细胞重吸收；判断近端小管重吸收葡萄糖的能力的指标是肾糖阈。

2. 正常人终尿中不含葡萄糖。 但如果血糖浓度升高，超过肾糖阈，就会使肾小管内的部分葡萄糖不能被重吸收，而随尿液排出体外，称为糖尿或尿糖，糖尿病即由此得名。

3. 正常人是多饮水后产生多尿，将多余的水分排出体外，以维持体液平衡；而糖尿病患者是由于多尿（渗透性利尿）后，排出的水分过多，使机体"缺水"，才导致口渴、多饮。

第四节　尿的输送、贮存与排放

一、输尿管、膀胱和尿道的形态结构

（一）输尿管

输尿管是一对细长的肌性管道，起于肾盂，终于膀胱，长25~30cm。输尿管全长有3处生理性狭窄，分别位于起始部、跨过髂血管处和斜穿膀胱壁处。当尿路结石下降时，易嵌顿于狭窄处，造成输尿管损伤。

输尿管管壁从外到内依次为外膜、肌层和黏膜 3 层组织。其黏膜层与肾盂及膀胱黏膜相连续，在黏膜下层有丰富的网状淋巴管，是肾脏向下、膀胱向上感染的途径之一。

（二）膀胱

膀胱位于小骨盆腔的前部，是一个贮存尿液的肌性囊状器官，伸缩性很大，其大小、形态和位置随尿液的充盈程度、年龄、性别的差异而有所不同。成人的膀胱容量为 300～500ml，最大容量可达800ml。男性膀胱与直肠、精囊、输尿管和前列腺邻接（图 10-13），女性膀胱与子宫和阴道上部相邻（图 10-14）。

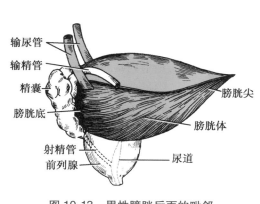
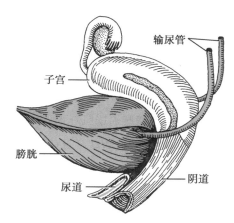

图 10-13　男性膀胱后面的毗邻　　　　图 10-14　女性膀胱后面的毗邻

膀胱壁的结构由内向外由黏膜、肌层和外膜构成。黏膜形成很多皱襞，在膀胱充盈时消失。在膀胱底部两侧输尿管口与尿道内口之间的三角形区域，由于缺少黏膜下层，黏膜平滑无皱襞，称膀胱三角，是肿瘤和结核的好发部位。肌层为平滑肌，称膀胱逼尿肌。

（三）尿道

尿道是从膀胱通向体外的管道。男性尿道兼有排尿和排精的功能（见第十四章）。女性尿道长3～5cm，起于尿道内口，紧贴阴道前壁下行，开口于阴道前庭的尿道外口。尿道内口周围有平滑肌构成的膀胱括约肌环绕，尿道外口位于阴道口的前方，周围有尿道阴道括约肌环绕。由于女性尿道短、宽、直，故易于发生泌尿系逆行感染。

二、尿液及其排放

（一）尿液

1. 尿量　尿量的多少与饮水量成正比，与机体的其他途径排水（如出汗）量成反比。正常成人24 小时的尿量为 1.0～2.0L。如果 24 小时尿量持续超过 2.5L，称为多尿；每 24 小时尿量为 0.1～0.5L，称为少尿；24 小时尿量少于 0.1L 则称为无尿。多尿会使机体丧失大量水分，使细胞外液量减少；少尿或无尿则会使代谢产物在体内堆积。这些变化都会干扰内环境理化性质的相对稳定。正常成人每日产生的固体代谢产物，最少约需要 0.5L 尿量才能将其溶解并排出。

2. 尿液的理化性质　正常新鲜尿液为透明、淡黄色，其颜色深浅与尿量成反比关系，也常受药物影响，如服用呋喃唑酮后尿色呈深黄色、服用利福平后尿色则呈红棕色。病理情况下可出现血尿、乳糜尿等。

　　尿的比重在 1.015~1.025,最大变动范围为 1.002~1.035。若尿的比重长期在 1.010 以下,表示尿浓缩功能障碍,为肾功能不全的表现。尿 pH 的最大变动范围为 5.0~8.0,一般为 5.0~7.0。

　　3. 尿液的成分　尿中水分占 95%~97%,其余是溶解于其中的固体物质。固体物以电解质和非蛋白含氮化合物为主。正常尿中糖、蛋白质的含量极微,临床常规方法不能测出。但正常人高度紧张或一次进食大量的糖,也可出现一过性糖尿。

　　(二) 尿液的排放

　　肾连续不断地生成尿液,而尿液的排放则是间断进行的。尿液不断经肾盂、输尿管送入膀胱贮存,当膀胱充盈达到一定容量时,将引起排尿反射,尿液经尿道排出体外。

　　1. 膀胱与尿道的神经支配　膀胱逼尿肌和尿道内括约肌受盆神经和腹下神经支配,它们分别属于副交感神经和交感神经。盆神经兴奋时可使膀胱逼尿肌收缩,尿道内括约肌舒张,促进排尿;腹下神经兴奋时可使膀胱逼尿肌舒张,尿道内括约肌收缩,阻止排尿。尿道外括约肌属于骨骼肌,由躯体神经的阴部神经支配,活动可受意识控制。发生排尿反射时,阴部神经受到抑制,故尿道外括约肌松弛。上述 3 种神经中也含有传入纤维,可传导膀胱与尿道的不同感觉。

　　2. 排尿反射　排尿反射的初级中枢在骶髓。当膀胱内的尿量达到 400~500ml 时,膀胱壁的牵张感受器受到刺激而兴奋,冲动沿盆神经传入,到达骶髓的初级排尿中枢;同时上传到大脑皮质的高级排尿中枢,产生尿意;当环境允许排尿时,由高级排尿中枢发出冲动到骶髓,引起排尿反射(图 10-15)。

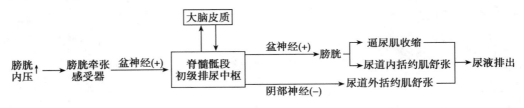

图 10-15　排尿反射过程示意图

　　当尿液进入尿道后,刺激尿道感受器,可进一步反射性地加强排尿反射活动,使排尿反射不断加强,直至尿液排完为止,这是一个正反馈过程。此外,在排尿时,腹肌和膈肌的强大收缩也产生较高的腹压,以协助排尿。

　　婴儿不能自主控制排尿是正常现象,因其大脑皮质尚未发育完善,对初级排尿反射中枢的控制能力较弱,故排尿次数多,夜间也易发生遗尿;但超过 3 岁,小儿已达到自主控制排尿的年龄,如果此时仍不能自主随意控制排尿,熟睡时经常遗尿,俗称"尿床",临床称"遗尿症",则需要到临床检查是否有神经系统或泌尿系统等方面的疾病。

　　3. 排尿异常

　　(1)尿频:是指排尿次数过多的现象。生理性尿频见于饮水过多、精神紧张或气候改变等。病理性尿频有两种情况:一是 24 小时尿液总量增多,如糖尿病、尿崩症等;二是排尿次数增多,但每次尿量减少,或仅有尿意而并无尿液排出,常见于膀胱炎症、膀胱结石、前列腺增生、尿道狭窄或妊娠子宫压迫膀胱等。

（2）尿失禁：是指排尿反射不受意识控制的现象。原因为高位脊髓横断性损伤时，骶髓初级排尿中枢与大脑皮质等高位中枢失去联系，排尿反射虽可发生，但不受意识控制。

（3）尿潴留：是指膀胱内充满尿液而不能排出的现象。原因为骶髓初级排尿中枢或排尿反射弧的其他环节受损，也可因尿路受阻引起。

点滴积累 ⋁

1. 尿常规在临床上是不可忽视的一项初步检查，是有利于医师发现肾脏疾病的一般辅助诊断方法。尿常规检查内容包括尿的颜色、透明度、酸碱度、红细胞、白细胞、上皮细胞、管型、蛋白质、比重及尿糖定性。

2. 脑出血或脑血栓患者如果出血或血栓部位损伤到大脑排尿高级中枢，则会出现尿失禁的临床现象。

3. 尿潴留可分为阻塞性和非阻塞性两类。阻塞性尿潴留指由于前列腺肥大、尿道狭窄、膀胱或尿道结石、肿瘤等疾病，阻塞了膀胱颈或尿道而发生尿潴留。非阻塞性尿潴留即膀胱和尿道无器质性病变，是由排尿功能障碍如脑肿瘤、脑外伤、脊髓肿瘤、脊髓损伤、周围神经疾病以及手术和麻醉引起的。

目标检测

一、单项选择题

1. 下列不属于肾单位的结构是

   A. 近曲小管　　　　　　B. 髓袢　　　　　　　　C. 远曲小管

   D. 集合管　　　　　　　E. 肾小球

2. 肾的位置

   A. 左肾上端平第 12 胸椎下缘　　　　　　B. 左肾上端平第 3 胸椎下缘面

   C. 右肾下端平第 12 胸椎下缘　　　　　　D. 肾门约平第 1 腰椎平面

   E. 右肾下端平第 1 腰椎下缘

3. 肾门位于

   A. 肾前面　　　　　　　B. 肾后面　　　　　　　C. 肾外侧缘

   D. 肾内侧缘　　　　　　E. 肾下缘

4. 紧贴在肾表面的被膜是

   A. 壁腹膜　　　　　　　B. 脏腹膜　　　　　　　C. 脂肪囊

   D. 纤维囊　　　　　　　E. 肾筋膜

5. 关于膀胱三角正确的是

   A. 是膀胱肿瘤的好发部位　　　　　　　　B. 黏膜可以形成很多皱襞

   C. 位于膀胱尖与输尿管口之间　　　　　　D. 位于尿道口与输尿管口之间

   E. 位于膀胱底与输尿管口之间

6. 可分泌肾素的结构是肾的

    A. 致密斑   B. 系膜细胞   C. 间质细胞

    D. 球旁细胞   E. 感受器细胞

7. 肾致密斑的作用是直接感受

    A. 肾血管血压变化   B. 肾小管液 Na^+ 含量变化   C. 肾小管内压变化

    D. 肾血流 Na^+ 含量变化   E. 入球小动脉牵张刺激

8. 肾的基本功能单位是

    A. 肾小球   B. 肾小体   C. 肾小管

    D. 集合管   E. 肾单位

9. 某患者因外伤急性失血,血压降至 60/40mmHg,尿量明显减少,其尿量减少的原因主要是

    A. 血浆胶体渗透压增加   B. 肾小球滤过面积减少

    C. 血浆晶体渗透压降低   D. 滤过膜通透性减小

    E. 肾小球毛细血管血压下降

10. 下列原尿中哪一种物质可被肾小管全部重吸收

    A. Na^+ B. H_2O C. H^+

    D. 葡萄糖   E. 尿酸

11. 给家兔静脉注射抗利尿激素后尿量减少,尿液渗透压增高。该动物尿量减少的主要机制是远曲小管和集合管

    A. 对 Na^+ 的重吸收增多   B. 管腔内的溶质浓度降低

    C. 对尿素的重吸收增多   D. 对水的通透性增高

    E. 管腔外渗透压升高

12. 肾小管分泌 K^+ 主要受哪种激素的调节

    A. 抗利尿激素   B. 醛固酮   C. 心钠素

    D. 维生素 D   E. 肾素

13. 肾小球滤过率是指每分钟

    A. 一个肾单位生成的原尿量   B. 两肾生成的原尿量

    C. 一个肾生成的原尿量   D. 两肾生成的终尿量

    E. 一个肾生成的终尿量

14. 滤过分数指下列哪一项的比值

    A. 肾小球滤过率/肾血浆流量   B. 肾血浆流量/肾血流量

    C. 肾血流量/肾血浆流量   D. 肾小球滤过率/肾血流量

    E. 肾血流量/心输出量

15. 对尿量调节作用最大的激素是

    A. 醛固酮   B. 甲状旁腺激素   C. 糖皮质激素

    D. 抗利尿激素   E. 胰岛素

16. 正常成人的每 24 小时尿量为

    A. 100~200ml   B. 100~500ml   C. 1000~2000ml

    D. >2500ml   E. <100ml

17. 肾对葡萄糖的重吸收发生于

    A. 近球小管   B. 髓袢   C. 远球小管

    D. 集合管   E. 各段肾小管

18. 肾糖阈是指

    A. 尿中刚开始出现葡萄糖时的血糖浓度

    B. 肾小球开始滤过葡萄糖时的血糖浓度

    C. 肾小管开始吸收葡萄糖的最大能力

    D. 肾小管吸收葡萄糖的最大能力

    E. 肾小球开始滤过葡萄糖的临界尿糖浓度

19. 糖尿病患者尿量增多的原因是

    A. 肾小球滤过率增加   B. 渗透性利尿   C. 水利尿

    D. 醛固酮分泌减少   E. 抗利尿激素分泌减少

20. 形成肾脏内部渗透梯度的主要物质是

    A. NaCl 和葡萄糖   B. KCl 和尿素   C. NaCl 和尿素

    D. KCl 和葡萄糖   E. NaCl 和 KCl

21. 大量出汗后尿量减少,主要是由于

    A. 血浆晶体渗透压升高,引起抗利尿激素分泌增多

    B. 血浆胶体渗透压降低,肾小球滤过减少

    C. 血容量减少,肾小球毛细血管血压降低

    D. 肾小管中的溶质浓度降低,水的重吸收增加

    E. 交感神经兴奋引起肾素分泌增加

22. 抗利尿激素的主要作用是

    A. 提高远曲小管和集合管对水的通透性

    B. 促进近球小管对水的重吸收

    C. 提高内髓部集合管对尿素的通透性

    D. 保 Na^+、排 K^+、保水

    E. 增强髓袢升支粗段对 NaCl 的主动重吸收

二、多项选择题

1. 肾单位是肾结构和功能的基本单位,其组成包括

    A. 肾小体   B. 肾小管   C. 肾盂

    D. 肾小盏   E. 肾大盏

2. 肾的被膜

  A. 紧贴肾实质表面的为肾筋膜   B. 内层为纤维囊

  C. 外层为脂肪囊   D. 肾筋膜前、后两层包绕肾和肾上腺

  E. 肾筋膜和纤维囊之间无结缔组织相连

3. 关于肾脏对 H_2O 的重吸收,下列描述哪项是正确的

  A. 近球小管对水的重吸收与体内是否缺水无关

  B. 肾小管和集合管对水的总吸收率约为 99%

  C. 重吸收减少 1%,尿量将增加 1%

  D. 水的重吸收都是被动的

  E. 远曲小管、集合管对水的重吸收受抗利尿激素的调控

4. 下列哪个因素与肾小球滤过率有关

  A. 血浆晶体渗透压   B. 血浆胶体渗透压   C. 肾小球毛细血管血压

  D. 肾小囊内压   E. 肾小球滤过膜的面积

5. 下述哪种情况下尿量改变与抗利尿激素的分泌有关

  A. 大量出汗   B. 严重呕吐或腹泻   C. 循环血量减少

  D. 血糖浓度升高   E. 大量饮水

三、简答题

1. 简述肾血液循环的主要特点。

2. 简述肾的组织结构特点。

3. 简述尿液生成的基本过程。

4. 简述肾小球滤过的动力、结构基础及影响因素。

5. 为什么糖尿病患者的尿量增多?

6. 为什么急性大失血患者的尿量减少(从抗利尿激素作用的角度分析)?

（贺　伟　于翠萍）

第十一章

感觉器官

导学情景 ∨

情景描述：

  2016 年秋天，某医院一位男性患者前来就诊。 患者的年龄为 26 岁，其近日发现右眼下方有一阴影且视物体下方看不见。 询问病史几天前打篮球时右眼曾有碰撞。 双眼近视 6.00D，检查右眼矫正视力 0.1、左眼矫正视力 1.0。 右眼外观无红肿，眼底检查：视神经盘颜色正常，黄斑中心光反射消失，视网膜上方隆起呈灰白色，血管爬行其上，下方视网膜呈豹纹状；左眼眼底正常。 临床诊断为视网膜剥脱症。

学前导语：

  感觉器官是人体与外界环境发生联系，感知周围事物变化的一类器官。 人体有多种感觉器官，主要是眼、耳、鼻、舌、皮肤等。 其中视网膜是眼的感受器，就像一架照相机里的感光底片，专门负责感光成像。 当我们看东西时，物体的影像通过折光系统，落在视网膜上。本章我们将带领同学们学习眼、耳的基本知识和基本功能，为用药服务提供帮助。

  人类之所以能看到周围的景色、听到动听的音乐、品尝美味佳肴，都归功于人体的感觉器官。感觉器官是人体与外界环境发生联系，感知周围事物变化的一类器官。

第一节　概述

  感觉是客观事物在人脑中的主观反映。感觉的产生过程首先是感受器或感觉器官接受刺激，再将各种刺激转变为相应的神经冲动，沿一定的神经传导通路到达大脑皮质的相应部位，经过脑的整合，产生相应的感觉。

一、感受器和感觉器官的概念

  感受器是指机体专门感受内、外环境各种不同刺激的结构。感受器广泛分布于人体各部，其结构和功能各不相同。

  根据分布的部位，感受器可分为内感受器和外感受器。内感受器感受机体内环境变化，多分布于身体内部的器官或组织中，如肺牵张感受器，其特点是冲动传入中枢后，往往不能引起清晰的感觉，在维持内环境的相对稳定和机体功能的协调统一中起重要作用。外感受器感受外界的环境变化,多分布于体表,如声、光、电等感受器,其特点是冲动传入中枢后,能产生清晰的主观感觉。

根据所感受刺激的性质,感受器又可分为机械感受器、化学感受器、光感受器和温度感受器等。

为更好地完成感觉功能,有些特殊的感受器还需有一些附属结构,这些特殊感受器连同附属结构构成的特殊感受装置称感觉器官。人体最重要的感觉器官有眼(视觉器官)、耳(位听器官)等。

二、感受器的一般生理特性

感受器的种类虽然很多,功能也各不相同,但都具有以下一些共同的生理特征:①适宜刺激,即一种感受器通常只对某种特定形式的刺激最敏感、最容易接受;②换能作用,即感受器能将各种不同形式的刺激能量转换为相应传入神经的动作电位;③编码作用,即感受器能将刺激所包含的各种信息转移到传入神经动作电位的序列之中,表现为传入神经产生的神经冲动频率不同以及兴奋的神经纤维数目不同;④适应现象,即当某一刺激持续作用于同一感受器时,其传入神经纤维上的动作电位频率逐渐下降的现象。

点滴积累 ∨

1. 感觉产生是由感受器或感觉器官、神经传导通路和大脑感觉中枢三部分来完成的。

2. 感觉器官由专门感受内、外环境多种不同刺激的感受器连同附属结构构成。

3. 感受器的一般生理特性:适宜刺激、换能作用、编码作用和适应现象。

第二节　眼

眼大部分位于眶腔内,由眼球和眼副器构成。眼的功能是接受光波的刺激,并将刺激转化为神经冲动,经视觉传导通路传到大脑皮质的视觉中枢,产生视觉。

一、眼球

眼球近似于球形,由眼球壁和眼球内容物构成,向后借视神经连于间脑(图 11-1)。

(一)眼球壁

眼球壁由外向内依次分为外膜、中膜和内膜 3 层。

1. **外膜**　又称纤维膜,由致密结缔组织构成,厚而坚韧,对眼球起支持和保护作用。自前向后分为角膜和巩膜两部分。

(1)角膜:占纤维膜的前 1/6,无色透明,角膜的曲度较大,外凸内凹,具有折光作用。富有弹性,没有血管,但感觉神经末梢丰富,故病变时疼痛剧烈。

(2)巩膜:占纤维膜的后 5/6,呈乳白色,厚而坚韧,有维持眼球形态和保护眼球内容物的作用。在巩膜与角膜交界处的巩膜实质内有一环形小管,称巩膜静脉窦。

2. **中膜**　又称血管膜,富含血管和色素细胞,呈棕黑色。由前向后分为虹膜、睫状体和脉络膜三部分。

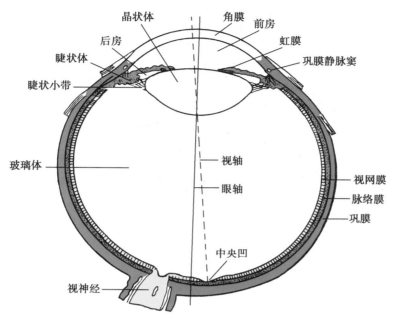

图 11-1　右眼球水平切面

（1）虹膜：位于角膜后方，为圆盘状薄膜。中央有圆形的瞳孔，为光线入眼的通路。虹膜内有两种平滑肌，一种呈环状排列，称瞳孔括约肌，收缩时可缩小瞳孔；另一种呈放射状排列，称瞳孔开大肌，收缩时可开大瞳孔。虹膜的颜色取决于色素的多少，有种族差异。

（2）睫状体：位于虹膜后方的肥厚部分。其前部有许多辐射状的突起，称睫状突。由睫状突发出许多睫状小带，与晶状体相连。睫状体内的平滑肌称睫状肌。睫状肌舒缩具有调节晶状体曲度和产生房水的作用。

（3）脉络膜：位于血管膜的后 2/3，为一层富含血管和色素的棕色薄膜，柔软光滑，具有营养眼球和吸收眼内散射光线的功能。

3. 内膜　又称视网膜，由前向后可分为视网膜盲部和视网膜视部两部分。视网膜盲部为视网膜贴附于睫状体和虹膜内面的部分，无感光作用；视网膜视部为视网膜贴附于脉络膜内面的部分，有感光作用。通常说的视网膜是指视网膜视部。

在视网膜后部称眼底有一白色的圆盘形隆起，是视神经穿出的部位，称视神经盘，此处无感光细胞，不能感光，称生理性盲点（图 11-2）。在视神经盘的颞侧稍偏下方约 3.5mm 处有一黄色小区，称黄斑；其中央凹陷，称中央凹，是感光辨色最敏锐的部位（图 11-3）。

图 11-2　右眼盲点试验图

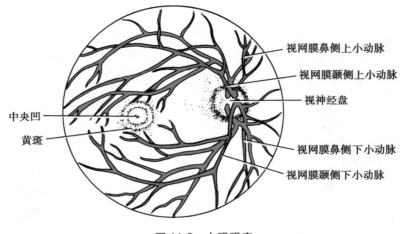

图 11-3 右眼眼底

视网膜视部的微细结构分内、外两层。外层为色素部,由单层色素上皮细胞构成;内层为神经部,由 3 层神经细胞组成(图 11-4),由外向内依次为感光细胞、双极细胞和节细胞。

感光细胞包括视锥细胞和视杆细胞 2 种。视锥细胞主要分布于视网膜中央部,具有感受强光、辨色能力;视杆细胞主要分布于视网膜周边部,能感受弱光、无辨色能力。双极细胞在感光细胞和节细胞之间起联络作用。节细胞的轴突向视神经盘处汇集,穿过脉络膜和巩膜后构成视神经。

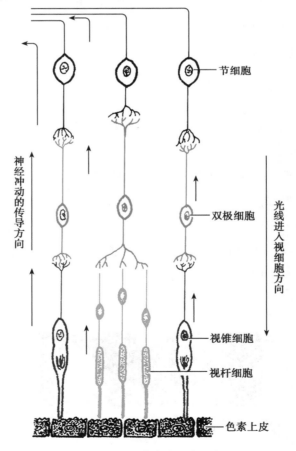

图 11-4 视网膜神经细胞示意图

（二）眼球内容物

眼球内容物包括房水、晶状体和玻璃体（图11-1）。

1. 房水　为充满于眼房内的无色透明液体。眼房是角膜和晶状体之间的空隙，被虹膜分隔成前房和后房，借瞳孔相通。房水由睫状体产生，进入眼后房，经瞳孔到眼前房，再经虹膜角膜角渗入巩膜静脉窦，最后汇入眼静脉，此过程称房水循环。房水的作用是营养角膜和晶状体，维持正常的眼压及折光功能。

2. 晶状体　位于虹膜和玻璃体之间，无色透明，呈双凸透镜状，富有弹性，晶状体外的弹性膜称晶状体囊。在眼的折光系统中，晶状体是唯一可调节的折光装置。

知识链接

青光眼和白内障

青光眼和白内障在全球致盲性眼病中分别占据第1和第2的位置。

青光眼是一种以眼压病理性增高，并有视功能障碍的一种常见眼病。其发病原因很多，如虹膜与晶状体粘连或虹膜角膜角狭窄等，造成房水循环障碍而引起眼压增高，压迫视网膜，导致视力减退或失明。患者表现为剧烈眼痛，同侧头痛，虹视及视蒙，常伴有恶心、呕吐等症状。应予积极药物或手术治疗。

凡是各种原因如老化、遗传、局部营养障碍、免疫与代谢异常、外伤、中毒、辐射等引起晶状体代谢紊乱，导致晶状体蛋白质变性而发生混浊，称为白内障。由于光线被混浊的晶状体阻扰无法投射在视网膜上，从而影响视力。多采用药物和手术治疗。

---

3. 玻璃体　为填充于晶状体和视网膜之间的无色透明的胶状物质。玻璃体除具有折光作用外，还有支撑视网膜的作用。若支撑作用减弱，可导致视网膜脱离。

角膜、房水、晶状体和玻璃体均为无色透明的结构，具有折光功能，称眼的折光系统。

二、眼副器

眼副器包括眼睑、结膜、泪器和眼外肌等，对眼球有支持、保护和使眼球运动等功能。

（一）眼睑

眼睑分为上睑和下睑，位于眼球的前方，对眼球起保护作用。上、下睑之间的裂隙称睑裂。睑裂两端成锐角分别称内眦和外眦。眼睑的游离缘称睑缘，其上生有睫毛。在上、下睑缘近内侧端各有一个针尖样小孔，分别称上泪点、下泪点，是泪小管的开口。

眼睑自外向内由皮肤、皮下组织、肌层、睑板和结膜构成。其中皮下组织较疏松，容易发生水肿。

（二）结膜

结膜是一层薄而透明，富含血管的黏膜。按所在部位可分为三部分：睑结膜，衬覆于上、下睑内面；球结膜，覆盖于眼球前部巩膜表面；结膜穹窿，位于睑结膜与球结膜相互移行处。其反折处分别形成结膜上穹和结膜下穹，当闭眼时结膜围成囊状腔隙，称为结膜囊。

（三）泪器

泪器由泪腺和泪道构成（图 11-5）。

泪腺位于眶腔内，眼球外上方，其排泄管开口于结膜上穹，分泌泪液，借眨眼活动涂布于眼球的表面，以湿润和清洁角膜。

泪道包括泪点、泪小管、泪囊和鼻泪管。泪小管是连接泪点与泪囊的小管；泪囊是一膜性囊，上端为盲端，下端与鼻泪管相连；鼻泪管开口于下鼻道的前部。

（四）眼外肌

眼外肌是指位于眼球周围的骨骼肌，每侧共 7 块，包括上、下、内、外直肌，上、下斜肌和 1 块上睑提肌（图 11-6）。

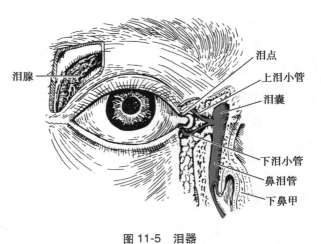

图 11-5 泪器

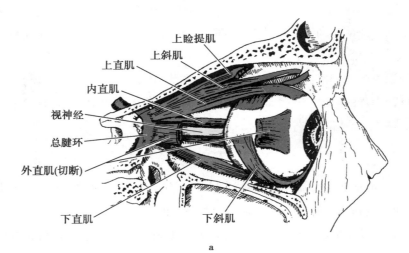

a

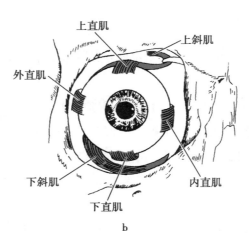

b

图 11-6 眼外肌
a：外侧面；b：前面

上睑提肌收缩可上提上睑,开大睑裂;其余6块眼外肌协同收缩时能使眼球向不同方向转动。

三、眼的功能

研究表明,在人脑所获得的外界信息中,至少有90%以上来自于视觉。人眼的适宜刺激是波长为380~760nm的电磁波。眼与视觉功能直接有关的结构包括折光系统和感光系统,它们的作用分别是折光成像和感光换能。

（一）眼的折光功能

1. 眼的折光系统与成像　光线进入眼后要经过多次折射,眼的折光系统包括角膜、房水、晶状体和玻璃体。其中晶状体的折光率较大,而且其曲度的大小可以调节,因此它在成像过程中起着重要作用。

眼成像的原理与凸透镜成像的原理相似。因为眼折光系统的4种折光体的折光系数各不相同,为了实际应用方便,通常用简化眼模型来描述眼折光系统的功能。简化眼是一种假想的人工模型,其光学参数与正常人眼折光系统的总光学参数等值。简化眼假定眼球的前后径为20mm,内容物的折光率为1.33,外界光线入眼时,只在角膜表面发生折射。角膜的曲率半径为5mm,即节点 n 到前表面的距离为5mm,后主焦点在节点后方15mm处,正相当于视网膜的位置。这个模型和正常静息时的人眼一样,正好能使平行光线聚焦在视网膜上,形成一个清晰的倒立的缩小的物像(图11-7)。根据这些数据,可以计算出不同距离的物体在视网膜上成像的大小,计算公式为:

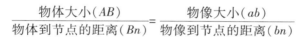

$$\frac{物体大小(AB)}{物体到节点的距离(Bn)} = \frac{物像大小(ab)}{物像到节点的距离(bn)}$$

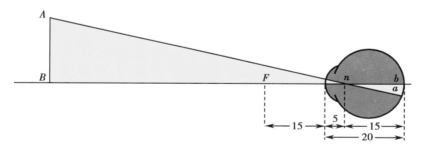

图 11-7　简化眼及其成像情况

n 为节点,AnB 和 anb 是两个相似的三角形;如果物距为已知,就可由物体大小算出物像大小,
也可算出两个三角形对顶角(即视角)的大小

2. 眼的调节　实测证明,当眼看远处物体(6m以外)时,物体发出的光线近乎平行,就能成像在视网膜上;当眼看近处物体(6m以内)时,物体发出的光线为辐散的,经眼折射后,成在视网膜之后,因此物像是模糊的。但正常眼在视近物时也十分清晰,这是由于眼在视近物时进行了调节。眼的调节主要靠改变晶状体的折光力来实现。此外,瞳孔的调节和眼球会聚也起着重要作用。

（1）晶状体的调节:晶状体的调节是通过反射活动改变晶状体的形状来实现的。看近物的过程是一个反射活动,当模糊的视觉形象出现在视觉中枢时,反射性引起动眼神经中副交感神经纤维兴奋,使睫状肌收缩,睫状体向前内方移动,睫状小带松弛,晶状体靠自身弹性回位变凸,折光力增强,使物像前移到视网膜上,形成清晰的物像(图11-8)。

晶状体的调节能力是有限度的,而且随着年龄的增加,晶状体的弹性会逐渐减低。老年人由于晶状体弹性减弱,使眼的调节能力减弱而出现视近物时视物不清的现象,称老视,俗称老花眼。矫正的办法是看近物时佩戴适当的凸透镜。

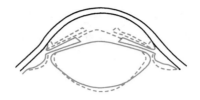

图 11-8　眼调节前后睫状体位置和晶状体形状的改变
实线为安静时的情况;虚线为看物经过调节后的情况

（2）瞳孔的调节:正常人眼瞳孔的直径可变动于 1.5~8.0mm。在生理状态下,引起瞳孔调节的情况有两种:一是看近物时,可反射性地引起瞳孔缩小,称为瞳孔近反射,它可使视网膜成像更为清晰;二是当眼受到强光照射时,可反射性地引起瞳孔缩小,称为瞳孔对光反射,它可使视网膜不致因光线过强而受到损害,或因光线过弱而影响视觉。由于瞳孔对光反射的中枢在中脑,因此临床上常用来了解视网膜、视神经和中枢功能是否正常,并作为判断全身麻醉的深度和病情危重程度的重要指标。

▶▶ **课堂活动**

让受试者注视远处某目标后，再移近，观察瞳孔有何变化？ 然后用手电照射受试者的一侧瞳孔，观察其瞳孔是否缩小？ 对侧瞳孔收缩有何变化？ 光照一侧瞳孔，另一侧瞳孔为何也会缩小？

（3）双眼球会聚:当双眼凝视前方移近的物体时,两眼球同时向鼻侧聚拢的现象称为双眼球会聚。其意义在于看近物时可使物像落在两眼视网膜的对称点上,避免产生复视。

3. 眼的折光异常　由于眼的折光能力异常或眼球的形态异常使平行光线不能聚焦在视网膜上,称折光异常（也称屈光不正）,包括近视、远视和散光（图 11-9）。

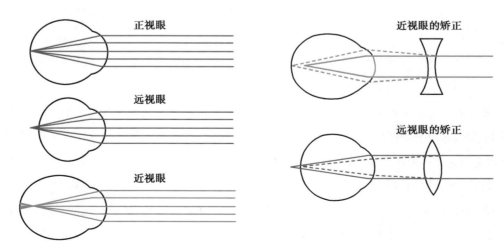

图 11-9　眼的折光异常及其矫正

（1）近视：近视是由于眼球的前后径过长或折光系统的折光力过强，使来自于远处物体的平行光线聚焦在视网膜之前，以致视物模糊。矫正的办法是佩戴适合的凹透镜。

（2）远视：远视是由于眼球的前后径过短或折光系统的折光力过弱，使来自于远处物体的平行光线聚焦在视网膜之后，引起视物模糊。远视眼看远物时需要进行调节，看近物时则需做更大程度的调节才能看清物体，故易发生眼调节疲劳。矫正的办法是佩戴适合的凸透镜。

（3）散光：散光是由于眼球的折光面（通常是角膜表面）不呈正球面，平行光线进入眼后，不能在视网膜上形成焦点，因而造成视物不清或物像变形。矫正的办法是佩戴适合的圆柱形透镜。

（二）眼的感光功能

眼的感光功能是由视网膜完成的。视网膜上的感光细胞能感受光的刺激，并转变成传入神经纤维上的动作电位，经视觉传入通路传到大脑皮质视觉中枢，经中枢分析处理后才能形成视觉。

1. 眼的感光系统　眼的感光系统包括视锥系统和视杆系统。视锥系统由视锥细胞和与其相联系的双极细胞以及神经节细胞等组成，也称为昼光觉或明视觉系统。视锥系统的特点是光敏性较差，只能感受强光；但有分辨颜色的能力，对物体表面的细微结构有较高的分辨能力。

视杆系统由视杆细胞和与其相联系的双极细胞以及神经节细胞等组成，也称为晚光觉或暗光觉系统。视杆系统的特点是光敏性较高，能感受弱光刺激而引起暗视觉；但无分辨颜色的能力，对物体表面的细微结构的分辨能力较差。

2. 视网膜的光化学反应　视网膜感光细胞受到光刺激时，细胞内的感光色素即发生光化学反应，将光能转换成生物电信号。

（1）视杆细胞的光化学反应：视杆细胞内的感光色素是视紫红质，它是一种由视蛋白与视黄醛组成的结合蛋白质。在暗处，视蛋白与视黄醛结合成视紫红质，能感受弱光；当光照时，视紫红质迅速分解为视蛋白与视黄醛，使视杆细胞失去感光能力，此时人的视觉依靠视锥系统来完成。

其中视黄醛由维生素 A 在酶的作用下氧化而成，如果维生素 A 摄入不足，使视紫红质合成减少，可导致视杆细胞功能障碍而影响暗视觉，引起夜盲症。

（2）视锥细胞的光化学反应：视网膜上有 3 种不同的视锥细胞，分别含有对红、绿、蓝 3 种颜色敏感的感光色素，分别感受红、绿、蓝 3 种基本色。根据"三原色学说"认为不同的色觉是这 3 种视锥细胞接受刺激后，发生不同程度的兴奋，按不同比例关系传至视觉中枢，产生各种颜色的视觉。例如红、绿、蓝 3 种视锥细胞兴奋程度的比例为 4：1：0 时，产生红色的感觉；三者的比例为 2：8：1 时，产生绿色的感觉。

若对全部颜色或某些颜色缺乏分辨能力，称为色盲，临床上常见的有红绿色盲，不能分辨红色和绿色，色盲绝大多数与遗传有关。若对某种颜色的分辨能力较差，称为色弱，常由后天因素引起。

（三）几种重要的视觉现象

1. 视力　又称视敏度，是指眼对物体表面的细微结构的分辨能力，即眼分辨物体上两点间最小距离的能力。通常以视角的大小作为衡量视力的标准。视角是指物体上的两个点发出的光线入眼后，在节点上相交所形成的夹角（图 11-10）。视角与视敏度的关系为视敏度＝1/视角。当视角为 1 分角（1/60 度）时，按国际标准视力表表示为 1.0，按对数视力表表示为 5.0。正常视力为 1.0~1.5。

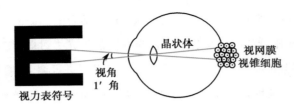

图 11-10 视力与视角示意图

2. 视野 单眼固定注视正前方一点时,该眼所能看到的空间范围称为视野。在同一光照条件下,白色视野最大,其次为黄、蓝色,再次为红色,绿色视野最小。另外鼻侧与上方视野较小,颞侧与下方视野较大。临床上检查视野可帮助诊断视网膜和视觉传导通路等病变。

▶▶ 边学边练

用眼不当或某些眼部疾病或其他疾病可导致视力或视野发生改变。 如何检测视力、视野是否正常? 请参见: 实验十八 视力和视野的测定

3. 暗适应与明适应

(1)暗适应:当人从明亮的地方突然进入暗处,起初看不清任何物体,经过一定时间后,才能逐渐看清暗处的物体,这种现象称为暗适应。其机制是视杆细胞中的视紫红质在亮处时大量分解而存量很小,到暗处后不足以引起对暗光的感受,所以进入暗环境的开始阶段什么也看不清,经一定时间后,由于视紫红质在暗处合成增加,使暗视力逐渐恢复。

(2)明适应:当人从暗处突然来到亮处,最初只感到耀眼的光亮,看不清物体,需经一段时间后才能恢复视觉,这种现象称为明适应。其机制是视杆细胞在暗处蓄积的大量视紫红质到亮处遇强光时迅速分解,因而产生耀眼的光感,待视紫红质大量分解后,视锥细胞才能在亮光下感光而恢复明视觉。

点滴积累 ∨

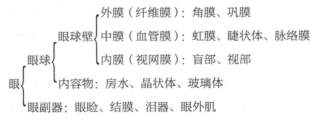

1. 眼由眼球和眼副器构成。

2. 眼的折光系统包括角膜、房水、晶状体和玻璃体。

3. 眼视近物时的调节: 晶状体的调节、瞳孔的调节和眼球会聚。

4. 眼的感光系统包括视锥系统和视杆系统。

第三节　耳

耳可分为外耳、中耳和内耳三部分(图 11-11)。外耳和中耳是收集和传导声波的装置;内耳是听觉感受器和位觉感受器所在的部位。

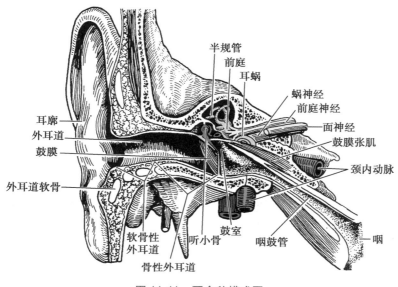

图 11-11　耳全貌模式图

一、外耳

外耳包括耳廓、外耳道和鼓膜三部分。

(一)耳廓

位于头部两侧,由弹性软骨和结缔组织构成,外覆皮肤,皮下组织很少,有收集声波的作用。耳廓下 1/3 为耳垂,没有软骨,含脂肪组织,有丰富的神经和血管,可作为临床采血的部位。

(二)外耳道

外耳道为一长 2.0~2.5cm 的弯曲管道,外 1/3 为软骨部,内 2/3 为骨部。外口称外耳门,底由鼓膜封闭,是声波传导的通道。外耳道皮肤内有耵聍腺,可分泌耵聍,对鼓膜有保护作用;外耳道皮肤与软骨膜、骨膜结合紧密,内含丰富的感觉神经末梢,炎症肿胀时疼痛剧烈。

(三)鼓膜

鼓膜(图 11-12)位于外耳道与鼓室之间,为椭圆形的半透明薄膜,其向前下外方倾斜约 45° 角。鼓膜上 1/4 薄而松弛,称为松弛部;下 3/4 坚实紧张,称为紧张部。鼓膜的中心向内凹陷,称鼓膜脐。从鼓膜脐向前下方有一三角形的反光区,称光锥,

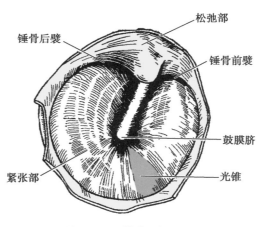

图 11-12　鼓膜(外面观)

213

中耳疾患时光锥可改变或消失。

二、中耳

中耳包括鼓室、咽鼓管、乳突小房等结构。

(一) 鼓室

鼓室位于外耳道和内耳之间,是颞骨岩部内的一个不规则含气小腔。向前经咽鼓管通咽,向后与乳突小房相通。

鼓室内有 3 块听小骨,由外侧向内侧依次为锤骨、砧骨和镫骨(图 11-13)。锤骨借柄连于鼓膜内面,镫骨借底封闭前庭窗。3 块听小骨以关节连成听骨链,将声波振动从鼓膜传递到内耳。

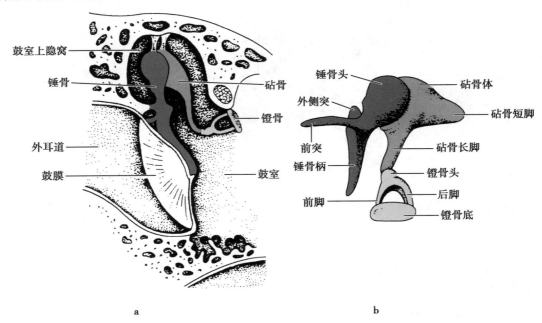

图 11-13 听小骨
a. 位置;b. 形态

(二) 咽鼓管

咽鼓管是连通鼻咽部与鼓室之间的管道(图 11-11),其作用是调节鼓室内的气压,使其与外界大气压保持平衡,维持鼓膜的正常位置和振动性能。咽鼓管通常处于关闭状态,当吞咽或打哈欠时可暂时开放。

小儿咽鼓管宽而短,接近水平位,所以咽部感染可经咽鼓管侵入鼓室,引起中耳炎。

案例分析

案例

患者,女,9 岁。 2 周前感冒后,开始出现咽痒、干咳等症状,后伴有耳痛、耳鸣、听力改变,遂到医院就诊,诊断为急性化脓性中耳炎。

分析

　　咽鼓管是连通鼻咽部与鼓室之间的管道，其作用是调节鼓室内的气压，使其与外界大气压保持平衡。 急性中耳炎是中耳黏膜的急性化脓性炎症，由咽鼓管途径感染。 感冒后咽部、鼻部的炎症向咽鼓管蔓延，咽鼓管咽口及管腔黏膜出现充血、肿胀，纤毛运动发生障碍，引起中耳炎。

（三）乳突小房

　　乳突小房是位于颞骨乳突内的许多含气小腔，向前与鼓室相通。乳突小房内衬以黏膜，并与鼓室的黏膜相续，故中耳炎时可并发乳突炎。

知识链接

药物中毒性耳聋

　　由于抗生素类药物剂量过大或者患者对该药有特殊的敏感性，在用药后出现的耳聋称为药物中毒性耳聋。 据报道，中国的聋哑儿童有好几百万，其中约近半数因抗生素药物中毒所致。

　　引起耳聋的抗生素称耳毒性抗生素，常见的有庆大霉素、链霉素、卡那霉素、新霉素等，它们能损害听觉神经与肾脏功能。 据统计，每1000人中有1~3人对此类抗生素的毒性特别敏感，他们只要应用少量抗生素即可中毒。

三、内耳

　　内耳位于颞骨岩部的骨质内，由一系列复杂的管道组成，故又称迷路，为听觉感受器和位觉感受器所在的部位（图11-14~图11-16）。

　　迷路分为骨迷路和膜迷路两部分。骨迷路是颞骨岩部内的骨性管道，由前内向后外依次为耳蜗、前庭和骨半规管；膜迷路是套在骨迷路内的膜性小管和小囊，由前内向后外依次为蜗管、椭圆囊、球囊和膜半规管。膜迷路内充满内淋巴，膜迷路和骨迷路之间充满外淋巴，内、外淋巴互不相通。

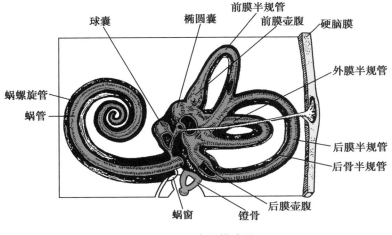

图 11-14　内耳模式图

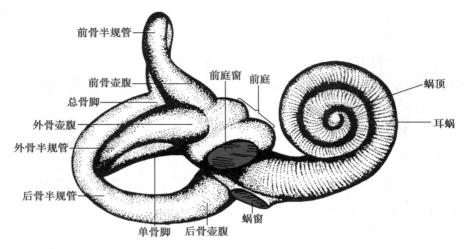

图 11-15 骨迷路

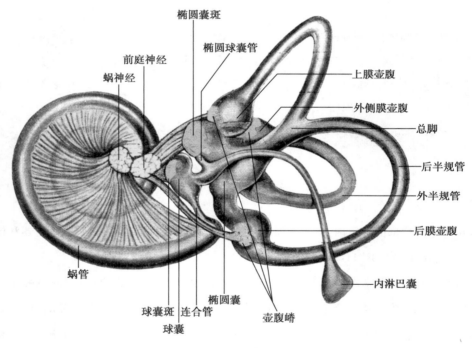

图 11-16 膜迷路

（一）耳蜗和蜗管

1. 耳蜗和蜗管的结构 耳蜗形如蜗牛壳，由骨质的蜗螺旋管围绕骨质的锥形蜗轴旋转两圈半构成。蜗轴向蜗螺旋管伸出骨螺旋板，骨螺旋板外缘连接三棱形的蜗管，其上壁称蜗管前庭壁（前庭膜），下壁称蜗管鼓壁（螺旋膜，也称基底膜）。骨螺旋板和蜗管将耳蜗分为上方的前庭阶和下方的鼓阶（图 11-17）。前庭阶和鼓阶内充满外淋巴，并在耳蜗顶部借蜗孔相通。在耳蜗底部，前庭阶终于前庭窗，鼓阶终于蜗窗。蜗管内充满内淋巴。

在基底膜上有螺旋器，为听觉感受器。螺旋器由毛细胞及支持细胞等组成，其上覆以盖膜。毛细胞顶部有纤毛（听毛），与蜗管内淋巴接触；底部则与外淋巴接触，分布有丰富的听神经末梢（图 11-17）。

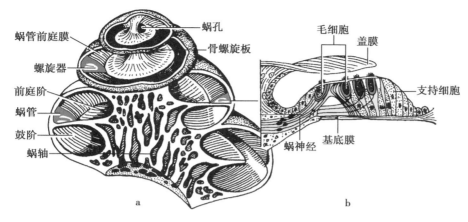

图 11-17 耳蜗及蜗管示意图
a:耳蜗轴切面;b:蜗管横切面

2. 声波传入内耳的途径 声波通过空气传导与骨传导两条途径传入内耳(图 11-18)。

(1)空气传导:是指声波经外耳道传到鼓膜,引起鼓膜振动,再通过听骨链经前庭窗传入内耳的过程。空气传导是引起听觉的主要途径。

当鼓膜穿孔或听骨链受损时,声波也可引起鼓室内的空气振动,再经蜗窗传入内耳,但这时的听力大为降低。

(2)骨传导:是指声波经颅骨(骨迷路)直接传入内耳的过程。声波振动可直接引起颅骨(骨迷路)振动,再引起蜗管内淋巴振动,将声波振动传入内耳。骨传导在正常听觉中的效率比空气传导的效率低得多。

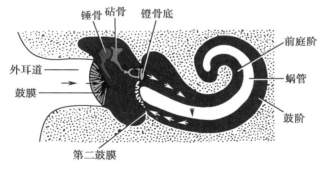

图 11-18 声波传导途径示意图

3. 螺旋器的感音换能作用 人耳的适宜刺激是振动频率为 20~20 000Hz 的声波。

当声波振动通过听骨链到达前庭窗时,通过前庭阶外淋巴振动,引起基底膜上的螺旋器振动,使螺旋器毛细胞上的听毛与盖膜的相对位置发生变化,毛细胞因此受刺激而兴奋,将声波振动的机械能转变为生物电变化,进而引起听神经纤维发生动作电位,完成螺旋器的换能作用。听神经的神经冲动通过听觉传入通路传到大脑皮质听觉中枢,引起听觉。

(二)前庭与椭圆囊和球囊

前庭是骨迷路的中间部分,为一略呈椭圆形的腔隙,内有膜性的椭圆囊和球囊。前庭的前部与耳蜗相通,后部与骨半规管相通。椭圆囊和球囊的囊壁内面有一斑块状隆起,分别称为椭圆囊斑和球囊斑,是位觉感受器。

椭圆囊斑与球囊斑位于相互呈直角的平面上,均能感受头部的空间位置和直线变速运动的刺激,信息传入中枢后,可产生头部空间位置的感觉和直线变速运动的感觉,同时引起姿势反射,以维持身体平衡。

▶▶ **边学边练**

感觉器官是人体与外界环境发生联系,感知周围事物变化的一类器官。 人体有多种感觉器官,主要是眼、耳、鼻、舌、皮肤等,这些感觉器官的结构特点及主要功能是什么? 请参见:实验十九　感觉器官的观察

（三）骨半规管和膜半规管

骨半规管在前庭的后外方,为 3 个相互垂直的半环形小管,骨半规管内套有膜半规管,两者的形态一致。 每个膜半规管与椭圆囊连接处都有一个膨大,称为膜壶腹。 膜壶腹内有一隆起,称壶腹嵴,也是位觉感受器。

壶腹嵴能感受头部空间位置和旋转变速运动的刺激。 当身体围绕不同方向的轴做旋转运动时,相应膜壶腹中的毛细胞因管腔内淋巴的惯性运动受到冲击而兴奋,经前庭神经传入中枢,引起眼震颤和躯体、四肢骨骼肌紧张性的改变,以调整姿势,保持平衡;同时冲动上传到大脑皮质,引起旋转的感觉。

点滴积累 ∨

1. 耳可分为外耳、中耳和内耳三部分。

耳 { 外耳:耳廓、外耳道和鼓膜
中耳:鼓室、咽鼓管和乳突小房
内耳: { 骨迷路:耳蜗、前庭和骨半规管
膜迷路:蜗管、椭圆囊、球囊和膜半规管

2. 基底膜上的螺旋器为听觉感受器,壶腹嵴、椭圆囊斑和球囊斑为位觉感受器。

第四节　皮肤

皮肤覆盖全身体表,柔软而有弹性,是人体最大的器官,总面积达 $1.2 \sim 2.0 m^2$,借皮下组织与深部组织相连,具有保护、吸收、分泌、排泄、感觉、调节体温及参与物质代谢等作用。

一、皮肤的基本结构

皮肤由表皮和真皮构成(图 11-19)。

（一）表皮

表皮为皮肤的浅层,由角化的复层扁平上皮构成,无血管分布,在手掌和足底最厚。 表皮的最深层为基底层,为一层低柱状或立方形细胞,具有较强的分裂增殖能力,新生的细胞不断向浅层移动,

依次转化为其他各层的细胞并角化,成为皮屑而脱落。基底层细胞之间有色素细胞,色素细胞的多少与肤色深浅有关。

(二) 真皮

真皮为皮肤的深层,由致密结缔组织构成,具有很大的韧性和弹性,真皮内含有丰富的血管、淋巴管、游离神经末梢和触、压觉感受器以及皮肤附属器等(图11-19)。

真皮的深面是由疏松结缔组织和脂肪组织构成的皮下组织,即浅筋膜。浅筋膜将皮肤与深部组织连接起来,内有丰富的血管、淋巴管、浅淋巴结等。临床上皮下注射是将药物注入皮下组织,而皮内注射则是将药物注入真皮内。

二、皮肤的附属结构

皮肤的附属结构包括毛发、皮脂腺、汗腺、指(趾)甲(图11-19)。

皮脂腺分泌皮脂,对毛发和皮肤有润滑作用。汗腺分小汗腺和大汗腺两种。小汗腺遍及全身,以手掌和足底最多,其分泌汗液,有湿润皮肤、调节体温的作用;大汗腺主要分布于腋窝、会阴等处,其分泌物黏稠,经细菌分解后产生特殊的臭味,俗称"狐臭"。

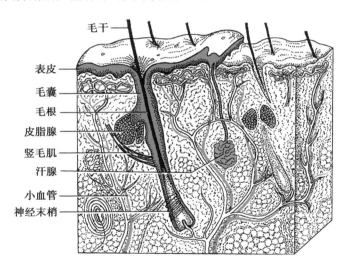

图 11-19 皮肤及其附属结构模式图

知识链接

皮肤的年龄变化

人到中年,皮肤逐渐老化,表皮各层细胞数量减少,基底层细胞增殖速度减慢,真皮乳头变平,弹性纤维断裂变性,皮下脂肪减少,汗腺萎缩,从而出现皮肤干燥、松弛、粗糙,面部皱纹增多,口周和眼外角处出现放射性皱纹等;同时毛发的再生能力下降,黑色素合成障碍,毛发变为灰白色或白色。坚持运动,劳逸结合,保证睡眠,生活有规律,不抽烟、不酗酒,外出防晒等可延缓皮肤老化。

三、皮肤的感觉功能

一般认为皮肤感觉包括由机械性刺激引起的触觉、压觉,由温度刺激引起的温度觉(冷觉和热觉),以及由伤害性刺激引起的痛觉。

1. 触觉和压觉　触觉是轻微的机械性刺激作用于皮肤引起的,压觉是较强的机械性刺激作用于皮肤引起的,两者的适宜刺激均是机械性刺激,统称为触-压觉。触-压觉感受器是游离神经末梢、毛囊感受器或环层小体等。鼻、唇、指尖等处的触-压觉感受器密度最高,故最为敏感。

2. 温度觉　冷觉和热觉合称温度觉,分别由冷感受器和热感受器兴奋而引起,一般皮肤的冷感受器较热感受器多。

3. 痛觉　痛觉由各种不同性质的伤害性刺激引起。皮肤的痛觉感受器都是游离神经末梢,当伤害性刺激作用于皮肤时,可出现两种类型的痛觉:先快痛和后慢痛。快痛是一种定位明确、感觉清晰的尖锐"刺痛",发生快,消失也快,一般不伴有明显的情绪变化。慢痛是一种定位不精确、感觉较模糊的"烧灼"痛,疼痛的发生和消退都比较缓慢,往往出现心率加快、血压升高、瞳孔扩大和汗腺分泌等表现,并伴有明显的情绪反应。

点滴积累

1. 皮肤由表皮和真皮构成。
2. 皮肤的附属结构包括毛发、皮脂腺、汗腺、指(趾)甲。
3. 皮肤感觉包括由机械性刺激引起的触觉、压觉,由温度刺激引起的温度觉,以及由伤害性刺激引起的痛觉。

目标检测

一、单项选择题

1. 专门感受机体内、外环境变化的结构或装置称为

   A. 受体
   B. 感受器
   C. 分析器
   D. 感觉器官
   E. 特殊器官

2. 由眼球的外膜形成的结构是

   A. 虹膜
   B. 巩膜
   C. 脉络膜
   D. 视网膜
   E. 睫状体

3. 不属于眼副器的是

   A. 结膜
   B. 泪器
   C. 眼睑
   D. 玻璃体
   E. 眼外肌

4. 视锥细胞在何处最密集

    A. 视神经盘   B. 黄斑的中央凹

    C. 视网膜中心   D. 视网膜的外周

    E. 视神经盘周围

5. 视杆细胞中的感光色素是

    A. 视蛋白   B. 视黄醛   C. 视紫红质

    D. 视紫蓝质   E. 视色素

6. 正常人耳能听到的声波频率范围是

    A. 20~200Hz   B. 20~2000Hz   C. 20~20 000Hz

    D. 200~20 000Hz E. 200~2000Hz

7. 内耳的听觉感受器是

    A. 壶腹嵴   B. 螺旋器   C. 椭圆囊斑

    D. 球囊斑   E. 以上都不是

8. 下列属于内耳的结构是

    A. 咽鼓管   B. 鼓膜   C. 乳突小房

    D. 鼓室   E. 半规管

二、多项选择题

1. 属于眼球中膜的结构有

    A. 虹膜   B. 睫状体   C. 脉络膜

    D. 视网膜   E. 巩膜

2. 眼的折光系统包括

    A. 房水   B. 晶状体   C. 虹膜

    D. 玻璃体   E. 视网膜

3. 眼副器包括

    A. 眼睑   B. 眼球外肌   C. 泪器

    D. 房水   E. 结膜

4. 膜迷路包括

    A. 椭圆囊   B. 球囊   C. 膜半规管

    D. 蜗管   E. 耳蜗

5. 皮肤的附属器包括

    A. 毛发   B. 竖毛肌   C. 皮脂腺

    D. 汗腺   E. 指甲

三、简答题

1. 简述房水的产生与循环途径。

2. 眼的折光异常有哪几类？其产生原因各是什么？如何矫正？

3. 声波是如何传入内耳的？

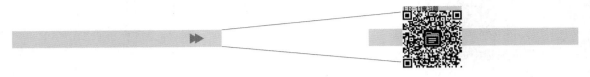

（吴金英　张晓丽）

第十二章

神经系统

ER-12章PPT

导学情景　∨

情景描述:

2016年夏天,某医院一位女性患者前来就诊。 患者的年龄为61岁,是一位退休教师,反复胸痛发作3年,本次发作进一步加重。 疼痛发生在胸骨后区,放射到左肩、左臂内侧,每次发作持续约15分钟,间隔期数小时至数天不等。 1周前开始每天都有发作,休息可缓解,含服硝酸甘油有效。 左臂无力,尤其是胸痛发作后加重。

学前导语:

人体的结构与功能均极为复杂,人体内各器官、系统的功能和各种生理过程都不是各自孤立地进行,而是在神经系统的直接或间接调节控制下,互相联系、相互影响、密切配合,使人体成为一个完整统一的有机体。 其中很多内脏疾病均可表现为不同部位的"牵涉痛"现象。 本章我们将带领同学们学习神经系统的基本知识,能透过现象看本质,为疾病的诊断提供帮助。

人体神经系统的形态和功能是经过漫长的进化而形成的,由数以亿万计的、相互联系的神经细胞组成。在长期的进化过程中,人体的大脑皮质成为思维、意识活动的基础,不仅能适应环境变化,还能认识世界和改造世界。

第一节　概述

神经系统是人体结构和功能最复杂的系统,神经系统接受内、外环境的各种刺激,一方面调节和控制各器官、系统的功能,使人体成为一个有机的整体;另一方面适应不断变化的内、外环境,保证内、外环境的平衡。

一、神经系统的区分

神经系统按其所在位置,可分为中枢神经系统和周围神经系统(图12-1)。中枢神经系统包括脑和脊髓,分别位于颅腔和椎管内。在周围神经系统中,根据与中枢神经连接部位的不同,分为与脑相连的脑神经(12对)和与脊髓相连的脊神经(31对);根据周围神经终末分布的部位,又分躯体神经和内脏神经,躯体神经分布于骨骼肌和皮肤,内脏神经分布于内脏、心血管和腺体。

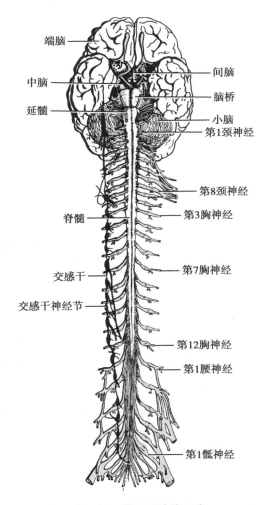

端脑

中脑

延髓

脊髓

交感干

交感干神经节

间脑

脑桥

小脑

第1颈神经

第8颈神经

第3胸神经

第7胸神经

第12胸神经

第1腰神经

第1骶神经

图 12-1　神经系统的区分

知识链接

阿尔茨海默病

　　阿尔茨海默病（Alzheimer disease，AD）又称老年痴呆症，是一种中枢神经系统变性病，主要表现为渐进性记忆障碍、认知功能障碍、人格改变及语言障碍等神经精神症状，严重影响社交、职业与生活功能。　AD 的病因及发病机制尚未阐明，特征性病理改变为 β 淀粉样蛋白沉积形成的细胞外老年斑和大脑皮质、海马的神经元细胞内形成神经纤维缠结，以及神经元丢失伴胶质细胞增生等。　据统计，在 65 岁以上的人群中，阿尔茨海默病的发病率高达 15%。　随着社会进入老龄化，阿尔茨海默病的发病率呈增高趋势。

二、神经系统的常用术语

（一）灰质与皮质

　　在中枢神经系统中，神经元胞体及其树突聚集的部位色泽灰暗，称灰质；在大脑和小脑表层形成的灰质层称皮质。

（二）白质与髓质

在中枢神经系统中,神经纤维聚集的部位色泽白亮,称白质;大脑和小脑深部的白质称髓质。

（三）神经核与神经节

在中枢神经系统中,形态与功能相似的神经元胞体聚集而成的灰质团块称神经核。在周围神经系统中,神经元胞体聚集形成的结构称神经节。

（四）纤维束

在中枢神经系统中,起止、行程和功能基本相同的神经纤维集合成束称纤维束。

（五）神经

在周围神经系统中,神经纤维聚集成束,并被结缔组织被膜包裹形成粗细不等的索状结构,称神经。

（六）网状结构

在中枢神经系统中,由灰质和白质混杂而形成的结构称网状结构,即神经纤维交织成网状,神经元胞体散在其中。

三、突触与突触传递

（一）突触的概念和分类

神经元与神经元之间或神经元与效应器细胞之间相接触并传递信息的结构称突触。传出神经元与效应器细胞之间的突触也称为接头。

根据神经元相互接触的部位不同,突触分为轴-体突触、轴-树突触、轴-轴突触(图 12-2)。根据传递冲动的方式不同,突触分为化学性突触和电突触。以下介绍最常见的化学性突触。

（二）化学性突触的结构

化学性突触由突触前膜、突触间隙和突触后膜三部分组成(图 12-3)。

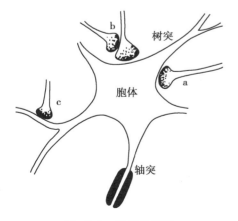

图 12-2　突触的类型
a. 轴-体突触;b. 轴-轴突触;c. 轴-树突触

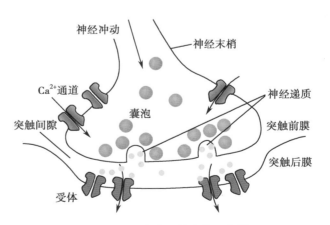

图 12-3　化学性突触结构示意图

1. **突触前膜**　为突触前神经元轴突末梢呈球状膨大的结构,内含大量的线粒体与突触小泡,突触小泡内含神经递质。该处的轴膜称突触前膜。

2. **突触后膜**　为与突触前膜相接触的另一个神经元的胞体或突起的膜,称突触后膜。后膜上有特异性受体及离子通道,受体能与相应的神经递质结合而产生不同的生理效应。

3. **突触间隙**　是突触前膜和突触后膜之间的狭窄间隙。

（三）突触传递

突触前神经元的信息传递到突触后神经元的过程称为突触传递。经典的突触传递是一个电-化学-电的过程,即由突触前神经元的生物电变化引起突触前膜释放化学递质,与突触后膜的受体结合,进而使突触后神经元发生生物电变化(突触后电位)的过程。

1. **传递过程**　当突触前神经元兴奋产生的神经冲动传到神经末梢时,使突触前膜发生去极化;当去极化达到一定水平时,引起突触前膜上的钙通道开放,细胞外液中的 Ca^{2+} 进入突触前膜,促进突触小泡与突触前膜接触、融合和胞裂,通过出胞作用将突触小泡内的神经递质释放到突触间隙;递质经扩散到达突触后膜,作用于突触后膜上的特异性受体,引起突触后膜对某些离子的通透性发生改变,使某些带电离子进出突触后膜,导致突触后膜发生一定程度的电位变化。这种发生在突触后膜上的电位变化称突触后电位。

2. **突触后电位**　根据突触后膜发生去极化还是超极化,可将突触后电位分为兴奋性突触后电位和抑制性突触后电位两种。

（1）兴奋性突触后电位:突触后膜在递质作用下发生的去极化电位变化称兴奋性突触后电位（EPSP）。其形成机制是突触前膜释放兴奋性递质并作用于突触后膜上的特异性受体,提高突触后膜对 Na^+ 和 K^+ 的通透性,尤其是对 Na^+ 的通透性增大,使 Na^+ 内流大于 K^+ 外流,引起突触后膜发生局部去极化(图 12-4)。

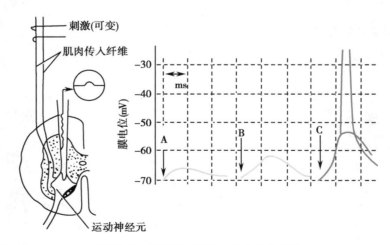

图 12-4　兴奋性突触后电位产生示意图
电刺激肌肉传入神经,在运动神经元作细胞内记录,从 A 到 C 为逐步加强,在 C 为触发动作电位

（2）抑制性突触后电位:突触后膜在递质作用下发生的超极化电位变化称抑制性突触后电位（IPSP）。其形成机制是突触前膜释放抑制性递质并作用于突触后膜的特异性受体,提高了突触后

膜对 Cl⁻和 K⁺的通透性,尤其是对 Cl⁻的通透性增大,使 Cl⁻内流与 K⁺外流,结果导致突触后膜发生局部超极化(图 12-5)。

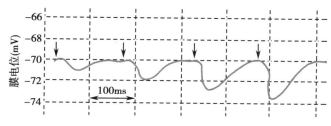

图 12-5 抑制性突触后电位产生示意图
记录方法同图 12-4,刺激拮抗肌传入神经,刺激逐步加强时,超极化电位也逐步增大

EPSP 和 IPSP 都是局部电位,因而可以总和。EPSP 总和可使突触后神经元的膜电位接近阈电位水平而易于暴发动作电位,对突触后神经元产生兴奋效应;IPSP 总和则使突触后神经元的膜电位与阈电位的距离增大而不易暴发动作电位,对突触后神经元产生抑制效应。

3. 突触后神经元的兴奋与抑制 在中枢神经系统中,一个神经元常与其他多个神经末梢构成许多突触,产生的突触后电位既有 EPSP 也有 IPSP。因此,突触后神经元是兴奋还是抑制,取决于突触后神经元对同时产生的 EPSP 与 IPSP 的总和。当两者的代数和为去极化且达到阈电位水平时,突触后神经元暴发动作电位而兴奋;当代数和为超极化时,突触后神经元则表现为抑制。

四、反射中枢

(一)反射中枢的概念

在中枢神经系统内调节某一反射活动的神经元群称反射中枢。一般说来,反射中枢的范围与反射的复杂程度有关,简单反射的中枢范围较窄,如角膜反射中枢只局限于脑桥;而复杂反射活动的中枢范围广泛,如呼吸中枢分布于延髓、脑桥、下丘脑以及大脑皮质等部位。

(二)中枢神经元的联系方式

中枢神经系统之间的联系方式复杂多样,主要有辐散式、聚合式、链锁式与环式 4 种最基本的方式(图 12-6)。

1. 辐散式 是指一个神经元可以通过其轴突分支与多个神经元建立突触联系,能使与之相联系的多个神经元同时兴奋或抑制,从而扩大了神经元活动的影响范围(图 12-6a)。

2. 聚合式 是指多个神经元的轴突末梢与同一个神经元建立突触联系,能使来源于多个神经元的兴奋或抑制在同一神经元发生总和或整合,导致后者兴奋或抑制(图 12-6b)。

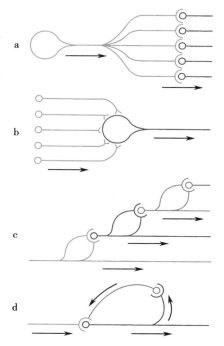

图 12-6 中枢神经元的联系方式示意图
a. 辐散式;b. 聚合式;c. 链锁式;d. 环式

3. 链锁式和环式 在中间神经元之间,由于辐散式与聚合式联系同时存在而形成了链锁式联系或环式联系(图 12-6c、d)。神经冲动通过链锁式联系,在空间上可扩大作用范围;通过环式联系,可使兴奋因负反馈而使活动及时终止,或因正反馈而使兴奋增强和延续。

(三)中枢兴奋传递的特征

兴奋在反射弧中枢部分传播时,往往需要通过一次以上的突触接替,由于突触结构和神经递质参与等因素的影响,中枢兴奋传递有以下几个特征。

1. 单向传递 兴奋通过突触传递时,只能从突触前神经元传向突触后神经元。

2. 突触延搁 兴奋通过突触传递时往往较慢,耗时较长,这一现象称为突触延搁或中枢延搁。这是因为兴奋通过突触传递时,需经历突触前膜递质的释放、递质在突触间隙内扩散,以及递质对突触后膜的作用等多个环节。据测定,兴奋通过一个突触需时 0.3~0.5 毫秒,所以在反射活动中,通过的突触越多,中枢延搁时间越长。

3. 总和 突触后电位有局部电位的特征,因此可以总和。如果在同一纤维上有连续多个神经冲动相继传入,或者许多传入纤维的神经冲动同时传至同一神经元,则每个冲动产生的 EPSP 或 IPSP 就会叠加起来,产生总和。EPSP 总和达到阈电位水平,可使突触后神经元暴发动作电位;而 IPSP 的总和可使突触后神经元抑制。

4. 兴奋节律的改变 突触后神经元的兴奋节律与突触前神经元发放冲动的频率存在差异,突触后神经元常同时接受多个突触传递,且本身的功能状态也不同,因此突触后神经元的冲动频率取决于各种因素的综合效应。

5. 后发放 在反射活动中,当传入刺激停止后,传出神经仍继续发放冲动,使反射活动持续一段时间,这种现象称为后发放。

6. 对内环境变化的敏感性和易疲劳性 突触易受内环境中理化因素的改变,如缺 O_2、CO_2 过多、麻醉剂以及某些药物等影响。此外,突触也是反射弧中最易发生疲劳的环节,主要原因可能与递质的耗竭有关。

点滴积累 ⋁ ┈┈┈

1. 神经系统可分为中枢神经系统和周围神经系统。
2. 常用术语有灰质、白质、神经核、神经节、纤维束、神经、网状结构等。
3. 突触是神经元与神经元之间或神经元与效应器细胞之间相接触并传递信息的结构。
4. 中枢神经元的联系方式主要有 4 种,具有单向传递、突触延搁、总和等特征。

第二节 脊髓

一、脊髓的位置和外形

脊髓位于椎管内,上端在枕骨大孔处与延髓相连,下端在成人平第 1 腰椎体下缘,新生儿约平第

3 腰椎下缘。

脊髓呈前后略扁、粗细不均的圆柱形,全长有两处膨大,即颈膨大和腰骶膨大。脊髓末端变细,称脊髓圆锥,自此向下延续为细长的终丝。

脊髓表面有 6 条纵行的沟裂。腹侧面有一条前正中裂和两条前外侧沟,背侧面有一条后正中沟和两条后外侧沟。前、后外侧沟内分别连有脊神经的前根和后根,后根上有一膨大的脊神经节。前根与后根合成脊神经,并从相应的椎间孔穿出(图 12-7)。

脊髓两侧连有 31 对脊神经,与每一对脊神经所连的一段脊髓称一个脊髓节段。脊髓共分 31 个节段,即 8 节颈髓、12 节胸髓、5 节腰髓、5 节骶髓、1 节尾髓。每一脊髓节段与相应的脊神经相连。

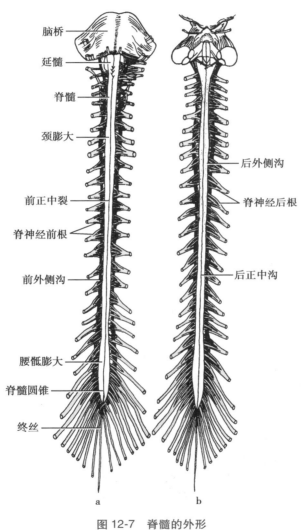

图 12-7　脊髓的外形
a. 前面;b. 后面

二、脊髓的内部结构

脊髓各节段的内部结构大致相似,在横切面上,可见脊髓由位于中央的灰质和周围的白质构成(图 12-8)。

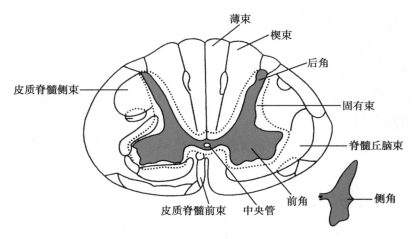

图 12-8　脊髓的内部结构

(一) 灰质

　　灰质呈蝶形或"H"形,纵贯脊髓全长,中央有一管,称中央管。每一侧灰质向前短而粗的突起称前角,向后的狭长突起称后角,在脊髓的第 1 胸髓至第 3 腰髓的前、后角之间还有向外侧突出的侧角。

　　脊髓前角由运动神经元的胞体构成,其轴突组成脊神经前根,支配骨骼肌运动;后角内聚集着与传导感觉有关的中间神经元,接受由后根传入的感觉冲动;在胸 1~腰 3 脊髓节段的侧角内含交感神经元胞体,是交感神经的低级中枢;在骶髓第 2~4 节段相当于侧角的位置,内含副交感神经元胞体,称骶副交感核,是副交感神经在脊髓的低级中枢(图 12-8 和图 12-9)。

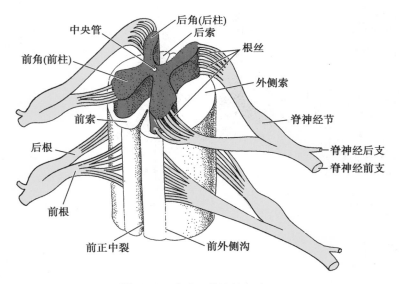

图 12-9　脊髓立体结构示意图

案例分析

案例

某患者，23岁，2岁时患脊髓灰质炎后，双下肢瘫痪，并出现肌肉萎缩或畸形，小便失禁，两足轻度内翻，跛行或不能站立，经十几年多方治疗无效。

分析

脊髓灰质炎又称小儿麻痹症，是由脊髓灰质炎病毒引起的一种急性传染病。病灶可涉及端脑、中脑、延髓、小脑及脊髓，以脊髓损害为主，尤以运动神经细胞的病变最显著。脊髓以颈段及腰段的前角灰质细胞损害为多，故临床上常见四肢瘫痪。给小儿口服脊髓灰质炎灭毒活疫苗即脊髓灰质炎糖丸是预防脊髓灰质炎的最好方法。

（二）白质

白质以前外侧沟和后外侧沟为界分为3条纵行的索，即前索、外侧索和后索。各索由上、下行纤维束（传导束）构成。其中，上行传导束主要有脊髓丘脑束、薄束和楔束；下行传导束主要有皮质脊髓前束和皮质脊髓侧束。

三、脊髓的功能

脊髓主要有上、下行传导功能和反射功能。

（一）传导功能

脊髓是连接脑和躯干四肢等外周器官的桥梁，来自于外周器官的感觉信息通过脊髓的传导束逐级传到脑的高级中枢；来自于大脑皮质的运动信号也可逐级经脊髓到达相应的效应器，完成躯体和内脏的运动功能。

（二）反射功能

经过脊髓的反射中枢就可以完成的反射称为脊髓反射。但在正常情况下，脊髓反射是在脑的控制下进行的。脊髓反射可分为躯体反射（如牵张反射）和内脏反射（如排尿反射、排便反射）。以下讨论骨骼肌牵张反射。

牵张反射是指骨骼肌受外力牵拉伸长时，反射性地引起该肌肉收缩的反射活动，有腱反射和肌紧张两种类型。

1. 腱反射 是指快速牵拉肌腱时发生的牵张反射，表现为被牵拉肌肉迅速而明显地缩短。例如快速叩击股四头肌肌腱，可使股四头肌受到牵拉而发生一次快速的收缩，引起膝关节伸直，称膝跳反射。临床上常用的腱反射还有跟腱反射、肱二头肌反射和肱三头肌反射等。腱反射减弱或消失提示反射弧的损害或中断；而腱反射亢进则提示高位中枢有病变。临床上常通过检查腱反射来了解神经系统的功能或病变状态。

▶▶ **课堂活动**

2 人一组，按要求进行以下操作：

1. 膝反射 受试者取坐位，双小腿自然下垂悬空，检查者以右手持叩诊锤，轻叩髌骨下方的股四头肌肌腱（髌韧带）。正常反应为小腿伸直动作。

2. 肱二头肌反射 受试者端坐位，检查者用左手托住受试者的右肘部，左前臂托住受试者的前臂，以左手拇指按于受试者的右肘部肱二头肌肌腱上，然后用叩诊锤叩击检查者自己的左拇指。正常反应为肱二头肌收缩，表现为前臂呈快速的屈曲动作。

何为腱反射？腱反射有何临床意义？以膝反射为例，说明从叩击股四头肌肌腱到引起小腿伸直动作的反射过程。

2. **肌紧张** 是指缓慢持续牵拉肌腱时发生的牵张反射，表现为受牵拉的肌肉发生轻度而持续的收缩。肌紧张是维持躯体姿势的最基本的反射活动，一定程度的肌紧张是其他各种复杂运动的基础，若肌紧张过强或过弱，都会使运动的协调性变差。肌紧张是不同运动单位的肌纤维进行交替性而非同步的收缩，因此收缩力量并不大，只是抵抗肌肉被牵拉，不表现明显的动作，但收缩能持久进行而不易发生疲劳。

牵张反射的感受器是肌肉中的肌梭，当肌肉受到牵拉时，冲动经传入神经传入脊髓，使脊髓前角运动神经元兴奋，通过传出神经使该肌收缩。

点滴积累 ∨

1. 脊髓位于椎管内，上端在枕骨大孔处与延髓相连，下端在成人平第 1 腰椎体下缘，新生儿约平第 3 腰椎下缘。

2. 脊髓全长有两处膨大，表面有 6 条纵行的沟裂，两侧连有 31 对脊神经。

3. 脊髓的内部结构由位于中央的蝶形灰质和周围的白质构成。

4. 脊髓具有传导功能和反射功能。

第三节 脑

脑位于颅腔内，由端脑、间脑、小脑、中脑、脑桥和延髓六部分组成，中脑、脑桥、延髓三部分又合称脑干（图 12-10）。

一、脑干

脑干自下而上由延髓、脑桥和中脑三部分组成。下续脊髓，上接间脑，背面与小脑相连。与脑干相连的有第 Ⅲ～Ⅻ 对脑神经。

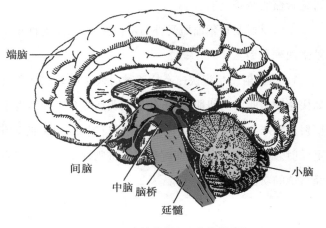

图 12-10 脑的外形（正中矢状面）

端脑

间脑

中脑 脑桥

延髓

小脑

（一）脑干的外形

1. 腹侧面 延髓呈倒置的锥体形，上以横行的延髓脑桥沟与脑桥分界，向下在枕骨大孔处移行为脊髓。其腹侧面上有与脊髓相连续的沟和裂。在前正中裂的两侧各有一纵行的隆起，称为锥体，其内有皮质脊髓束通过。锥体下端，皮质脊髓束的大部分纤维交叉，形成锥体交叉。

脑桥位于脑干的中部，其腹侧面膨隆，称脑桥基底。其正中的纵行浅沟称基底沟，有基底动脉通过。基底部向两侧延伸的巨大纤维束称小脑中脚（脑桥臂）。

中脑上接间脑，下连脑桥，腹侧有 1 对粗大的纵形隆起，称大脑脚，由来自于大脑皮质的下行纤维束组成。两脚之间为深陷的脚间窝（图 12-11）。

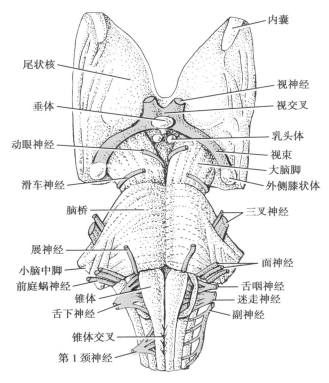

图 12-11　脑干外形（腹侧面）

2. 背侧面 延髓背侧面上部与脑桥背侧面构成菱形窝，又称第四脑室底；下半部形似脊髓，在后正中沟外侧有 1 对隆起，内侧的称薄束结节，外侧的称楔束结节，其深面分别有薄束核和楔束核。中脑的背面有上、下两对圆形隆起，上方的一对称上丘与视觉反射有关，下方的一对称下丘与听觉反射有关（图 12-12）。

（二）脑干的内部结构

脑干的内部结构由灰质、白质和网状结构组成。

1. 灰质 脑干的灰质分散成团块状，称神经核，其中与脑神经相连的称脑神经核，脑神经核又分为脑神经运动核和脑神经感觉核。

2. 白质 由大量的上、下行传导束构成，将端脑、间脑与脊髓相互联系起来。上行的传导束主要有内侧丘系、外侧丘系、脊髓丘系、三叉丘系，下行的传导束主要有皮质脊髓束和皮质核束。

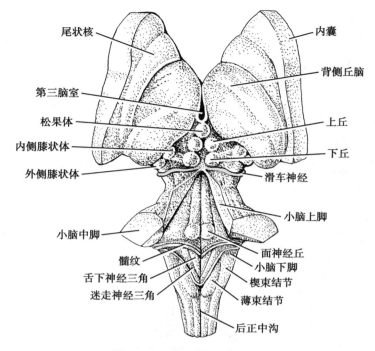

图 12-12　脑干外形(背侧面)

3. 网状结构　位于脑干中央区域,脑干网状结构非常发达,且与中枢神经系统各部的网状结构有着广泛联系,是构成非特异性投射系统的结构基础。

(三)脑干网状结构的功能

1. 对睡眠、觉醒和意识状态的影响　脑干网状结构通过上行网状激动系统和上行网状抑制系统参与对睡眠、觉醒和意识状态的调节。

上行网状激动系统包括经脑干网状结构的感觉传入、脑干网状结构一些核群向间脑的上行投射,以及间脑至大脑皮质广泛区域的投射(图 12-13),是维持大脑皮质觉醒状态的功能系统。上行网状抑制系统是位于延髓及脑桥下部的一些网状结构,该区的上行纤维对脑干网状结构的上部具有抑制性作用。

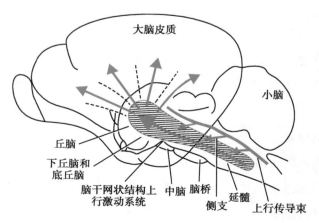

图 12-13　上行网状激动系统示意图

2. 对肌张力的调节

（1）脑干网状结构的抑制区和易化区：抑制区位于延髓网状结构的腹内侧部分，具有抑制肌紧张的作用；易化区包括延髓网状结构的背外侧部分、脑桥被盖、中脑中央灰质及被盖，也包括脑干以外的下丘脑和丘脑中线核群等部位（图12-14），有加强肌紧张的作用。与抑制区相比，易化区的活动较强，在肌紧张的平衡调节中略占优势。

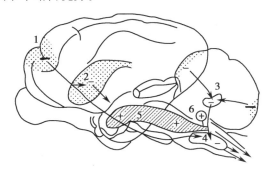

图12-14　猫脑内与肌紧张调节有关的脑区及其下行路径示意图
下行抑制作用（-）路径：4 为网状结构抑制区，发放下行冲动抑制脊髓
牵张反射，这一区接受大脑皮质（1）尾状核（2）和小脑（3）传来的冲动；
下行易化作用（+）路径：5 为网状结构易化区，发放下行冲动加强脊髓
牵张反射；6 为延髓前庭核，有加强脊髓牵张反射的作用

（2）影响脑干网状结构作用的高位中枢：除脑干外，大脑皮质运动区、纹状体、小脑前叶蚓部等区域也有抑制肌紧张的作用；而前庭核、小脑前叶两侧部等部位则有易化肌紧张的作用。这些区域的功能可能都是通过脑干网状结构内的抑制区和易化区来完成的。

（3）去大脑僵直：在中脑上、下丘之间切断脑干，动物出现伸肌肌肉紧张亢进，表现为四肢伸直、头尾昂起、脊柱挺硬等角弓反张的现象，称为去大脑僵直（图12-15）。

去大脑僵直产生的原因是脑干网状结构的抑制区失去了与皮质运动区和纹状体的联系，使抑制区的活动明显减弱，而易化区的活动相对增强，造成牵张反射过度增强。

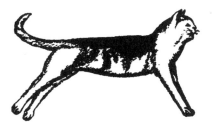

图12-15　去大脑僵直示意图

3. 对内脏活动的调节　在脑干网状结构中，存在着许多调节内脏活动的重要神经核团，构成呼吸中枢和心血管运动中枢等重要的生命中枢。例如延髓网状结构中有呼吸基本中枢、心血管基本中枢（包括心迷走中枢、心交感中枢和交感缩血管中枢）等。此外，唾液分泌、咳嗽、恶心、呕吐等内脏反射中枢也在延髓。故脑干损伤会导致呼吸、循环障碍，甚至危及生命。

二、小脑

（一）小脑的位置、外形与分部

1. 小脑的位置和外形　小脑位于颅后窝内，延髓和脑桥的背侧。小脑中间缩窄，称小脑蚓；两侧膨隆，称小脑半球（图12-16）。小脑半球下面近枕骨大孔处较膨出的部分称小脑扁桃体。当颅内压增高时，小脑扁桃体可嵌入枕骨大孔，形成小脑扁桃体疝，压迫延髓，导致呼吸循环功能障碍，危及

生命。

2. **小脑的分叶** 小脑借表面的两条深沟分为3叶：小脑上面的前1/3与后2/3交界处的深沟称为原裂。原裂以前的半球和小脑蚓为前叶；原裂以后和小脑下面的大部分为后叶。在小脑下面，后外侧裂是小脑后叶与绒球小结叶的分界（图12-16）。

3. **小脑的功能分区** 根据发生、进化和功能，小脑可分为3个主要功能区（图12-17）：原小脑（前庭小脑），即绒球小结叶，主要与前庭神经核和前庭神经相联系；旧小脑（脊髓小脑），即小脑前叶，主要接受来自于脊髓的信息；新小脑（大脑小脑），主要为小脑后叶，接受大脑皮质经中继后的信息。

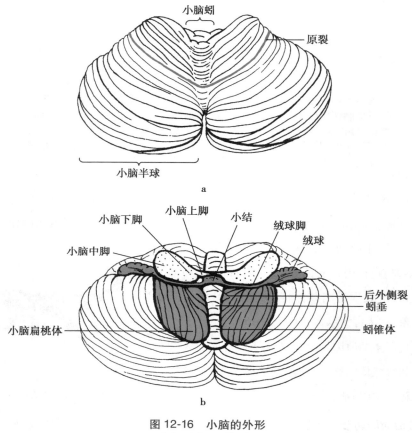

图 12-16 小脑的外形
a. 后上面观；b. 前下面观

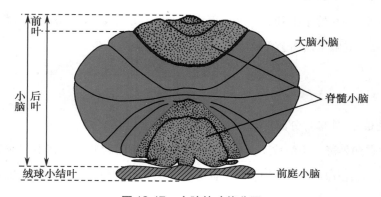

图 12-17 小脑的功能分区

（二）小脑的内部结构

小脑的内部结构包括表面的皮质、深部的髓质和小脑核。小脑皮质为位于小脑表面的灰质；白质在深面，称小脑髓体；小脑髓体内有数对灰质核团，称小脑核（图 12-18）。

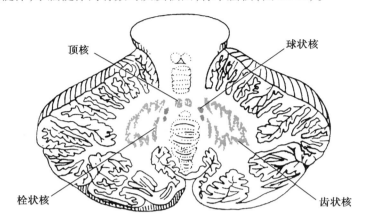

图 12-18　小脑的水平切面

（三）小脑对躯体运动的调节功能

小脑是调节躯体运动的重要中枢，对维持躯体平衡、调节肌张力、协调随意运动均起着重要作用。

1. 维持躯体平衡　主要是前庭小脑的功能。前庭小脑主要接受前庭器官传入的有关头部位置改变、直线或旋转变速运动的平衡感觉信息，传出冲动主要影响躯干和四肢近端肌肉的活动，具有控制躯体平衡的作用。小脑损伤者可出现站立不稳、身体倾斜等平衡失调的表现。

2. 调节肌张力　主要是脊髓小脑的功能。小脑具有加强和减弱肌张力的双重作用。人类在进化过程中，小脑抑制肌张力的作用逐渐减弱，而易化作用逐渐加强。小脑损伤者常表现为肌张力减弱、肌无力等。

3. 协调随意运动　主要是大脑小脑和脊髓小脑半球中间部的功能。大脑小脑的主要功能是参与随意运动的设计和程序的编制，而脊髓小脑则协助大脑皮质对随意运动进行适时的控制。小脑损伤者可出现动作的方向和准确度异常，表现为行走摇晃、步态蹒跚。

三、间脑

间脑位于中脑和端脑之间，两侧和背面被大脑半球所掩盖，间脑主要由背侧丘脑、后丘脑和下丘脑等组成（图 12-19）。

（一）背侧丘脑

又称丘脑，是间脑背侧的一对前后较长的卵圆形灰质核团，外邻内囊，内邻第三脑室；内部被 Y 形的白质内髓板分隔为 3 个核群：前核群、内侧核群和外侧核群。前核群与内脏活动有关；内侧核群是内脏和躯体感觉冲动的整合中枢；外侧核群后部的腹侧称腹后核，腹后核又区分为腹后内侧核和腹后外侧核，是躯体感觉传导通路的中继核（图 12-20）。

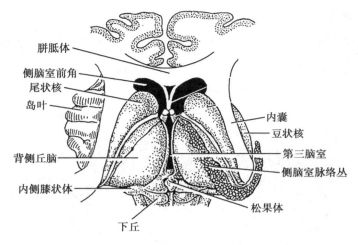

图 12-19　间脑背面

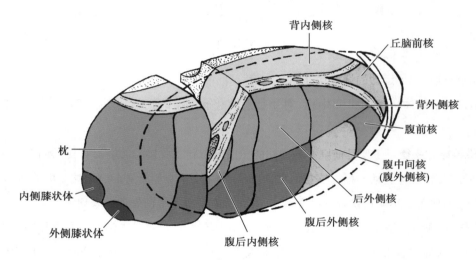

图 12-20　背侧丘脑核团模式图

（二）后丘脑

位于背侧丘脑后下部,包括 1 对内侧膝状体和 1 对外侧膝状体,分别与听觉和视觉冲动的传导有关。

（三）下丘脑

位于背侧丘脑前下方,由前向后包括视交叉、灰结节、漏斗和乳头体等。视交叉前连视神经,向后延续为视束;漏斗下端连有垂体(图 12-11)。

下丘脑的结构较复杂,内有多个核群,主要核团有视上核和室旁核,能分泌血管升压素和催产素,分别沿视上垂体束和室旁垂体束运送到神经垂体贮存,并在适宜刺激的作用下释放入血(见第十三章第二节)。

下丘脑的主要功能有:①为神经内分泌中心,通过与垂体之间的联系,将神经调节与体液调节融为一体;②是皮质下调节内脏活动的高级中枢,参与调节心血管、呼吸、胃肠和生殖功能,以及体温、摄食、生殖、水盐平衡和内分泌活动;③通过与边缘系统的联系,参与对情绪活动的调节;④与人类的昼夜节律调节有关。

四、端脑

端脑由左、右两侧大脑半球借胼胝体连接而成。胼胝体为连接左、右大脑半球的白质纤维束板。两侧大脑半球之间的裂隙称大脑纵裂,大脑半球与小脑之间的裂隙称大脑横裂。

（一）端脑的外形和分叶

大脑半球表面凹凸不平,凹陷处称大脑沟,沟之间的隆起称大脑回。每个半球有 3 个面,即上外侧面、内侧面和下面。并以 3 条大脑沟为标记,分为 5 个叶。

3 条沟分别是外侧沟,位于大脑半球的上外侧面,自前下斜向后上;中央沟,位于大脑半球的上外侧面,自上缘中点稍后方起斜向前下方;顶枕沟,在半球内侧面后部,自后上斜向前下。

5 个叶分别是额叶,为外侧沟之上、中央沟之前的部分;顶叶,为外侧沟之上、中央沟与顶枕沟之间的部分;颞叶,为外侧沟以下的部分;枕叶,为顶枕沟后方的部分;岛叶,藏于外侧沟的深部,在大脑半球表面看不到。

（二）大脑半球的重要沟回

1. 上外侧面　额叶上有位于中央沟前方与中央沟平行的中央前沟,两沟之间的脑回称中央前回。在中央前沟的前方有额上沟和额下沟,两沟分界的脑回自上而下分别称额上回、额中回和额下回。顶叶上有与中央沟平行的中央后沟,两沟之间的脑回称中央后回。在颞叶外侧沟的下壁上,有数条斜行向内的短回称颞横回;在颞上沟和外侧沟之间可见颞上回。在外侧沟末端有一环行脑回称缘上回,围绕颞上沟末端的脑回称角回(图 12-21)。

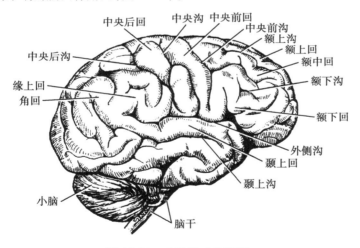

图 12-21　大脑半球外侧面

2. 内侧面　在内侧面中部有向上略呈弓形的胼胝体,围绕胼胝体的上方有弓状的扣带回,位于扣带回中部上方有中央旁小叶,此叶是中央前、后回延续到内侧面的部分。在枕叶可见距状沟(图12-22)。

3. 下面　在半球下面的额叶内有纵形的嗅束,其前端膨大为嗅球,与嗅觉冲动传导有关。

（三）端脑的内部结构

大脑半球的表层为灰质,称大脑皮质,灰质深方的白质称大脑髓质。包埋在髓质内,靠近大脑半

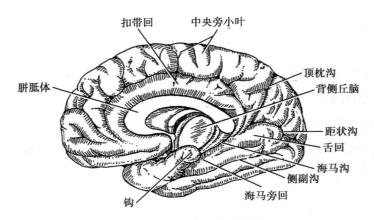

图 12-22　大脑半球内侧面

球底部的灰质团块为基底核。端脑的内腔为左、右侧脑室。

1. **大脑皮质**　是运动、感觉的最高级中枢,是语言、思维等高级神经活动的物质基础。

2. **基底核**　包括尾状核、豆状核、屏状核和杏仁体。

尾状核和豆状核合称纹状体。纹状体在调节躯体运动中起重要作用,其主要功能是维持骨骼肌的张力和协调肌群的运动;杏仁体主要参与认知记忆、内脏与内分泌活动以及情绪的调节。

3. **大脑髓质**　由大量各种走形的神经纤维束组成,内囊是其重要结构之一。

内囊是位于丘脑、尾状核和豆状核之间的白质板。在水平切面上呈向外开放的"><"形,分为内囊前肢、内囊膝和内囊后肢(图 12-23)。由于大脑皮质和皮质下结构的上、下行纤维大部分经过内囊,因此内囊的损伤会引起机体严重的功能障碍。如内囊广泛损伤时,患者可出现对侧半身感觉障碍、对侧半身随意运动障碍以及双眼对侧视野偏盲的"三偏"症状。

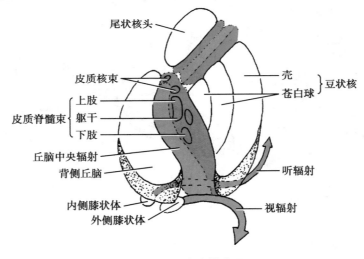

图 12-23　内囊模式图

(四) 大脑皮质的功能定位

在大脑皮质的不同部位有完成某些反射的相对集中区域,称大脑皮质的功能定位。以下简要介绍 5 个重要的功能定位区。

1. **第Ⅰ躯体运动区**　位于中央前回和中央旁小叶的前部,是控制躯体运动的最重要的区域。

具有以下功能特征:①上下倒置,但头面部是正的;②左右交叉,即一侧运动区支配对侧肢体的运动;③区域分布大小与运动的精细、复杂的程度有关,即运动愈精细、复杂的部位,其区域所占的面积愈大,如手的运动灵活、复杂,所以手区最大,大拇指代表区是大腿区的10倍(图12-24)。

2. **第Ⅰ躯体感觉区**　位于中央后回和中央旁小叶的后部,接受对侧半身的浅感觉和本体感觉冲动。身体各部感觉在第Ⅰ躯体感觉区的投射特点是:①上下倒置,但头面部是正的;②左右交叉;③身体各部分投射区的大小取决于该部感觉的敏感程度(图12-25)。

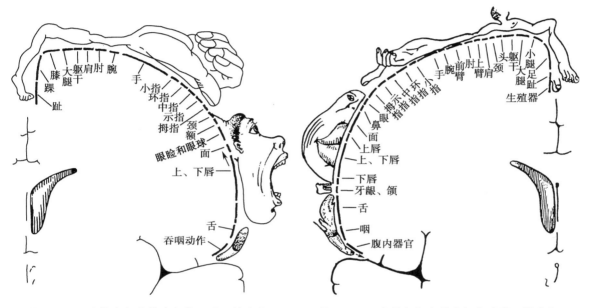

图 12-24　人体各部在第Ⅰ躯体运动区的定位　　　图 12-25　人体各部在第Ⅰ躯体感觉区的定位

3. **视觉区**　位于枕叶距状沟上、下方的皮质。一侧视觉区接受双眼同侧半视网膜的传入冲动,损伤一侧视区可引起双眼对侧视野偏盲。

4. **听觉区**　位于颞横回。每侧的听觉区接受双侧耳蜗听觉感受器的传入冲动,因此一侧听觉中枢受损不致引起全聋。

5. **语言代表区**　包括听觉性语言中枢(听话中枢)、运动性语言中枢(说话中枢)、视觉性语言中枢(阅读中枢)和书写中枢(图12-26),分别管理听、说、(阅)读、写的语言功能。如果这些区域损伤,将引起相应的语言功能障碍。

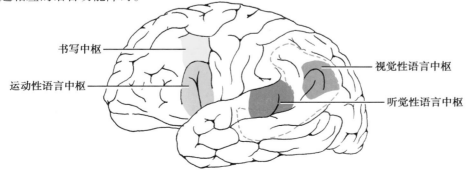

图 12-26　左侧大脑半球的语言中枢

在人类进化发展的过程中,脑的高级功能逐渐向一侧大脑半球集中,该侧大脑半球称为优势半球。大部分人语言代表区的优势半球在左侧,称为语言优势半球。

（五）边缘系统

边缘系统由边缘叶及与其联系密切的皮质及皮质下结构组成。边缘叶是指位于胼胝体周围和侧脑室下角底壁的一弧形结构,包括隔区、扣带回、海马旁回、海马和齿状回等。

边缘系统的功能较为复杂,除嗅觉功能外,主要参与和个体生存有关的摄食行为、情绪反应、学习与记忆、内脏功能以及生殖行为等的调节。

知识链接

全麻药对学习与记忆有影响

学习与记忆是脑的重要生理功能,脑内似乎并没有一个特殊区域专门执行记忆功能,记忆与脑的许多部位有关。 有资料表明,最可能参与记忆痕迹形成的结构是海马、小脑、大脑皮质、杏仁体和纹状体边缘区。 不同类型的记忆可以被贮存在脑的不同系统。 全身麻醉药物除了具有镇静、催眠作用外,还具有引起遗忘的副作用,这是导致术后认知功能障碍的重要原因之一。 实验动物研究认为全麻药能抑制学习记忆能力,不过也有一些研究认为全麻药物对于学习记忆无影响,关于全麻药对学习记忆的影响还有待于深入研究。

五、脑和脊髓的被膜、脑的血管、脑脊液及脑屏障

（一）脑和脊髓的被膜

脑和脊髓的外面都包有 3 层被膜,由外向内依次为硬膜、蛛网膜和软膜。脑的被膜为硬脑膜、脑蛛网膜和软脑膜,脊髓的被膜为硬脊膜、脊髓蛛网膜和软脊膜(图 12-27)。脑和脊髓的 3 层被膜在枕骨大孔处彼此延续,有支持、保护脑和脊髓的作用。

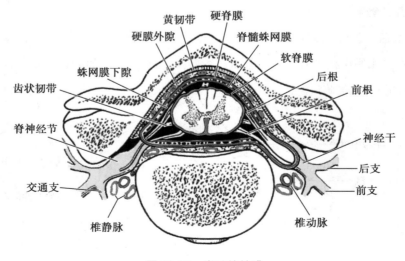

图 12-27 脊髓的被膜

1. 硬膜　由结缔组织构成。硬脑膜由两层合成,两层之间有丰富的血管和神经。硬脑膜的两层在某些部位分开,形成含有静脉血的硬脑膜窦,收集脑的静脉血。

2. 蛛网膜　紧衬于硬膜内面,由疏松结缔组织构成,薄而透明,缺乏血管和神经。脑蛛网膜在颅顶部形成颗粒状突起,并伸入硬脑膜窦内,称蛛网膜粒。脑脊液主要经蛛网膜粒回流到硬脑膜窦内而进入血液循环(图 12-29)。

3. 软膜　紧贴脑和脊髓的表面并深入沟裂之中,富有血管、神经,对脑和脊髓的营养起重要作用。

脊髓硬脊膜与椎管内骨膜之间的狭窄间隙称硬膜外隙,是临床上硬膜外麻醉的部位;蛛网膜和软膜之间较宽阔的间隙为蛛网膜下隙,其内充满脑脊液;脊髓蛛网膜下隙在脊髓末端扩大为终池,临床上常在第 3、4 或第 4、5 腰椎间进行穿刺,以抽取脑脊液或注入药物而不伤及脊髓。

(二) 脑的血管

1. 脑的动脉　脑的动脉来源于颈内动脉和椎动脉,左、右椎动脉入颅后合成 1 条基底动脉。颈内动脉供应大脑半球前 2/3 和部分间脑;椎基底动脉供应大脑半球后 1/3、部分间脑、小脑和脑干。在脑底部,颈内动脉及分支与基底动脉末端的分支吻合形成大脑动脉环(Willis 环),对维持脑血流的平衡有一定的意义(图 12-28)。

2. 脑的静脉　脑的静脉不与动脉伴行,静脉血主要由硬脑膜窦收集,最终汇入颈内静脉。

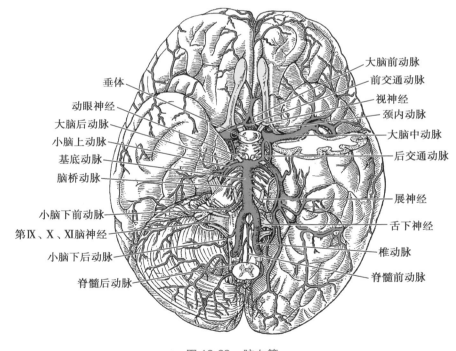

垂体
动眼神经
大脑后动脉
小脑上动脉
基底动脉
脑桥动脉
小脑下前动脉
第Ⅸ、Ⅹ、Ⅺ脑神经
小脑下后动脉
脊髓后动脉

大脑前动脉
前交通动脉
视神经
颈内动脉
大脑中动脉
后交通动脉
展神经
舌下神经
椎动脉
脊髓前动脉

图 12-28　脑血管

(三) 脑室、脑脊液及其循环

1. 脑室　是脑内的腔隙,其中充满脑脊液。脑室包括侧脑室、第三脑室和第四脑室。

侧脑室位于大脑半球内,左右各一。第三脑室位于间脑内。第四脑室位于延髓、脑桥的背面与小脑之间。侧脑室经室间孔与第三脑室相通,第三脑室经中脑水管通第四脑室,第四脑室经正中孔和外侧孔通蛛网膜下隙(图 12-29)。

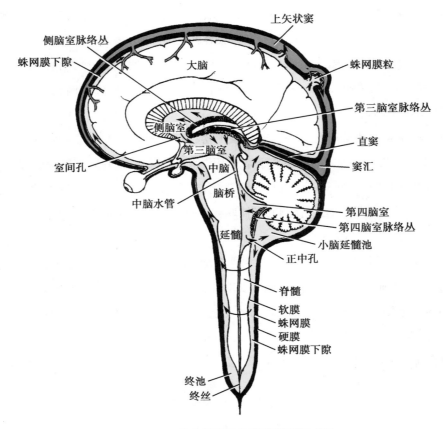

图 12-29　脑室投影及脑脊液循环模式图

2. 脑脊液及其循环　脑脊液为无色透明的液体,充满脑室系统、蛛网膜下隙和脊髓中央管。成人的脑脊液总量为 100～160ml,处于不断产生、循环和回流的动态平衡状态(图 12-29)。脑脊液具有调节颅内压、保护脑和脊髓、营养与运输等作用,并可缓冲外力对脑和脊髓的震荡。

脑脊液主要由各脑室脉络丛产生,其循环途径如下:

$$侧脑室 \xrightarrow{室间孔} 第三脑室 \xrightarrow{中脑水管} 第四脑室 \xrightarrow{正中孔、外侧孔} 蛛网膜下隙 \xrightarrow{蛛网膜粒} 上矢状窦$$

▶▶ **边学边练**

脊髓和脑是神经系统的重要组成部分。　脊髓的结构特点是什么?　脑由哪几部分组成?　请参见:

实验二十　脊髓和脑的观察

(四) 脑屏障

中枢神经系统神经元的正常功能活动需要其周围的微环境保持相对稳定,维持这种稳定性的结构称为脑屏障。它能选择性地允许某些物质通过,不允许另一些物质通过。脑屏障由三部分组成(图 12-30)。

1. 血-脑屏障　位于血液与脑、脊髓的神经细胞之间,其结构基础是脑的毛细血管内皮、基膜和星形胶质细胞的血管周足。该结构能限制某些物质在血液与脑组织之间自由交换。在某些部位缺乏血-脑屏障,如松果体、神经垂体等,蛋白质和大分子物质可自由通过。

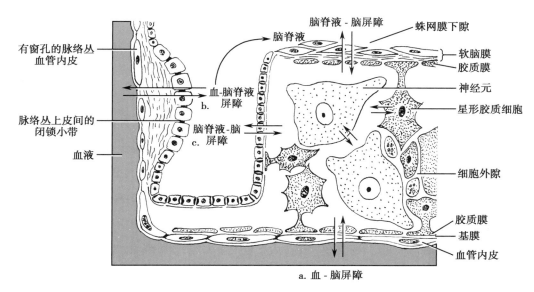

图 12-30　脑屏障结构和关系示意图
a. 血-脑屏障；b. 血-脑脊液屏障；c. 脑脊液-脑屏障

2. 血-脑脊液屏障　位于脑室脉络丛的毛细血管与脑脊液之间,其结构基础是由闭锁小带相连的脉络丛上皮细胞。该结构能限制某些物质在血液与脑脊液之间自由交换。

3. 脑脊液-脑屏障　位于脑室和蛛网膜下隙的脑脊液与脑、脊髓的神经细胞之间,其结构基础是室管膜上皮、软脑膜和软膜下胶质膜。该结构的屏障作用较低,故脑脊液的化学成分与脑组织液的成分大致相同。

脑屏障使许多大分子物质和离子较难从血液进入脑、脊髓或脑脊液,但脂溶性物质如 O_2、CO_2 及某些药物则很容易通过血-脑脊液屏障,这对于维持神经细胞周围化学环境的稳定、限制血液中的有害物质进入脑内以及在治疗脑部疾病选择用药时具有重要意义。

点滴积累 ∨

1. 脑由端脑、间脑、脑干（中脑、脑桥、延髓）及小脑组成。

2. 脑干网状结构中存在着呼吸中枢、心血管运动中枢等重要的生命中枢,并具有影响睡眠、觉醒和意识状态,调节肌张力及内脏活动的功能。

3. 小脑的主要功能是调节肌张力、维持姿势、协调随意运动。

4. 间脑的结构和功能复杂,下丘脑是神经调节和体液调节的重要枢纽,是皮质下调节内脏活动的高级中枢,并与昼夜节律有关。

5. 端脑是脑的高级部位,是运动、感觉及各种反射的最高级中枢,是语言、思维等高级神经活动的物质基础；大脑皮质有一定的功能定位并具有一些功能特征。 内囊是大脑髓质的主要结构之一。 边缘系统与情绪、学习与记忆以及内脏功能调节有关。

6. 脑屏障是维持中枢神经系统微环境稳定性的结构。

第四节 周围神经

一、脊神经

脊神经共 31 对,包括颈神经 8 对、胸神经 12 对、腰神经 5 对、骶神经 5 对和尾神经 1 对。

每对脊神经借前根和后根与 1 个脊髓节段相连。前根由运动神经纤维组成,后根由感觉神经纤维组成。前、后根在椎间孔处汇合为 1 条脊神经,脊神经的纤维成分根据其分布和功能不同分为 4 种,即躯体感觉纤维、内脏感觉纤维、躯体运动纤维和内脏运动纤维(图 12-31)。因此,每条脊神经均为混合性神经。后根在近椎间孔处有一梭形膨大,称脊神经节,含有假单极感觉神经元。

脊神经出椎间孔后,立即分为前支和后支。后支较细小,主要分布到项、背和腰骶部的皮肤以及深层肌肉;前支较粗大,主要分布到颈、胸、腹和四肢的皮肤以及肌肉。除 12 对胸神经外,其余脊神经前支相互吻合共形成 4 个神经丛,即颈丛、臂丛、腰丛和骶丛,再由各丛发出神经分支分布到各自的区域(表 12-1)。如果这些分支受损,将出现相应的损伤症状(图 12-32~图 12-34)。

表 12-1 主要脊神经的起源及重要分布

名称	起源	重要分布		损伤后的表现
膈神经	颈丛	运动纤维:膈肌		膈瘫痪
腋神经	臂丛	肌支:三角肌		"方肩"
		皮支:肩关节周围的皮肤		
肌皮神经	臂丛	肌支:肱二头肌等臂前群肌		屈肘功能障碍
		皮支:前臂外侧皮肤		
正中神经	臂丛	肌支:前臂前群桡侧的屈肌、手掌外侧肌群		"猿手"
		皮支:掌心、鱼际、桡侧三个半指掌面的皮肤		
尺神经	臂丛	肌支:前臂前群尺侧的屈肌、手掌内侧和中间肌群		"爪形手"
		皮支:手掌尺侧及尺侧一个半指、手背尺侧半及尺侧两个半指的皮肤		
桡神经	臂丛	肌支:上肢的伸肌		"垂腕征"
		皮支:上肢背面、手背桡侧半及桡侧两个半指的皮肤		
股神经	腰丛	肌支:缝匠肌、股四头肌		
		皮支:大腿前面、小腿内侧面、足内侧缘的皮肤		
坐骨神经	骶丛	肌支:大腿后群肌		
		分支:胫神经、腓总神经		
胫神经	骶丛	肌支:小腿后群肌和足底肌		"钩状足"
腓总神经	骶丛	肌支:小腿外侧群肌、前群肌,足背肌		"马蹄内翻足"

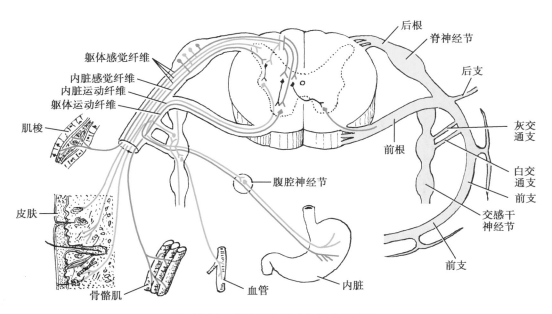

图 12-31　脊神经的组成和分布模式图

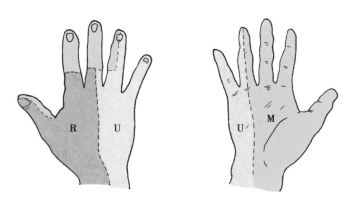

图 12-32　手部皮肤的神经分布
M. 正中神经；U. 尺神经；R. 桡神经

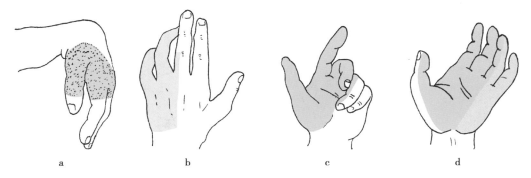

图 12-33　桡、尺和正中神经损伤时的手形及皮肤感觉丧失区
a. 垂腕（桡神经损伤）；b. 爪形手（尺神经损伤）；
c. 枪形手（正中神经损伤）；d. 猿手（正中神经合并尺神经损伤）

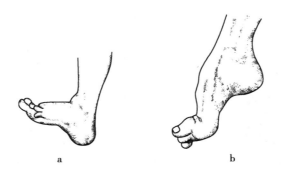

图 12-34 胫、腓总神经损伤后足的畸形
a. 钩状足（胫神经损伤）；b."马蹄"内翻足（腓总神经损伤）

二、脑神经

脑神经共 12 对,按其与脑从前向后的连接顺序用罗马数字命名为 I 嗅神经、II 视神经、III 动眼神经、IV 滑车神经、V 三叉神经、VI 展神经、VII 面神经、VIII 前庭蜗神经、IX 舌咽神经、X 迷走神经、XI 副神经和 XII 舌下神经(图 12-35)。根据脑神经所含的纤维成分性质不同,12 对脑神经可分为感觉性脑神经、运动性脑神经和混合性脑神经 3 类(表 12-2)。

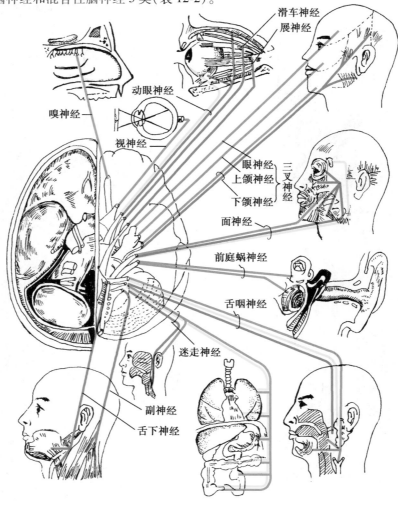

图 12-35 脑神经概况
红色:躯体运动纤维;黄色:内脏运动(副交感)纤维;蓝色:感觉纤维

表 12-2 脑神经的名称、性质及分布

顺序及名称	连接脑部	性质	分布	损伤后的表现
Ⅰ 嗅神经	端脑	感觉	鼻腔嗅黏膜	嗅觉障碍
Ⅱ 视神经	间脑	感觉	眼球视网膜	视觉障碍
Ⅲ 动眼神经	中脑	运动	眼球上、下、内直肌,下斜肌,上睑提肌,瞳孔括约肌,睫状肌	眼外下斜视、上睑下垂、对光反射消失
Ⅳ 滑车神经	中脑	运动	眼球上斜肌	眼不能向外下斜视
Ⅴ 三叉神经	脑桥	混合	头面部皮肤,口、鼻腔黏膜,舌前 2/3 黏膜,牙和牙龈,咀嚼肌等	头面部皮肤,口、鼻腔黏膜感觉障碍舌前 2/3 一般感觉障碍,咀嚼肌瘫痪,张口时下颌偏向患侧
Ⅵ 展神经	脑桥	运动	眼球外直肌	眼内斜视
Ⅶ 面神经	脑桥	混合	面部表情肌,舌前 2/3 味蕾,泪腺,下颌下腺,舌下腺等	面肌瘫痪、额纹消失眼睑不能闭合、口角歪向健侧,舌前 2/3 味觉障碍,腺体分泌障碍、角膜干涩等
Ⅷ 前庭蜗神经	脑桥	感觉	内耳螺旋器、椭圆囊斑、球囊斑、壶腹嵴	听力障碍、眩晕、眼球震颤
Ⅸ 舌咽神经	延髓	混合	咽肌,腮腺,咽、咽鼓管,鼓室,舌后 1/3 黏膜及味蕾、颈动脉窦、颈动脉小球,咽部黏膜,耳后皮肤	咽反射消失,腮腺分泌障碍,咽壁等感觉障碍,舌后 1/3 一般感觉及味觉障碍
Ⅹ 迷走神经	延髓	混合	咽喉肌,颈部、胸腔和腹腔脏器的平滑肌、心肌和腺体,耳廓、外耳道皮肤及硬脑膜	发音困难、声嘶,吞咽困难、内脏感觉障碍,内脏运动、腺体分泌障碍等
Ⅺ 副神经	延髓	运动	胸锁乳突肌、斜方肌	头不能向患侧屈,面不能转向健侧,不能上提患侧肩胛骨
Ⅻ 舌下神经	延髓	运动	舌肌	舌肌瘫痪,伸舌时舌尖偏向患侧

迷走神经是脑神经中行程最长、分布最广的神经。其主要分支有:①喉上神经:分布于会厌、舌根及声门裂以上的喉黏膜以及环甲肌;②喉返神经:分布于声门裂以下的喉黏膜以及除环甲肌以外的所有喉肌。

三、内脏神经

内脏神经主要分布于平滑肌、心肌和腺体,按其纤维性质和功能可分为内脏运动神经和内脏感觉神经。

(一)内脏运动神经

内脏运动神经调节内脏和心血管的运动以及腺体的分泌,通常不受意识控制,是不随意的,故又称为自主神经。根据形态、功能和药理学特点,自主神经分为交感神经和副交感神经两部分(图12-36和表12-3)。

表 12-3 交感神经与副交感神经的比较

	交感神经	副交感神经
低级中枢	脊髓胸 1~腰 3 节段的侧角	脑干第Ⅲ、Ⅶ、Ⅸ、Ⅹ对副交感神经核,第 2~4 骶髓节段的骶副交感核
神经节	椎旁节和椎前节	器官旁节和器官内节
节前、节后纤维	节前纤维短,节后纤维长	节前纤维长,节后纤维短
分布范围	全身血管、内脏平滑肌,心肌,腺体,竖毛肌,瞳孔开大肌,肾上腺髓质等	内脏、部分血管平滑肌,心肌,腺体,瞳孔括约肌和睫状肌等

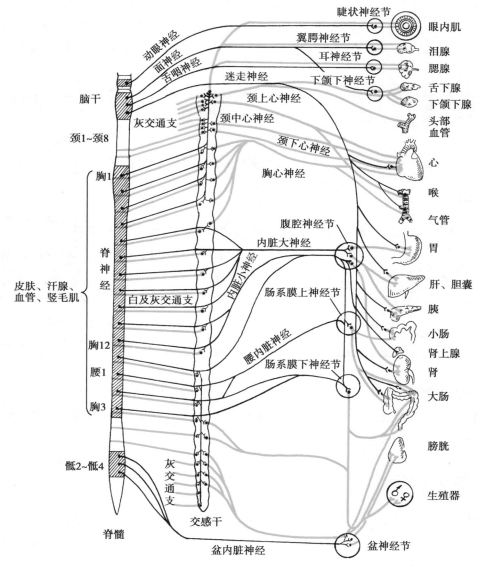

图 12-36 自主神经概况示意图
黑色:节前纤维;黄色:节后纤维

1. 自主神经的结构和功能活动特征

（1）自主神经的结构特征

1）低级中枢：交感神经的低级中枢位于脊髓的胸 1~腰 3 节段灰质侧角内，副交感神经的低级中枢位于脑干的副交感神经核和第 2~4 骶髓节段的骶副交感核内。

2）节前纤维和节后纤维：自主神经由低级中枢发出的纤维，要在神经节换元后才到达效应器。从低级中枢到效应器，包括节前和节后两级神经元。

节前神经元的轴突组成节前纤维，节后神经元的轴突组成节后纤维。交感神经节离效应器较远，故节前纤维较短而节后纤维较长；副交感神经节离效应器较近或在效应器内，故节前纤维较长而节后纤维较短。此外，在神经节内，1 条交感节前纤维往往与多个节后神经元发生突触联系，而 1 条副交感节前纤维仅与少数节后神经元发生突触联系。

3）分布范围：交感神经分布更广泛，几乎全身所有内脏器官都受其支配；副交感神经分布较局限。例如皮肤和肌肉的血管、汗腺、竖毛肌、肾上腺髓质等只接受交感神经的单一支配，其中肾上腺髓质接受交感神经节前纤维的单一支配。

▶▶ **边学边练**

周围神经包括脊神经、脑神经和内脏神经。这些神经的结构、分布及功能特点是什么？请参见：实验二十一 周围神经的观察

（2）自主神经的功能活动特征

1）双重神经支配：人体多数器官接受交感神经和副交感神经系统的双重支配，交感神经和副交感神经对同一器官的作用往往是相互拮抗的。如心交感神经加强心脏活动，而心迷走神经则抑制心脏活动；迷走神经促进消化管运动和消化腺分泌，而交感神经则起抑制作用。但对少数器官，交感神经和副交感神经的作用却是协同的，如两者都可促进唾液腺的分泌，不同的是交感神经兴奋可使其分泌少而黏稠的唾液，副交感神经兴奋可使其分泌多而稀薄的唾液。

2）紧张性作用：交感神经和副交感神经持续发放低频率的神经冲动，使所支配的效应器经常维持一定的活动状态，称为自主神经的紧张性作用。一般认为，自主神经的紧张性来源于中枢的紧张性活动，而中枢的紧张性则由神经反射和体液等多种因素引起。

3）与效应器所处的功能状态有关：自主神经的作用与效应器本身的功能状态有关。例如刺激交感神经可使动物的未孕子宫运动抑制，而使有孕子宫运动增强；刺激迷走神经可使处于收缩状态的胃幽门舒张，使处于舒张状态的胃幽门收缩。

2. 自主神经的主要功能 自主神经在体内分布和作用广泛，其功能在于调节心肌、平滑肌和腺体的活动。现将其主要功能列表总结如下（表 12-4）：

表 12-4　自主神经的主要功能

器官	交感神经	副交感神经
循环器官	心率加快、心肌收缩力加强,腹腔内脏、皮肤、唾液腺、外生殖器的血管收缩,骨骼肌血管收缩(肾上腺素能受体)或舒张(胆碱能受体)	心率减慢、心房收缩力减弱,少数器官(如外生殖器)血管舒张
呼吸器官	支气管平滑肌舒张	支气管平滑肌收缩,呼吸道黏膜腺体分泌
消化器官	抑制胃肠运动,促进括约肌收缩,使唾液腺分泌黏稠的唾液	促进胃肠运动、胆囊收缩,促进括约肌舒张、唾液腺分泌稀薄的唾液,使胃液、胰液、胆汁分泌增加
泌尿生殖器官	尿道括约肌收缩、逼尿肌舒张,有孕子宫收缩、无孕子宫舒张	尿道括约肌舒张,逼尿肌收缩
眼	瞳孔开大肌收缩,瞳孔开大;睫状肌松弛	瞳孔括约肌收缩,瞳孔缩小睫状肌收缩,泪腺分泌
皮肤	汗腺分泌,竖毛肌收缩	
内分泌和代谢	促进肾上腺髓质激素分泌,促进肝糖原分解	促进胰岛素分泌

　　交感神经活动比较广泛,当内、外环境发生急骤变化时,例如在剧烈运动、窒息、失血或寒冷等情况下,交感神经活动明显增强,同时肾上腺髓质分泌增强。由于机体突然受到强烈的有害刺激,使交感-肾上腺髓质系统活动增强的适应性反应称为应急反应。这一反应包括心率加速、皮肤及腹腔内脏血管收缩、红细胞增多、贮血库释放血液以增加循环血量,保证重要器官的血液供应;呼吸加快,支气管平滑肌舒张,肺通气量增加;肝糖原分解加速,使血糖升高;肾上腺髓质激素分泌增加等。因此,交感神经的意义主要是有利于机体动员潜在力量,提高适应能力,以应付环境的急骤变化。

　　副交感神经的作用相对比较局限,它在机体安静时活动较强,其意义主要在于促进消化、积蓄能量,加强排泄和生殖功能,使机体尽快休整恢复,保证机体安静时基本生命活动的正常进行。

　　3. 自主神经的递质、纤维分类及受体　自主神经的信息传递是通过节前纤维、节后纤维及其所释放的外周递质与节后神经元或效应器上相应的受体起作用实现的。

　　(1)自主神经的递质及纤维分类:自主神经末梢释放的递质主要有乙酰胆碱(ACh)和去甲肾上腺素(NA)。根据自主神经末梢释放的递质种类的不同,将自主神经分为两大类:以乙酰胆碱为递质的神经纤维称为胆碱能纤维,以去甲肾上腺素为递质的神经纤维称为肾上腺素能纤维。

　　胆碱能纤维包括全部自主神经节前纤维、绝大多数副交感神经节后纤维和极少数交感神经节后纤维,如支配汗腺的交感节后纤维和支配骨骼肌血管的交感舒血管纤维等。此外,支配骨骼肌的躯体运动纤维也是胆碱能纤维。肾上腺素能纤维包括大部分交感节后纤维(图 12-37)。

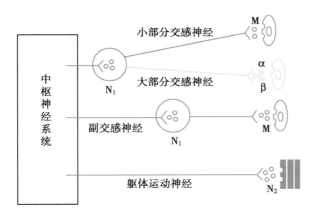

图 12-37　外周神经纤维的分类及释放的递质示意图
○:乙酰胆碱;△:去甲肾上腺素

（2）自主神经的受体:肾上腺素特异性结合并产生生理效应的受体称为肾上腺素能受体,它们能分别与相应的递质相结合发挥生理效应;某些药物也能与受体结合,产生与递质相同或相反的作用,分别称受体兴奋剂或受体拮抗剂。

1）胆碱能受体:根据其分布和作用不同,可分为毒蕈碱受体和烟碱受体两类。

毒蕈碱受体（M 受体）分布于胆碱能纤维所支配的效应器细胞膜上。ACh 与 M 受体结合后产生 M 样作用,表现为心脏活动抑制,骨骼肌血管舒张,支气管和消化管平滑肌、膀胱逼尿肌收缩,瞳孔缩小,消化腺和汗腺分泌增加等。阿托品是 M 受体拮抗剂,它能与 M 受体结合从而阻断 M 样作用,如临床使用阿托品解除胃肠平滑肌痉挛。

烟碱受体（N 受体）分为 N_1 和 N_2 两种亚型,N_1 受体分布于神经节突触后膜上,N_2 受体分布于神经-骨骼肌接头终板膜上。N 受体与 ACh 结合产生 N 样作用,表现为神经节细胞和骨骼肌兴奋。筒箭毒碱是 N 受体拮抗剂,能使肌肉松弛,如临床上作为肌松剂,多用于腹部外科手术,以获得肌肉的弛缓。

2）肾上腺素能受体:根据作用不同,可分为 α 肾上腺素能受体和 β 肾上腺素能受体两类。

α 受体分为 $α_1$ 和 $α_2$ 受体。$α_1$ 受体主要分布于血管、子宫平滑肌、瞳孔等处。肾上腺素、去甲肾上腺素与 $α_1$ 受体结合后产生平滑肌兴奋性效应,如血管、子宫、瞳孔开大肌收缩等,但对小肠为抑制性效应,使小肠平滑肌舒张。$α_2$ 受体主要存在于突触前膜,产生的效应是抑制 NA 的释放。酚妥拉明是 α 受体拮抗剂。

β 受体分为 $β_1$ 和 $β_2$ 两种。$β_1$ 受体分布于心脏组织中,如窦房结、房室传导系统、心肌等,具有兴奋效应,能使心率加快、传导加快、心缩力增强,促进脂肪的分解代谢。$β_2$ 受体分布于支气管、胃、肠、子宫及许多血管平滑肌细胞上,具有抑制效应,表现为使这些平滑肌舒张。普萘洛尔（心得安）是 β 受体拮抗剂,阿替洛尔主要阻断 $β_1$ 受体,丁氧胺（心得乐）则主要阻断 $β_2$ 受体。临床可根据病情需要选择合适的受体拮抗剂。

自主神经递质的受体分布及其效应详见表 12-5。

表 12-5　自主神经递质的受体分布及其效应

效应器		肾上腺素能系统		胆碱能系统	
		受体	效应	受体	效应
心脏	窦房结	β_1	心率加快	M	心率减慢
	房室传导系统	β_1	传导加快	M	传导减慢
	心肌	β_1	收缩力增强	M	收缩力减弱
血管	冠状血管	α	收缩	M	舒张
		β_2	舒张(为主)		
	皮肤黏膜血管	α	收缩	M	舒张
	骨骼肌血管	α	收缩	M	舒张[1]
		β_2	舒张(为主)		
	脑血管	α	收缩	M	舒张
	腹腔内脏血管	α	收缩(为主)		
支气管	平滑肌	β_2	舒张	M	收缩
	腺体	α	抑制分泌	M	促进分泌
		β_2	促进分泌		
胃肠	胃平滑肌	β_2	舒张	M	收缩
	小肠平滑肌	α	舒张	M	收缩
		β_2	舒张		
	括约肌	α	收缩	M	舒张
	腺体	α	抑制分泌	M	促进分泌
	胆囊和胆道	β_2	舒张	M	收缩
唾液腺		α	分泌少量黏稠的唾液	M	分泌大量稀薄的唾液
膀胱	逼尿肌	β_2	舒张	M	收缩
	括约肌	α	收缩	M	舒张
输尿管平滑肌		α	收缩	M	收缩
子宫平滑肌		α	收缩(有孕)		可变[2]
		β_2	舒张(无孕)		
皮肤	汗腺	α	促进精神性发汗	M	促进温热性发汗[1]
	竖毛肌		收缩		
眼	瞳孔括约肌			M	收缩(缩瞳)
	瞳孔开大肌	α	收缩(扩瞳)		
	睫状肌	β_2	舒张(视远物)	M	M 收缩(视近物)
代谢	糖酵解	β_2	加强		
	脂肪分解	β	加强		

注:(1)为交感节后胆碱能纤维支配;(2)因月经周期及循环血中的雌激素、孕激素水平及其他因素而发生变化

4. 各级中枢对内脏活动的调节

（1）脊髓：脊髓是某些内脏反射活动的初级中枢，一些最基本的内脏反射在脊髓的水平就可以完成。例如排尿反射、排便反射、发汗反射和勃起反射及血管张力反射等。但这种反射调节功能是初级的，不能很好地适应正常的生理功能，在正常情况下需要在脑的控制下进行。

（2）脑干：许多生命活动（如心血管活动、呼吸运动）的基本反射中枢都位于延髓，因此延髓有"基本生命中枢"之称。此外，唾液分泌、咳嗽、恶心、呕吐等内脏反射的中枢部位也在延髓。中脑有瞳孔对光反射中枢，脑桥有呼吸调整中枢、角膜反射中枢等。

（3）下丘脑：下丘脑是较高级的内脏活动调节中枢，参与多种内脏活动的调节（见本章第三节）。

（4）大脑皮质：大脑皮质对内脏活动的调节目前了解不多。与内脏活动关系密切的皮质结构是边缘系统和新皮质的某些区域。

（二）内脏感觉神经

内脏器官除由交感和副交感神经支配外，也有内脏感觉神经分布。内脏感受器接受内脏器官的各种刺激，经内脏感觉神经传入中枢。

1. 内脏感觉神经分布的特点 内脏感觉神经元的胞体位于脑神经节和脊神经节内，其周围突随第Ⅶ、Ⅸ、Ⅹ对脑神经和骶部副交感神经分布于内脏器官。中枢突一部分进入脑干，止于孤束核；另一部分随交感神经及盆内脏神经进入脊髓，终于脊髓灰质后角。

内脏感觉神经的主要特点：①阈值较高，正常的内脏活动一般不引起主观上明确的感觉，较强烈的内脏活动才能引起感觉。②传入途径比较分散，同一脏器的感觉冲动可经不同途径传入中枢的不同部位，而同一中枢部位又可以接受不同脏器的传入冲动。因此，内脏痛往往是弥散的，定位不准确。

2. 内脏感觉 由于内脏中的温度觉和触-压觉感受器较少，无本体感受器，但有痛觉感受器，以及内脏感觉神经阈值较高及传入途径比较分散的特点，因此内脏感觉的主要表现是痛觉。

（1）内脏痛：内脏痛是临床上常见的症状。引起内脏痛的有效刺激是脏器的突然扩张、机械性牵拉、缺血、内脏平滑肌痉挛以及在病理损伤时释放的化学物质。

内脏痛的特点有：①定位不准确，这是内脏痛的最主要的特点；②发生缓慢，持续时间较长；③对扩张性刺激或牵拉性刺激十分敏感，而对切割、烧灼等刺激不敏感（如胃、肠、胆囊等中空内脏器官）；④常伴有明显的情绪活动和一些自主神经反应，例如恶心、呕吐和心血管及呼吸活动的改变；⑤可发生牵涉痛。

内脏疾患除了引起患病脏器本身的疼痛外，还能引起邻近体腔壁骨骼肌的痉挛和疼痛；此外，胸膜或腹膜受到炎症、牵拉或摩擦等刺激时也会产生疼痛。这种现象称为体腔壁痛，通常也归于内脏痛。

（2）牵涉痛：某些内脏疾病往往引起体表区域感觉疼痛或痛觉过敏的现象，称为牵涉痛。例如心脏病变（心绞痛、心肌梗死）时常在左臂内侧产生疼痛，有时也可牵涉到右臂或颈部，或有时以腹痛的形式出现；胆囊疾病疼痛发作时，患者可感觉右肩胛部疼痛；阑尾炎早期常感觉脐周或上腹部疼痛；患胃溃疡或胰腺炎时会出现左上腹和肩胛间的疼痛；肾结石时可引起腹股沟区的疼痛等。

点滴积累 ∨

1. 脊神经共 31 对，包括颈神经 8 对、胸神经 12 对、腰神经 5 对、骶神经 5 对和尾神经 1 对。 分布于躯干、四肢、内脏、心血管和腺体，传导感觉、调控运动。

2. 脑神经共 12 对，口诀：一嗅二视三动眼，四滑五叉六外展，七面八蜗九舌咽，十迷和副舌下全。 主要管理头、颈部及部分内脏感觉和运动。

3. 内脏运动神经又称自主神经，包括交感神经和副交感神经，其功能是调节心肌、平滑肌和腺体的活动，两者的作用往往相拮抗。

4. 自主神经的递质主要有乙酰胆碱和去甲肾上腺素。

5. 内脏感觉主要是痛觉，且弥散而定位不准确，常伴有牵涉痛。

第五节 神经系统的主要传导通路

在神经系统内存在着两大类传导通路：由感受器到脑的上行（感觉）传导通路、由脑到效应器的下行（运动）传导通路。

一、感觉传导通路

（一）躯体感觉传导通路

躯体通过皮肤或肌、腱、关节感受器接受不同的刺激，产生各种类型的感觉，称为躯体感觉。躯体感觉可分为浅感觉和深感觉两大类。浅感觉包括痛觉、温度觉（冷觉和热觉）和触-压觉。深感觉即本体感觉，来自于躯体深部的肌肉、肌腱和关节等处，主要是对躯体的空间位置、姿势、运动状态和运动方向的感觉。躯体感觉传导通路由 3 级神经元组成。

1. 痛觉、温度觉和粗触觉传导通路

（1）躯干和四肢痛觉、温度觉、粗触觉传导通路：第 1 级神经元为脊神经节细胞，其周围突分布于躯干、四肢皮肤内的浅感受器；中枢突经脊神经后根进入脊髓，止于脊髓灰质后角（第 2 级神经元）。由此发出的纤维交叉至对侧后上行，其中传导痛觉和温度觉的纤维组成脊髓丘脑侧束，传导粗略触-压觉的纤维组成脊髓丘脑前束。传导束经脑干上行，到达间脑止于背侧丘脑腹后外侧核（第 3 级神经元），由此发出的纤维经内囊后肢投射到中央后回的中、上部和中央旁小叶后部（图 12-38）。

（2）头面部痛觉、温度觉、粗触觉传导通路：第 1 级神经元为三叉神经节细胞，其周围突经三叉神经分布于头面部皮肤、口腔和鼻腔黏膜及眶内结构的相应感受器；中枢突组成三叉神经感觉根入脑，终止于三叉神经感觉核（第 2 级神经元）。由此发出的纤维交叉到对侧，组成三叉丘系，上行止于背侧丘脑腹后内侧核（第 3 级神经元）。由此发出的纤维经内囊后肢投射到中央后回的下部（图12-38）。

2. 本体感觉和精细触觉传导通路 第 1 级神经元为脊神经节细胞，其周围突分布于肌、腱、关节的本体感受器和皮肤的精细触觉感受器；中枢突经脊神经后根进入脊髓后索，组成薄束和楔束上行,分别终止于延髓的薄束核和楔束核(第 2 级神经元)。由此发出的纤维在中线交叉到对侧,组成内侧丘系上行,止于背侧丘脑腹后外侧核(第 3 级神经元)。由此发出的纤维经过内囊后肢,主要投射到大脑皮质中央后回的中、上部和中央旁小叶后部(图 12-39)。

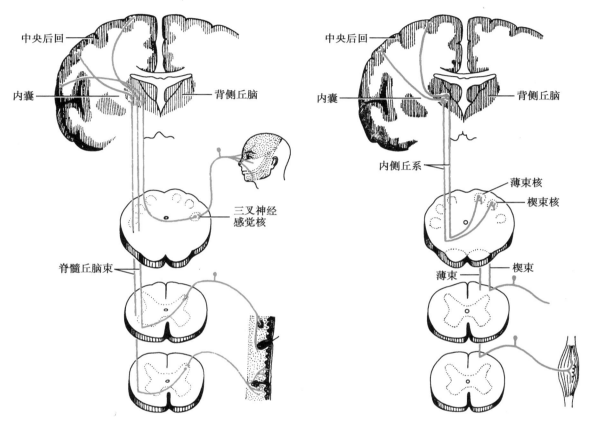

图 12-38　痛、温觉和粗触觉传导通路　　　　图 12-39　本体感觉和精细触觉传导通路

(二)视觉传导通路

视网膜神经部最外层的细胞为视细胞,中层的双极细胞为第 1 级神经元,最内层的节细胞为第 2 级神经元。节细胞的轴突在视神经盘处汇集成视神经,入颅形成视交叉后,延为视束。在视交叉处,来自于两眼视网膜鼻侧半的纤维交叉,加入对侧视束;来自于视网膜颞侧半的纤维不交叉,加入同侧视束。因此,左侧视束含有来自于两眼视网膜左侧半的纤维,右侧视束含有来自于两眼视网膜右侧半的纤维。视束主要终止于外侧膝状体(第 3 级神经元),由此发出的纤维组成视辐射,经内囊后肢投射到枕叶距状沟上、下的视皮质(图 12-40)。

二、运动传导通路

(一)锥体系

锥体系由上、下两级神经元组成。上运动神经元胞体位于大脑皮质的躯体运动区,其轴突组成了皮质脊髓束和皮质核束;下运动神经元胞体位于脑干和脊髓前角,其轴突组成了相应的脑神经和脊神经。锥体系主要管理骨骼肌的随意运动。

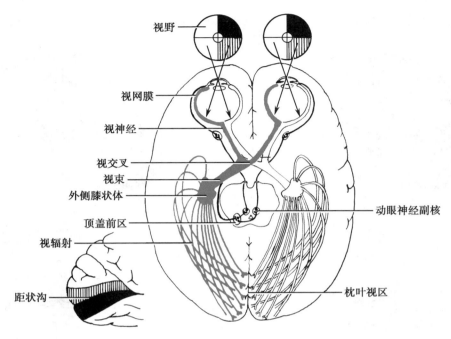

视野

视网膜

视神经

视交叉
视束
外侧膝状体
顶盖前区
视辐射

距状沟

动眼神经副核

枕叶视区

图 12-40　视觉传导通路示意图

1. **皮质脊髓束**　上运动神经元主要是中央前回上、中部和中央旁小叶前部皮质的大锥体细胞，下运动神经元为脊髓前角运动神经元。由皮质发出的纤维下行经内囊后肢至延髓锥体下端，其中绝大部分纤维在延髓锥体下端交叉，形成锥体交叉，然后沿脊髓外侧索下行，形成皮质脊髓侧束，逐节终止于脊髓各节段的前角运动神经元，支配四肢肌；小部分纤维在延髓锥体下端不交叉，继续在同侧脊髓前索中下行，形成皮质脊髓前束，终止于脊髓胸段的同侧和对侧脊髓前角运动神经元，支配躯干肌（图 12-41）。

2. **皮质核束**　上运动神经元是中央前回下部等处皮质的大锥体细胞，下运动神经元是脑干脑神经躯体运动神经元。由皮质发出的纤维下行经内囊膝至脑干，大部分纤维终止于双侧脑神经躯体运动核，发出的纤维支配头、颈、咽、喉等处的骨骼肌；小部分终止于对侧面神经核的下部和舌下神经核，支配睑裂以下的面肌和舌肌（图 12-42）。

（二）锥体外系

锥体外系是指锥体系以外的控制骨骼肌随意运动的传导通路，其主要功能是调节肌张力、协调随意运动、维持机体姿势等。

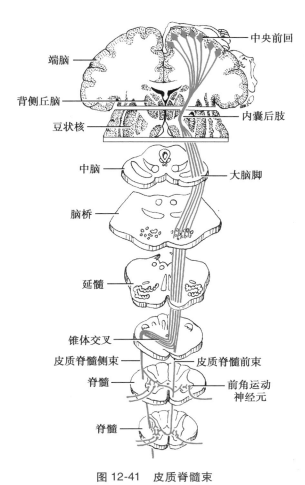

图 12-41 皮质脊髓束

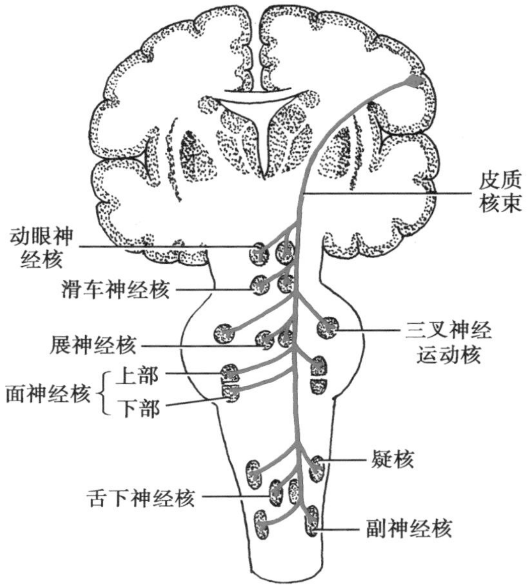

图 12-42 皮质核束

点滴积累 ∨

1. 神经系统有两大类传导通路：感觉传导通路和运动传导通路。

2. 感觉传导通路将感受器感受的各种信息传到脑，引起各种感觉。

3. 运动传导通路中锥体系的主要功能是支配骨骼肌的随意运动；锥体外系的主要功能是调节肌张力、协调随意运动、维持机体姿势等。

目标检测

一、单项选择题

1. 成人脊髓的下端平齐

    A. 第 1 腰椎上缘   B. 第 3 腰椎下缘   C. 第 1 骶椎水平

    D. 第 1 腰椎下缘   E. 第 3 腰椎上缘

2. 位于脑干腹侧面的结构是

    A. 菱形窝   B. 大脑脚   C. 薄束结节

    D. 上丘   E. 楔束结节

3. 与脑干背侧相连的脑神经是

    A. 动眼神经（Ⅲ）   B. 滑车神经（Ⅳ）   C. 三叉神经（Ⅴ）

    D. 面神经（Ⅶ）   E. 前庭蜗神经（Ⅷ）

4. 在大脑半球的表面不能直接看到的是

    A. 顶叶   B. 岛叶   C. 颞叶

    D. 枕叶   E. 额叶

5. 大脑皮质中的听区位于

    A. 中央前回   B. 中央后回   C. 颞横回

    D. 距状沟两侧的皮质   E. 扣带回

6. 膈神经发自于

    A. 颈丛   B. 臂丛   C. 胸神经前支

    D. 腰丛   E. 骶丛

7. 不属于牵张反射的是

    A. 肌紧张   B. 跟腱反射   C. 膝跳反射

    D. 条件反射   E. 肱三头肌反射

8. 下列哪种神经末梢释放的递质不是乙酰胆碱

    A. 交感和副交感神经的节前纤维   B. 副交感节后纤维

    C. 躯体运动神经   D. 支配骨骼肌血管的交感缩血管神经

    E. 支配汗腺的交感神经

9. 维持躯体姿势的基本反射是

    A. 肌紧张   B. 腱反射   C. 屈反射

    D. 交叉伸肌反射   E. 翻正反射

10. 基本生命中枢位于

    A. 脊髓   B. 延髓   C. 脑桥

    D. 中脑   E. 下丘脑

二、多项选择题

1. 关于脊髓的正确描述是

    A. 上端在枕骨大孔处于脑相连   B. 下端成人平第 2 腰椎下缘

    C. 全长 40~45cm   D. 有两个膨大

    E. 末端借终丝附于骶骨的背面

2. 基底核包括

    A. 齿状核   B. 尾状核   C. 豆状核

    D. 红核   E. 杏仁体

3. 一侧内囊损伤出现的症状是

A. 同侧半身瘫痪　　　　　　B. 对侧半身瘫痪　　　　　　C. 同侧半身感觉障碍

D. 对侧半身感觉障碍　　　　E. 双目失明

4. 运动性脑神经包括

A. 动眼神经　　　　　　　　B. 滑车神经　　　　　　　　C. 展神经

D. 副神经　　　　　　　　　E. 舌下神经

5. 与视觉传导有关的结构是

A. 视辐射　　　　　　　　　B. 视交叉　　　　　　　　　C. 内侧膝状体

D. 外侧膝状体　　　　　　　E. 视束

三、简答题

1. 简述特异性投射系统和非特异性投射系统的功能特点。

2. 大脑皮质的主要运动区有哪些特征？

3. 交感神经系统兴奋时机体各系统的功能活动会出现哪些变化？

4. 试述自主神经的受体及其兴奋效应。

（吴金英　张晓丽）

第十三章

内分泌系统

ER-13章PPT

导学情景 ∨

情景描述:

杨某,女,26岁,幼儿教师,1年来出现面部、颈背部、腹部肥胖,四肢变细,血压升高(130~150/85~90mmHg),近3个月来出现乏力、双下肢水肿。就医后诊断为库欣综合征(又称皮质醇增多症)。自患病以来,杨某感觉自己"变丑"了,不愿意外出见人,工作热情也明显受到影响。

学前导语:

内分泌系统对机体的调节作用主要是通过内分泌腺分泌激素实现的。内分泌系统可因多种原因引起生理功能的改变,表现为功能亢进、功能减退或功能异常。杨某所患库欣综合征,是由于多种原因引起肾上腺皮质长期分泌过多糖皮质激素所产生的临床综合征。本章将和大家一起学习正常内分泌系统的组成、激素的分类及特点、激素作用的一般特征及主要内分泌腺的功能及分泌调节等方面的知识。

内分泌系统是机体的功能调节系统,通过分泌各种激素发布调节信息,全面调控与个体生存密切相关的基础功能,如维护组织细胞的新陈代谢,调节生长、发育、生殖及衰老过程等。

第一节 概述

一、内分泌、内分泌系统与激素

内分泌是相对于外分泌而言,指内分泌细胞所产生的激素不经导管排出而直接进入体液(主要是血液)进而发挥作用的一种分泌形式。内分泌系统由3部分组成:①内分泌腺:主要有垂体、甲状腺、甲状旁腺、肾上腺、松果体等;②内分泌组织:散在于各器官组织的内分泌细胞团,如分布在性腺、胸腺、胰腺、消化管、心、肝、肾、肺等组织的内分泌细胞团;③神经内分泌细胞:如下丘脑某些神经核团的神经细胞,又称神经内分泌细胞,兼有内分泌的功能(图13-1)。

由内分泌腺或器官组织的内分泌细胞所合成与分泌,以体液为媒介,在细胞之间传递调节信息的高效能生物活性物质,称为激素。

内分泌系统与神经系统都是体内的重要调节系统,两者紧密联系,相互配合,共同调节和维持人

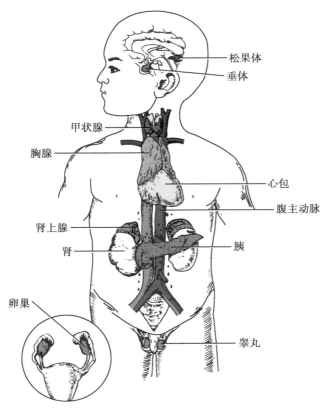

图 13-1　人体主要内分泌腺

体的内环境稳态,使人体能更好地适应内、外环境的变化。

二、激素的分类及信息传递方式

(一)激素的分类

激素的种类繁多,来源复杂,按其化学性质可分为 2 类:

1. 含氮激素　此类激素分子结构中含有氮元素,包括蛋白质激素(如胰岛素、甲状旁腺激素、腺垂体分泌的各种激素等)、肽类激素(如下丘脑调节肽、神经垂体激素、降钙素、胃肠激素、胰高血糖素等)、胺类激素(如肾上腺素、去甲肾上腺素、甲状腺激素等)。

2. 类固醇激素　此类激素常以胆固醇为原料合成,化学结构也与胆固醇相似。主要包括肾上腺皮质激素(如糖皮质激素、醛固酮等)和性激素(如雌激素、孕激素、雄激素等)。

有人主张将脂肪酸衍生物——前列腺素列为第三类激素。

体内多数激素属于含氮激素,容易被胃肠道消化酶破坏(甲状腺激素例外),故不宜口服,一般需以注射方式给药。而类固醇激素不易被消化酶破坏,可口服给药。

(二)激素信息传递的方式

激素在细胞之间传递信息的方式有多种:①远距分泌:指激素借助血液的运输到达远距离的靶细胞而发挥作用。大多数激素通过这种方式传递信息,如生长激素、甲状腺激素等。②旁分泌:指激素通过细胞间液的扩散而作用于邻近的靶细胞。③神经分泌:指激素由神经细胞合成后通过轴浆运输到达神经末梢释放,弥散作用于邻近细胞,或直接进入血液循环发挥作用。④自分泌及内在分泌:指激素通过局部弥散返回作用于产生该激素的内分泌细胞,或者直接在合成激素的细胞内发挥作用(图13-2)。

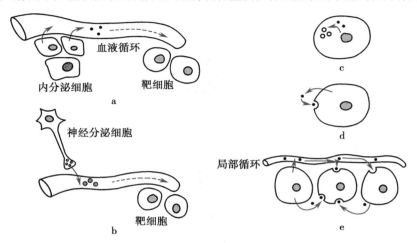

图 13-2　激素在细胞间传递信息的主要方式
a. 内分泌(远距分泌);b. 神经分泌;c. 内在分泌;d. 自分泌;e. 旁分泌

三、激素作用的一般特征

各种激素由于化学性质的不同,其作用机制也不一样,但是它们在发挥调节作用的过程中,仍具有以下共同特征。

1. **特异作用**　激素随血流分布到全身各处,与组织细胞广泛接触,但它只选择性地作用于某些器官、组织、细胞。激素这种选择作用的特性,称为激素的特异性。被激素作用的器官、组织和细胞分别称为靶器官、靶组织和靶细胞。靶细胞之所以能识别激素,是因为靶细胞膜或胞质内存在能与激素发生特异性结合的受体。

2. **信使作用**　激素作为细胞间的信息传递者,不构成细胞的成分,不添加新功能,也不为人体提供能量,只是将各种信息从内分泌细胞传递给靶细胞,以调节人体的生理功能。

3. **高效作用**　激素在血液中的含量甚微,但激素与受体结合后,通过引发细胞内一系列信号转导程序,经逐级放大,可形成效能极高的生物放大效应。故某种激素的分泌稍有不足或偏多,便可引起该激素调节功能的明显异常,临床上称为该内分泌腺的功能减退或功能亢进。

4. **相互作用**　每种激素都有各自的作用,但在调节某一特定的生理活动时,各种激素总是彼此关联、互相影响的。主要表现为:①协同作用:即多种激素联合作用时的总效应大于各激素单独作用所产生效应的总和。如生长激素、肾上腺素、胰高血糖素、糖皮质激素等,通过作用于代谢的不同环节,均可升高血糖,在升糖效应上有协同作用。②拮抗作用:如胰岛素能降低血糖,肾上腺素有升高血糖作用,两者同时作用时会使效应减弱或抵消。③允许作用:指某种激素本身对某器官或细胞没有直接作用,但它的存在却是另一种激素产生效应的必要条件。例如,皮质醇本身并不能收缩血管,但有它的存在,去甲肾上腺素才能充分发挥缩血管的作用。④竞争作用:化学结构相似的激素可竞争同一受体位点,其竞争能力的大小取决于该激素与受体的亲和性和激素的浓度,如黄体酮与醛固酮受体的亲和性很小,但当黄体酮浓度升高时则与醛固酮竞争同一受体而减弱醛固酮的生理作用。

四、激素的作用机制

(一)细胞膜受体介导的激素作用机制

该机制是建立在"第二信使学说"基础上的,其主要内容是:①携带调节信息的激素作为第一信使,先与靶细胞膜上的特异性受体结合,形成激素-受体复合物;②激素-受体复合物激活细胞膜内腺苷酸环化酶;③在 Mg^{2+} 存在的条件下,腺苷酸环化酶催化 ATP 转变为 cAMP;④cAMP 作为第二信使,逐级活化细胞质中蛋白激酶等功能蛋白质,最终引起靶细胞内特有的生理效应(图 13-3)。

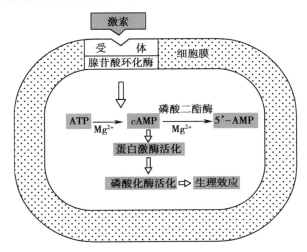

图 13-3　细胞膜受体介导的激素作用机制示意图

(二)细胞内受体介导的激素作用机制

该机制是建立在"基因表达学说"基础上的。有些激素如类固醇激素、甲状腺激素等可直接进入细胞内,与胞质受体结合形成激素-胞质受体复合物,再进入细胞核内形成激素-核受体复合物,通过调控 DNA 的转录和表达,促进或抑制 mRNA 的形成,进一步诱导或减少某种蛋白质(主要是酶)的合成,从而引起相应的生理效应(图 13-4)。

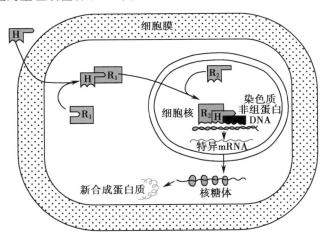

图 13-4　细胞内受体介导的激素作用机制示意图
H. 激素;R_1. 胞质受体;R_2. 胞核受体

点滴积累 ╲/ ....

1. 源于希腊文的 hormone，即激素，也有人将其音译成"荷尔蒙"。

2. 内分泌细胞分泌的激素不通过导管运输而直接进入体液（主要是血液），而外分泌细胞分泌的物质是通过导管运送到作用部位。

第二节　下丘脑与垂体

一、下丘脑的神经内分泌功能

下丘脑不仅是重要的神经中枢,而且还是重要的内分泌调节中枢。下丘脑可将来自中枢神经系统的神经活动的电信号转变为激素分泌的化学信号,成为神经调节和体液调节的重要枢纽。

下丘脑视上核和室旁核的大细胞神经元能合成血管升压素和催产素。下丘脑的内侧基底部,存在一个"促垂体区",主要包括正中隆起、弓状核、腹内侧核、视上核、室旁核等,这些部位的小细胞神经元能合成分泌至少9种肽类激素,具有调节腺垂体内分泌的功能,这些激素称为下丘脑调节肽(表13-1)。

表 13-1　下丘脑调节肽的种类、化学性质及主要作用

名称	英文缩写	化学结构	主要作用
促甲状腺激素释放激素	TRH	3 肽	促进甲状腺激素的分泌
促性腺激素释放激素	GnRH	10 肽	促进黄体生成素、卵泡刺激素的分泌
生长激素释放激素	GHRH	44 肽	促进生长激素的分泌
生长激素释放抑制激素(生长抑素)	GHIH	14 肽	抑制生长激素的分泌
促肾上腺皮质激素释放激素	CRH	41 肽	促进促肾上腺皮质激素的分泌
促黑素细胞激素释放因子	MRF	未定	促进促黑素细胞激素的分泌
促黑素细胞激素释放抑制因子	MIF	未定	抑制促黑素细胞激素的分泌
催乳素释放因子	PRF	未定	促进催乳素的分泌
催乳素释放抑制因子	PRIF	未定	抑制催乳素的分泌

注:表中下丘脑调节肽确定了化学结构的称为激素(H),暂未弄清楚结构的称为因子(F)。

二、垂体

（一）垂体的位置、形态和分部

垂体是人体最重要、最复杂的内分泌腺,可分泌多种激素,并能调控其他多种内分泌腺的活动。垂体借漏斗与下丘脑相连,悬于脑的底部,位于垂体窝内,呈椭圆形,重量不到1g。垂体可分为腺垂体和神经垂体两部分(图13-5)。

腺垂体可分为远侧部、结节部和中间部,主要由腺细胞组成。根据染色不同,腺细胞可分为嗜酸性细胞、嗜碱性细胞和嫌色细胞3种。比较重要的腺垂体激素有:生长激素、催乳素、促黑(素细胞)激素、促甲状腺激素、促肾上腺皮质激素、卵泡刺激素、黄体生成素。

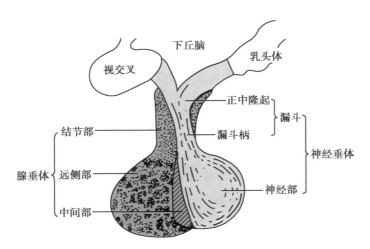

图 13-5 垂体结构示意图

神经垂体包括神经部和漏斗,由无髓神经纤维和神经胶质细胞构成。神经垂体本身不能合成激素,只能储存和释放由下丘脑神经元合成的血管升压素(又称抗利尿激素)和催产素(又称缩宫素)。

(二)腺垂体激素

1. 生长激素(GH) 主要作用是调节物质代谢与生长过程,广泛影响人体各种组织器官,尤其是对骨骼、肌肉及内脏器官的作用最为显著。

(1)促进生长:生长激素是调节人体生长的关键激素。主要促进骨、软骨、肌肉和其他组织的生长发育。人在幼年时期若缺乏生长激素,可出现生长迟缓,身材矮小,称侏儒症;若生长激素分泌过多,则可导致巨人症。成年人若生长激素分泌过多可引起肢端肥大症,表现为手足粗大,指趾末端如杵状,鼻大唇厚,下颌突出及内脏器官增大等现象。

(2)调节代谢:生长激素促进蛋白质合成,特别是肝外组织蛋白质的合成;加速脂肪的分解利用,使组织特别是肢体的脂肪量减少;还可抑制糖的利用,使血糖升高。因此,生长激素分泌过量可引起垂体性糖尿。

2. 催乳素(PRL) 作用十分广泛,其主要作用是调节乳腺活动,发动并维持泌乳。催乳素还具有调节性腺功能和免疫功能的作用,并参与应激反应。

3. 促黑激素(MSH) 主要作用是促进黑色素细胞中的酪氨酸转变为黑色素,使皮肤与毛发等的颜色加深。

4. 促激素 促甲状腺激素(TSH)、促肾上腺皮质激素(ACTH)、卵泡刺激素(FSH)和黄体生成素(LH)可特异性地作用于各自的靶腺,促进靶腺的组织增生和激素分泌,属于促激素。促激素分别与上、下级内分泌腺形成下丘脑-腺垂体-甲状腺轴、下丘脑-腺垂体-肾上腺皮质轴和下丘脑-腺垂体-性腺(卵巢或睾丸)轴,构成了激素分泌的调节轴。

(三)神经垂体激素

1. 血管升压素(VP) 又称抗利尿激素(ADH)。生理情况下,血浆中 VP 浓度很低,主要是增加肾脏远曲小管和集合管对水的重吸收,具有抗利尿作用。在人体脱水和失血的情况下,VP 的释放明显增加,可收缩小血管,特别是内脏血管,使血压升高。临床上主要用其收缩血管的作用进行肺和食管出血时的止血。

2. 缩宫素（OT）　其基本作用是刺激子宫平滑肌和乳腺肌上皮细胞收缩。OT 对非孕子宫作用较弱，对妊娠子宫作用较强。在分娩过程中促进子宫收缩；分娩后参与排乳，促进乳汁排出。临床上常将 OT 用于引产和产后宫缩无力的治疗。

三、下丘脑与垂体的联系

下丘脑与垂体在结构和功能上的联系非常密切，可视作下丘脑-垂体功能单位。包括下丘脑-腺垂体系统和下丘脑-神经垂体系统两部分（图 13-6）。

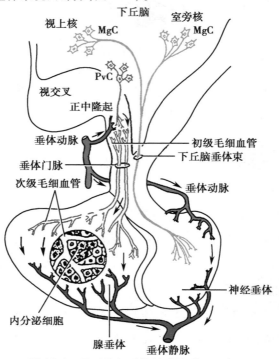

图 13-6　下丘脑与垂体的功能联系示意图

（一）下丘脑-腺垂体系统

下丘脑与腺垂体之间，没有直接的神经联系，下丘脑"促垂体区"分泌的下丘脑调节肽主要经垂体门脉系统抵达腺垂体，调节其内分泌功能，构成了下丘脑-腺垂体功能轴，并进而通过腺垂体调控外周靶腺的活动，形成下丘脑-腺垂体-靶腺（甲状腺、肾上腺皮质、性腺）功能轴。

（二）下丘脑-神经垂体系统

下丘脑与神经垂体有着直接的神经联系。下丘脑的视上核、室旁核有神经纤维下行到神经垂体，构成下丘脑-垂体束。视上核、室旁核合成的血管升压素、缩宫素通过下丘脑-垂体束神经纤维的轴浆运输，运送到神经垂体储存，并在适宜刺激作用下释放入血。

点滴积累 ∨ ··

1. 腺垂体分泌激素种类最多，有 7 种；神经垂体储存和释放 2 种激素。

2. 下丘脑-腺垂体-靶腺（甲状腺、肾上腺皮质、性腺）功能轴调节相应靶腺的功能。

第三节 甲状腺与甲状旁腺

一、甲状腺

（一）甲状腺的形态结构

甲状腺位于颈前部,呈 H 形,分左、右两个侧叶,中间以峡部相连。甲状腺两侧叶分别贴于喉和气管上部的两侧,峡部多位于第 2~4 气管软骨环的前方(图 13-7)。吞咽时甲状腺可随喉上下移动。由于甲状腺与喉、气管、咽、食管及喉返神经相邻,故肿大时可压迫上述结构,导致呼吸困难、吞咽困难及声音嘶哑等症状。

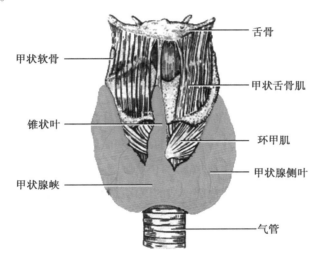

图 13-7 甲状腺（前面）

甲状腺的实质被结缔组织分为若干大小不等的小叶,每个小叶内有 20~40 个圆形或椭圆形的甲状腺滤泡。滤泡上皮细胞能合成和分泌甲状腺激素。在滤泡上皮细胞之间及滤泡之间的结缔组织内,有单个或成群分布的滤泡旁细胞(C 细胞),可分泌降钙素(图 13-8)。

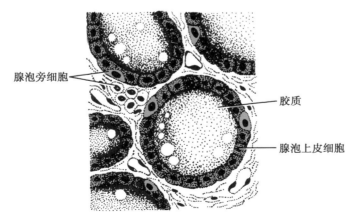

图 13-8 甲状腺的组织结构

案例分析

案例

患者，女性，26 岁，食欲亢进、心慌、易怒伴消瘦、怕热、多汗 2 个月，诊断为"甲状腺功能亢进"。医嘱丙硫氧嘧啶 100mg，tid；普萘洛尔 10mg，tid。

分析

I⁻的活化、酪氨酸碘化以及偶联，都是在过氧化酶（TPO）催化下完成的，丙硫氧嘧啶能抑制 TPO 的活性，有阻断 T_3、T_4 合成的作用。普萘洛尔是 β 受体阻断剂，可阻断心肌 $β_1$ 受体，使心率减慢。

（二）甲状腺激素

1. 甲状腺激素的代谢 甲状腺激素主要有两种形式，即甲状腺素（又称四碘甲腺原氨酸，T_4）和三碘甲腺原氨酸（T_3）。它们均是酪氨酸的碘化物，合成原料为碘和酪氨酸，碘主要来源于食物。碘缺乏或过剩均可导致甲状腺疾患。

甲状腺激素的合成包括 3 个步骤：①滤泡聚碘：滤泡上皮细胞能通过主动转运机制摄取和聚集碘，使甲状腺内 I⁻浓度为血清的 30 倍左右。②碘的活化和酪氨酸碘化：在过氧化酶催化下滤泡细胞内 I⁻成为活化碘。活化碘在酶的进一步催化下，与甲状腺球蛋白（TG）中的酪氨酸残基结合，生成一碘酪氨酸（MIT）和二碘酪氨酸（DIT），完成酪氨酸的碘化过程。③碘化酪氨酸缩合：在甲状腺球蛋白分子上生成的 MIT 和 DIT 经缩合后形成 T_3 和 T_4。2 分子 DIT 偶联生成 T_4，1 分子 MIT 和 1 分子 DIT 偶联生成 T_3。在 1 个 TG 分子上，T_4 与 T_3 之比约为 20：1，这一比例可受人体含碘量的影响。

合成的 T_3、T_4 以甲状腺球蛋白的形式储存于腺泡腔内，其储量很大，可供人体利用 50~120 天。因此，临床上应用抗甲状腺药物时，需较长时间才能奏效。

人体受到适宜刺激时，T_3、T_4 从 TG 中分离出来，并迅速进入血液。进入血液的甲状腺激素 99% 以上与血浆蛋白结合，呈游离状态的不到 1%。结合和游离两种形式之间可互相转化，保持动态平衡。只有游离的甲状腺激素才能进入组织细胞发挥作用。T_3 主要以游离型存在，而且其生物学活性较 T_4 高，因此 T_3 量虽小，但却是甲状腺激素发挥作用的主要形式。

2. 甲状腺激素的生理作用 甲状腺激素的作用广泛，几乎对全身各组织细胞均有影响，其主要作用是调节物质代谢与能量代谢，促进人体的生长发育。

（1）对能量代谢的调节：甲状腺激素能显著提高能量代谢水平。除了成人的脑、肺、性腺和脾外，甲状腺激素能增强人体所有器官组织的代谢活动，提高组织的耗氧量和产热量。甲状腺激素缺乏或过多时，对基础代谢可产生较明显的影响，可使基础代谢率（BMR）变动于 -40%~+80% 之间。

（2）对物质代谢的调节：生理浓度的甲状腺激素对三大营养物质的合成与分解代谢均有促进作用，而大剂量时对分解代谢的促进作用更为明显。

1）对糖代谢：甲状腺激素能加速小肠黏膜对葡萄糖的吸收，增强糖原的分解和肝糖原异生，并能增强肾上腺素、胰高血糖素、皮质醇和生长激素的生糖作用，还能拮抗胰岛素的降糖作用，使血糖升高;同时又能加强外周组织对糖的利用,使血糖降低。因此甲状腺功能亢进症(甲亢)患者餐后血糖增高,甚至出现糖尿,但随后血糖又能很快降低。

2)对蛋白质代谢:生理浓度的甲状腺激素可加强蛋白质的合成,有利于人体的生长发育。当甲状腺激素分泌不足时,蛋白质合成减少,这时,细胞间的黏液蛋白沉积,引起黏液性水肿。但甲状腺激素分泌过多时,则加强蛋白质的分解。因此,甲状腺功能亢进时,蛋白质分解明显大于合成,特别是骨骼肌和骨组织中的蛋白质大量分解,出现肌肉消瘦和骨质疏松。

3)对脂类代谢:甲状腺激素能促进脂肪的合成与分解,加速脂肪的代谢速率,总的效应是分解大于合成;能降低血清胆固醇水平。因此,甲亢患者血浆胆固醇常低于正常。

(3)促进人体的生长发育:甲状腺激素是促进人体正常生长发育必不可少的激素。在胚胎期,甲状腺激素可促进神经元增殖、分化、突起和突触形成等,是胎儿和新生儿脑发育的关键激素。胎儿在生长发育的前 11 周不具备合成甲状腺激素的能力,因此,孕妇需适时补碘,以保证合成足够的甲状腺激素供胎儿所用。

出生后,甲状腺激素可促使软骨骨化,刺激长骨和牙的生长,促进生长发育。与生长激素具有协同作用,调控婴幼儿期的生长发育。先天性甲状腺功能低下的患儿,由于脑与长骨生长发育的障碍而出现智力低下、身材矮小等现象,临床上称为呆小症(克汀病)。

(4)对其他器官系统的影响

1)对神经系统:甲状腺激素不仅能促进胚胎期脑的发育,还能通过允许作用,加强儿茶酚胺对神经系统的效应,提高中枢神经系统的兴奋性。此外,甲状腺激素也影响学习和记忆过程。

2)对心血管系统:甲状腺激素可直接作用于心肌细胞,使心跳加快加强,心排血量增加,收缩压增高;但同时能使组织耗氧量增多,小血管扩张,外周阻力降低,故舒张压正常或稍低,脉压增大。

3)对生殖功能:甲状腺激素对维持正常性欲、性功能有重要作用。甲状腺功能减退患者性欲下降,生殖力减退;女性月经失调,甚至闭经。呆小症患者的生殖系统发育不全,可出现隐睾症。

3. 甲状腺激素分泌的调节　　甲状腺激素的分泌主要受下丘脑-腺垂体-甲状腺功能轴的调节(图 13-9)。下丘脑分泌的 TRH,有促进腺垂体合成和释放 TSH 的作用。TSH刺激甲状腺滤泡增生和甲状腺激素的合成与分泌。而当血中游离的甲状腺激素达到一定水平时,又通过负反馈抑制 TSH 和 TRH 的分泌,从而维持血液中甲状腺激素的相对稳定。

当食物缺碘造成 T_3、T_4 合成分泌减少时,对腺垂体的负反馈作用减弱,使腺垂体 TSH 的分泌增多,TSH 刺激甲

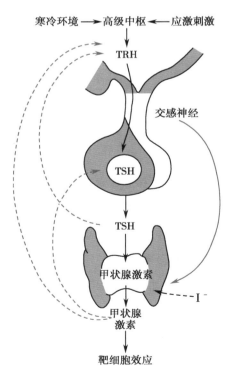

图 13-9　甲状腺激素分泌调节示意图
——→表示促进;- - -→表示抑制

状腺滤泡增生,导致甲状腺肿大,临床上称为地方性甲状腺肿(或称单纯性甲状腺肿)。

此外,甲状腺激素的分泌还存在自身调节、神经与免疫系统的调节。

(三)降钙素

降钙素(CT)是甲状腺 C 细胞分泌的激素。降钙素的主要靶器官是骨和肾,通过抑制溶骨,增强成骨以及抑制肾小管对钙、磷的重吸收,使血钙和血磷降低。

CT 的分泌主要受血钙水平的调节。血钙浓度升高时,CT 分泌增多,反之则分泌减少。

二、甲状旁腺

(一)甲状旁腺的形态结构

甲状旁腺是扁椭圆形小体,形状及大小略似黄豆。位于甲状腺侧叶的后方,上、下各 1 对;也可埋入甲状腺实质内(图 13-10)。甲状旁腺的主要细胞是主细胞,分泌甲状旁腺激素(PTH)。

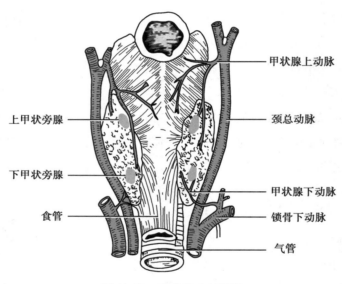

图 13-10　甲状旁腺(后面)

(二)甲状旁腺激素的生理作用

PTH 可动员骨钙入血,升高血钙水平;能促进肾小管对钙的重吸收而抑制对磷的重吸收,具有保钙排磷的作用;能促进小肠上皮细胞对钙的吸收。其总效应是升高血钙和降低血磷,是维持血钙稳态的重要激素。

临床上,如在甲状腺手术时不慎将甲状旁腺切除,可引起血钙降低、手足抽搐,肢体出现对称性疼痛和痉挛;若甲状旁腺功能亢进,则可发生骨质疏松并易发生骨折。

(三)甲状旁腺激素分泌的调节

血钙水平是调节 PTH 分泌最主要的因素。血钙浓度降低时,PTH 的分泌增多;反之,血钙浓度升高时,则 PTH 分泌减少。这种负反馈调节是人体甲状旁腺激素分泌和血钙浓度维持相对稳定的重要机制。

点滴积累 ∨

1. 甲状腺是人体最大的内分泌腺，其分泌的甲状腺激素大量储存在腺泡腔中。因此，临床上对于"甲亢"患者在应用抗甲状腺药物治疗时，需较长时间才能奏效。
2. 侏儒症是缺乏生长激素引起，呆小症是缺乏甲状腺激素引起；虽然患者都表现出身材矮小，但前者智力正常，而后者智力低下。

第四节　肾上腺

一、肾上腺的形态和位置

肾上腺为成对的实质性器官，左右各一。左肾上腺呈半月形，右肾上腺呈三角形，分别位于肾的上内方，与肾共同包在肾筋膜内。肾上腺实质分为皮质和髓质两部分（图 13-11）。两者在形态发生、激素的生物学效应等方面都是完全不同的两个内分泌腺体，但在功能上有一定的联系。

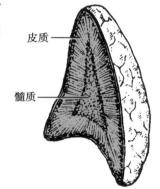

图 13-11　肾上腺
（剖面观）

二、肾上腺皮质

（一）肾上腺皮质的组织结构与分泌的激素

肾上腺皮质约占肾上腺的 80%～90%，根据细胞的形态和排列，可将皮质从外向内分为 3 部分（图 13-12）。

1. 球状带　细胞较小，排列成环状或半环状的细胞团，其间有血窦和结缔组织。球状带细胞分泌盐皮质激素，如醛固酮等，主要参与体内水盐代谢的调节（见第十章）。

2. 束状带　较厚，细胞较大，排列呈索状，并由髓质向皮质成放射状排列。束状带细胞分泌糖皮质激素，如皮质醇等。

3. 网状带　细胞排列成索状并相互连接成网，能分泌少量的性激素。性激素的生理作用见第十四章。

（二）糖皮质激素的生理作用

糖皮质激素因能显著升高血糖而得名，但实际上糖皮质激素的作用非常广泛，在物质代谢、应激反应和免疫反应中都起着非常重要的作用。

1. 对物质代谢的作用

（1）糖代谢：糖皮质激素能拮抗胰岛素的降糖作用，促进糖异生，增加肝糖原的储存，抑制外周组织对糖的摄取利用（心脏和脑除外），因而使血糖浓度升高。糖皮质激素过多时可出现糖尿。

（2）蛋白质代谢：糖皮质激素能促进肝外组织，特别是肌肉组织中蛋白质的分解，抑制蛋白质的合成。因此，糖皮质激素分泌过多时可引起生长停滞、肌肉消瘦、皮肤变薄（以致可见皮下血管分布而呈现紫纹）、骨质疏松、淋巴组织萎缩及创口愈合延迟等现象。

（3）脂肪代谢：糖皮质激素能促进脂肪分解，增强脂肪酸在肝内的氧化过程，有利于糖异生作用。但全身不同部位的脂肪组织对糖皮质激素的敏感性不同。四肢敏感性较高，而面部、肩、颈和躯干部位对糖皮质激素的敏感性较低，却对胰岛素（促进合成脂肪）的敏感性较高。因此，长期大剂量使用糖皮质激素或肾上腺皮质功能亢进的患者，体内脂肪重新分配，产生以面圆、背厚、四肢消瘦、躯干发胖的向心性肥胖。其形象表现为"满月脸""水牛背"，临床上称为"库欣综合征"。

（4）水盐代谢：糖皮质激素可通过增加肾小球滤过率和抑制抗利尿激素的分泌，增加肾脏对水的排泄。

2. 对各组织器官的作用

（1）血细胞：糖皮质激素能影响骨髓造血功能，增加红细胞、血小板和中性粒细胞的数量，减少淋巴细胞和嗜酸性粒细胞的数量。

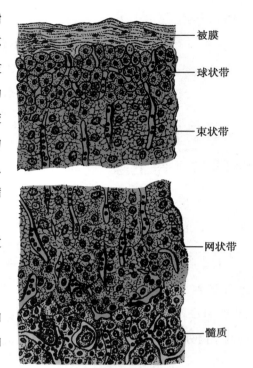

图 13-12　肾上腺的微细结构

（2）循环系统：糖皮质激素能增强儿茶酚胺的缩血管作用（允许作用），有利于维持血压；能降低毛细血管壁的通透性，维持血容量；能增强心脏的收缩力。

（3）消化系统：糖皮质激素能促进胃酸和胃蛋白酶原的分泌，并减弱胃黏膜的自身保护和修复功能。长期大量使用糖皮质激素或长时间的应激性刺激可诱发和加剧胃溃疡。

（4）神经系统：糖皮质激素能维持中枢神经系统正常功能，还能改变人的行为和认知能力。

3. 在应激反应中的作用　当人体遭受来自内、外环境和社会、心理等因素一定程度的伤害性刺激时，下丘脑-腺垂体-肾上腺皮质轴被激活，ACTH 和糖皮质激素的分泌大大增加，并产生一系列反应，以提高人体对有害刺激的耐受力和生存能力，这种现象称为应激反应。

大剂量糖皮质激素还有抗炎、抗过敏、抗免疫排斥反应和抗休克等药理作用。

（三）糖皮质激素分泌的调节

糖皮质激素的分泌主要受下丘脑-腺垂体-肾上腺皮质轴的调节（图 13-13）。糖皮质激素的分泌直接受腺垂体分泌的 ACTH 的调节，ACTH 的分泌则受下丘脑分泌的 CRH 的调节和糖皮质激素的反馈调节。

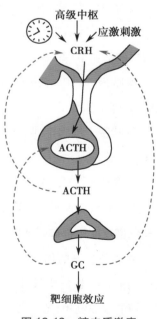

图 13-13　糖皮质激素
分泌调节示意图
——▶表示促进；
----▶表示抑制

ACTH 促进肾上腺皮质分泌糖皮质激素,并能促进肾上腺皮质细胞的增殖。下丘脑分泌的 CRH 可促进腺垂体分泌 ACTH;血液中的糖皮质激素可以反馈作用于下丘脑和腺垂体,抑制 CRH 和 ACTH 的分泌,从而维持体内肾上腺皮质激素水平的稳态。此外,ACTH 对 CRH 的分泌以及 CRH 对 CRH 本身的分泌也有负反馈调节作用。值得注意的是,在应激状态下,下丘脑和腺垂体对反馈刺激的敏感性降低,使这些负反馈作用暂时失效,以致 ACTH 和糖皮质激素的分泌大大增加。

由于受下丘脑生物钟的控制,CRH 的释放呈日周期节律波动,因此 ACTH 和糖皮质激素的分泌也呈现出相应的节律性。一般上午 6~8 时分泌量最高,以后逐渐下降,到下午 6~11 时最低,以后又逐渐升高。故在应用此类药物时,应注意掌握用药时间,以提高疗效,降低不良反应。

在临床上,如果长期大量使用外源性皮质激素,可反馈性地抑制腺垂体 ACTH 的分泌,因此导致肾上腺皮质萎缩,其分泌功能降低或停止。如果突然停药,可发生急性肾上腺皮质功能减退的情况。因此在停药过程中应逐渐减少糖皮质激素的剂量,使肾上腺皮质功能逐渐恢复,或用药期间间断给予 ACTH,防止肾上腺皮质发生萎缩。

三、肾上腺髓质

(一)肾上腺髓质的组织结构与分泌的激素

肾上腺髓质位于肾上腺的中央部,与皮质网状带邻接,但界限不清;由髓质细胞和少量结缔组织构成。髓质细胞又称嗜铬细胞,体积较大,能分泌肾上腺素和去甲肾上腺素。两种激素量的比例为 4:1。由于肾上腺髓质接受交感神经节前纤维的支配,故在功能上相当于交感神经节后神经元。

(二)肾上腺髓质激素的生理作用

1. 对心血管、内脏平滑肌及代谢的作用　见表 13-2。

表 13-2　肾上腺素与去甲肾上腺素的主要生理作用比较

	肾上腺素	去甲肾上腺素
心脏	心率增快,收缩力增强,心排血量增加	离体心脏的心率增快;在体心脏的心率减慢(减压反射的效应)
血管	皮肤、胃肠、肾等血管收缩;冠状血管、骨骼肌血管舒张	全身血管广泛收缩
血压	升高(主要因心排血量增加)	显著升高(主要因外周阻力增大)
支气管平滑肌	舒张	稍舒张
妊娠子宫平滑肌	舒张	收缩
代谢	增加	稍增加

从表 13-2 中可见,肾上腺素对心肌作用较强,临床上常作为强心急救药;去甲肾上腺素的缩血管作用较强,临床上常用作升压药。

2. 在应急反应中的作用　肾上腺髓质直接受交感神经节前纤维的支配,交感神经兴奋时,髓质激素分泌增多,肾上腺髓质激素的作用与交感神经兴奋时的效应相似,因此,把交感神经与肾上腺髓质在结构和功能上的这种联系,称为交感-肾上腺髓质系统。当人体遇到紧急情况,如恐惧、剧痛、失血、缺氧以及剧烈运动等时,这一系统的活动明显增强,肾上腺髓质激素大量分泌(可达基础分泌量的 1000 倍),使心率加快,心肌收缩力加强,血液发生重新分配,骨骼肌、心肌的血流量增加,肺通气量增加,肝糖原和脂肪分解加强以提供能量等,称为应急反应。这些反应都有利于人体应对紧急情况。

点滴积累 ∨

1. 人体遇到紧急情况时同时产生应急反应和应激反应,前者在于提高机体对环境突变的应变能力,后者则是增强机体对伤害性刺激的耐受能力。
2. 激素水平维持相对稳定主要通过负反馈调节实现。
3. 激素分泌随内外环境的变化主要通过神经调节完成。

第五节　胰岛

胰岛是分散在胰腺腺泡之间、大小不等、形状不定的内分泌细胞群。胰岛内至少有 5 种功能不同的细胞,其中,β(B)细胞分泌胰岛素,α(A)细胞分泌胰高血糖素。

知识链接

餐后反应性低血糖

餐后反应性低血糖指糖尿病患者进食后胰岛素分泌高峰延迟,餐后 3~5 小时血浆胰岛素水平不适当地升高,引起反应性低血糖,甚至可成为这些患者的首发临床表现。糖尿病患者的这种低血糖状况极易被忽视,而造成误诊误治,一定要引起重视。

一、胰岛素

(一)胰岛素的生理作用

胰岛素的主要生理作用一是调节代谢,是全面促进合成代谢的关键激素;二是调节细胞的生长、繁殖,抑制细胞的凋亡。

1. 糖代谢　胰岛素最显著的作用是降低血糖,是生理状态下唯一能降低血糖的激素。胰岛素通过三方面的作用影响糖代谢:①促进组织细胞对葡萄糖的摄取和氧化;②促进肝糖原合成,并促进葡萄糖转化为脂肪酸;③抑制糖原分解和糖异生。当胰岛素分泌发生障碍或作用减弱时,糖代谢紊乱,出现血糖升高,导致糖尿病。

2. 脂肪代谢　胰岛素能促进脂肪的合成与储存,抑制脂肪酶对脂肪的分解,使血中游离脂肪酸减少。胰岛素缺乏时,脂肪分解加强,血脂升高,酮体增多,可致酮血症和酸中毒。

3. 蛋白质代谢　胰岛素通过多个环节促进蛋白质合成,抑制蛋白质的分解。

胰岛素还是重要的促生长因子,可通过胰岛素受体直接促进生长,也可通过与生长激素和胰岛素样生长因子的协同作用,发挥明显的促生长效应。此外,胰岛素还能促进 K^+ 进入细胞,使血 K^+ 降低。

（二）胰岛素分泌的调节

1. 代谢物的调节　血糖水平升高是刺激胰岛素分泌最重要的因素。血中氨基酸与血糖有协同作用，两者同时升高，可使胰岛素分泌量成倍增加。血中脂肪酸和酮体大量增加时，也可促进胰岛素分泌。

2. 激素的调节　肠抑胃肽对胰岛素的分泌有直接促进作用；胰高血糖素可直接刺激或间接促进胰岛素的分泌。此外，甲状腺激素、生长激素、皮质醇等可通过升高血糖间接刺激胰岛素分泌。

3. 神经调节　迷走神经兴奋时，既可直接促进胰岛素分泌，又可通过胃肠激素间接促进胰岛素分泌；交感神经兴奋则抑制胰岛素分泌。

二、胰高血糖素

（一）胰高血糖素的生理作用

胰高血糖素的作用与胰岛素相反，是全面促进分解代谢的激素。胰高血糖素具有很强的促进糖原分解及糖异生的作用，因而使血糖升高的效应非常明显。胰高血糖素能活化脂肪酶，促进脂肪的分解和脂肪酸的氧化，使血中酮体和游离脂肪酸增加。胰高血糖素对蛋白质也有促进分解和抑制合成的作用。

（二）胰高血糖素分泌的调节

血糖水平是调节胰高血糖素分泌的主要因素。血糖降低可促进胰高血糖素的分泌。胰岛素可通过旁分泌直接抑制胰高血糖素的分泌；又可通过降低血糖间接地刺激胰高血糖素分泌。迷走神经兴奋可抑制其分泌，交感神经兴奋促进其分泌。

点滴积累　∨

1. 人体内的胰岛素是由胰岛中的 β（B）细胞分泌的，是体内唯一能降糖的激素。

2. 由于胰岛素能够抑制人体内胰脂肪酶对脂肪的分解，因此胰岛素分泌不足引起的糖尿病，患者往往会表现出明显的体重减轻（消瘦）。

第六节　其他激素

一、前列腺素

前列腺素（PG）最早在精液中发现，误以为由前列腺分泌而得名，实际上，PG 广泛存在于体内。前列腺素家族成员分布广泛，作用复杂。PG 的结构类同，差异甚微，作用却迥异。

不同的 PG 产生的效应常相互抗衡。例如，PGA_2、PGB、PGD_2、$PGF_{1\alpha}$ 和 PGH 等具有缩血管作用，而 PGA_1、PGE_2 和 PGI_2 等具有舒血管作用；血管内皮产生的 PGI_2 在舒血管的同时也能抑制血小板聚集；而由血小板产生的 PGA_2 却能使血小板聚集，并有缩血管作用。PGI_2 和 PGE_2 可使支气管平滑肌舒张，降低肺通气阻力；而 $PGF_{2\alpha}$ 却使支气管平滑肌收缩。后者在哮喘发作时释放增加，应用 PGI_2

能防止某些刺激诱发的哮喘发作。

同一种 PG 可产生多种生物效应。PGE$_2$ 除具有舒血管作用外,还能明显抑制胃酸的分泌,可能是胃液分泌的负反馈抑制物;同时能增加溶酶体的稳定性,保护胃黏膜。PGE$_2$ 还可增加肾血流量,促进排钠利尿;抑制某些活性物质所致的气道阻力增加。此外,对体温调节、神经系统以及内分泌与生殖系统活动均有影响。

二、褪黑素

褪黑素(MT)是松果体分泌的主要激素,因能使青蛙皮肤颜色变浅而得名。从青春期开始,人类松果体细胞即开始沉寂,MT 的合成和分泌量也随年龄递减。MT 对神经系统影响广泛,主要表现为镇静、催眠、镇痛、抗惊厥、抗抑郁等。MT 能抑制下丘脑-垂体-靶腺轴的活动,特别是性腺轴,因而 MT 作用与性激素分泌呈负相关,在性腺发育、性腺激素分泌以及生殖周期活动调节中可能起抗衡作用。MT 还参与机体的免疫调节、生物节律的调整(如紊乱的生物钟重建和时差恢复)等。此外,MT 也能影响心血管、肾、肺、消化等器官和系统的功能。

三、胸腺激素

胸腺既是淋巴器官,又是内分泌器官。胸腺在青春期前发育成熟,青春期后开始退化萎缩。胸腺能分泌多种肽类激素,如胸腺素、胸腺生成素和胸腺刺激素。

这些激素的主要作用是使淋巴干细胞成熟并转变为具有免疫功能的 T 淋巴细胞,参与细胞免疫调节,增强人体排斥异体组织的能力。其分泌于儿童期活跃,青春期分泌增多,以后随性腺的活动开始退化,至老年期水平最低。一般认为,免疫缺陷及老年期易患感染性疾病可能与此有关。

四、瘦素

瘦素由脂肪细胞合成,其作用是调节体内脂肪储存量并维持机体的能量平衡。瘦素主要作用于下丘脑弓状核,通过抑制神经肽 Y 神经元活动,减少摄食量,与参与摄食平衡调节的兴奋性因素相抗衡。瘦素的生物效应比较广泛,不但可影响下丘脑-垂体-性腺轴的活动,还对 GnRH、LH 和 FSH 的释放有双相调节作用,也影响下丘脑-垂体-甲状腺轴和下丘脑-垂体-肾上腺皮质轴的活动。

点滴积累　∨

1. 激素种类繁多。　其在体内不断地失活,并且不断地被排出;其作用的有效期长短不一,短的不到 1 天,长的可达若干天。

2. 动物世界中,昆虫会将某种气味物质分泌到体外,引起同类的生理和行为反应。　这种物质叫外激素,又称信息素。　住在同一宿舍的女生,或长时间工作、生活在一起的青年女子,原先各不相同的月经周期会逐渐变得"同步"起来。　这是外激素在起作用。　目前,关于人类外激素的研究正在进行中。

目标检测

一、单项选择题

1. 激素在血中的浓度很低,但生理效应十分明显的原因是

   A. 激素的特异性强　　　　　B. 激素的半衰期长　　　　C. 激素间有协同作用

   D. 激素间有允许作用　　　　E. 激素有高效能生物放大作用

2. 关于激素信息传递作用的叙述,**错误**的是

   A. 不添加成分　　　　　　　　　B. 不提供能量

   C. 不仅仅起"信使"的作用　　　　D. 能加强体内原有的生理生化过程

   E. 能减弱体内原有的生理生化过程

3. 下列哪种激素的分泌**不受**腺垂体的控制

   A. 甲状腺激素　　　　　　　B. 糖皮质激素　　　　　　C. 甲状旁腺激素

   D. 雌激素　　　　　　　　　E. 孕激素

4. 下列那一项**不属于**下丘脑调节肽

   A. 促甲状腺激素释放激素　　　　　B. 促肾上腺皮质激素释放激素

   C. 促性腺激素释放激素　　　　　　D. 生长抑素

   E. 催产素

5. 由下丘脑视上核神经元合成的是

   A. 生长激素　　　　　　　　B. 血管升压素　　　　　　C. 催乳素

   D. 卵泡刺激素　　　　　　　E. 黄体生成素

6. 对神经系统的发育最为重要的激素是

   A. 生长激素　　　　　　　　B. 性激素　　　　　　　　C. 甲状腺激素

   D. 促甲状腺激素　　　　　　E. 胰岛素

7. 黏液性水肿是由于

   A. 成年人甲状腺功能不足　　　　　B. 食物中缺碘

   C. 幼年时甲状腺功能不足　　　　　D. 幼年时生长激素分泌不足

   E. 成年人生长激素分泌过多

8. 增加人体产热量、提高基础代谢率的激素是

   A. 甲状腺激素　　　　　　　B. 糖皮质激素　　　　　　C. 胰岛素

   D. 生长激素　　　　　　　　E. 盐皮质激素

9. 地方性甲状腺肿(单纯性甲状腺肿)的主要原因是

   A. 食物中缺碘　　　　　　　B. 食物中缺酪氨酸　　　　C. 促甲状腺激素过少

   D. T_3 过多　　　　　　　　E. T_4 过多

10. 切除双侧肾上腺引起动物死亡的原因,主要是由于缺乏

A. 糖皮质激素和醛固酮   B. 醛固酮   C. 肾上腺素

D. 去甲肾上腺素   E. 性激素

11. 向心性肥胖是由于下列哪种组织功能亢进

A. 甲状腺   B. 甲状旁腺   C. 肾上腺皮质

D. 肾上腺髓质   E. 胰岛

12. 对去甲肾上腺素的缩血管效应具有允许作用的激素是

A. 甲状腺激素   B. 甲状旁腺激素   C. 糖皮质激素

D. 胰岛素   E. 肾上腺素

13. 关于促肾上腺皮质激素的分泌,**错误的**是

A. 受糖皮质激素的负反馈调节

B. 受肾上腺素的负反馈调节

C. 在应激状态下分泌增多

D. 受下丘脑促肾上腺皮质激素释放激素的调节

E. 长期大量使用糖皮质激素的患者,其分泌减少

14. **不影响**糖代谢的激素是

A. 甲状腺激素   B. 生长激素   C. 皮质醇

D. 胰岛素   E. 甲状旁腺激素

15. 体内唯一能降低血糖浓度的激素是

A. 甲状腺激素   B. 糖皮质激素   C. 胰岛素

D. 生长激素   E. 盐皮质激素

二、多项选择题

1. 关于激素的描述,正确的是

A. 都是由内分泌腺分泌的   B. 它们的化学本质都是蛋白质

C. 不能为细胞活动提供能量   D. 在血液中均以与蛋白质结合的形式存在

E. 只能调节细胞固有的生理生化反应

2. 激素的作用方式有

A. 远距分泌   B. 旁分泌   C. 自分泌

D. 神经分泌   E. 外分泌

3. 下丘脑与腺垂体的联系密切,表现为

A. 两者的联系是通过垂体门脉系统

B. 两者的联系是通过下丘脑-垂体束

C. 下丘脑合成血管升压素调节腺垂体

D. 下丘脑调节肽对腺垂体的活动有调控作用

E. 腺垂体分泌的激素对下丘脑的活动无影响

4. 腺垂体分泌的激素有

 A. 生长激素   B. 促甲状腺激素   C. 催产素

 D. 促肾上腺皮质激素 E. 血管升压素

5. 胰岛素的生理作用有

 A. 促进葡萄糖进入细胞 B. 促进糖原合成   C. 促进脂肪分解

 D. 降低血糖   E. 促进蛋白质合成

三、简答题

1. 试述激素作用的一般特征。

2. 简述下丘脑和垂体的功能联系。

3. 简述地方性甲状腺肿的主要原因。

4. 长期大量使用糖皮质激素类药物的患者,为何不能突然停药?

5. 何谓应激反应和应急反应? 两者有何关系?

（孙玉锦）

第十四章

生殖系统

导学情景 ∨

情景描述：

王某，女，14岁，突然发生阴道流血而不知所措，焦虑紧张，担心自己身体的健康，由母亲陪同前来医院咨询。

学前导语：

每一个少女都希望自己长大以后能成为一位漂亮、健美、聪慧的女性，每一个少男都希望自己长大后能成为一个帅气、阳刚、睿智的男性，然而，你想过吗？这一切的一切，都源于青春期身体功能和结构的变化。青春期身体功能和结构会发生哪些变化？为什么？结合上面的案例，学完本章后也许就会找到一些答案。

生殖是生物体生长发育到一定阶段后，能够产生与自己相似的子代个体的功能活动，是生命活动的基本特征之一。

第一节 概述

生殖系统包括男性生殖系统和女性生殖系统，两者都包括内生殖器和外生殖器两部分。内生殖器由生殖腺、生殖管道和附属腺体组成，外生殖器显露于体表，主要为性交接器官。

男性生殖系统的内生殖器由生殖腺（睾丸）、输精管道（附睾、输精管、射精管、男性尿道）和附属腺体（精囊腺、前列腺、尿道球腺）组成；外生殖器包括阴囊和阴茎（图14-1）。

女性生殖系统的内生殖器由生殖腺（卵巢）、输送管道（输卵管、子宫、阴道）和附属腺体（前庭大腺）组成；外生殖器即女阴（图14-2）。

男性和女性在生殖器官上的差异称为第一性征。从青春期开始所出现的一系列与性别有关的特征，称为第二性征（副性征）。如男性表现为胡须生长、喉结突出、体毛生长、肌肉较发达、音调变粗等；女性表现为乳房发育、骨盆宽大、脂肪在乳房和臀部堆积、音调尖细等。

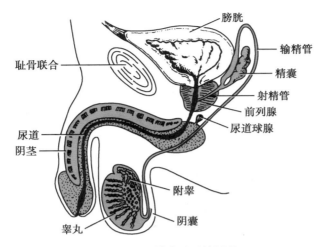

图 14-1　男性生殖系统概观

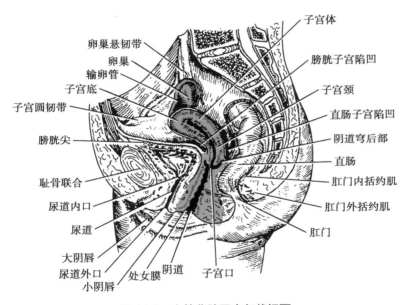

图 14-2　女性盆腔正中矢状切面

▶▶ 边学边练

　　生殖系统主要与生殖功能或生殖活动有关；生殖是生命活动的基本特征之一。 男性生殖系统和女性生殖系统的组成、结构特征及主要功能是什么？ 请参见：实验二十二　男、女生殖系统的观察。

第二节　男性生殖系统

一、睾丸

(一) 睾丸的位置、形态和结构

睾丸是男性生殖腺,位于阴囊内,左右各一,呈扁卵圆形。睾丸后缘有血管、神经及淋巴管出入,并与附睾和输精管起始段相接触。睾丸除后缘外，表面均被有浆膜，称睾丸鞘膜。鞘膜分脏层和壁层，脏、壁两层之间密闭的腔隙为鞘膜腔，内含少量浆液，起润滑作用。

睾丸表面有一层坚厚的纤维膜，称为白膜。白膜在睾丸后缘增厚并发出许多小隔，将睾丸实质分成许多睾丸小叶。每个睾丸小叶由1~4条精曲小管和睾丸间质组成。精曲小管汇合成精直小管后形成睾丸网，从睾丸网发出12~15条睾丸输出小管，出睾丸后缘上部进入附睾（图14-3）。

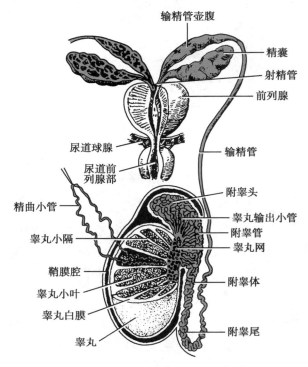

图 14-3　睾丸、附睾的结构和排精径路

（二）睾丸的功能

1. 睾丸的生精作用　精曲小管是生成精子的部位，其管壁主要由生精细胞和支持细胞组成。生精细胞为一系列不同发育阶段的细胞，从基膜到管腔呈多层排列。从青春期开始，在垂体促性腺激素的作用下，靠近基膜的精原细胞不断分裂繁殖，历经初级精母细胞、次级精母细胞、精子细胞等发育阶段，并逐渐移向管腔，最后成为精子。支持细胞对生精细胞提供营养，并起保护与支持的作用。

2. 睾丸的内分泌功能　睾丸间质内的间质细胞能分泌雄激素，主要是睾酮。

睾酮的主要生理作用有：①促进男性生殖器官的生长发育；②促进男性第二性征的出现并维持其正常状态；③维持生精作用；④影响代谢：如促进蛋白质的合成，抑制蛋白质的降解，促进骨骼的生长与钙、磷在骨中的沉积；⑤促进红细胞的生成。

睾丸的功能主要受下丘脑-腺垂体-睾丸轴的调控。

二、输精管道

（一）附睾

附睾附于睾丸的上端和后缘，自上而下分为附睾头、附睾体和附睾尾。附睾尾末端向后上弯曲移行为输精管。附睾具有贮存和营养精子的功能,精子在附睾内进一步发育成熟。附睾是结核病的好发部位。

(二)输精管与射精管

输精管是附睾管的直接延续,长 40~50cm。其沿睾丸后缘上升,随精索经腹股沟管入盆腔,贴盆腔侧壁向后下行至膀胱底后面,其末端与精囊腺的排泄管汇合成射精管。

射精管长约 2cm,从后方穿过前列腺并开口于尿道前列腺部。

精索为一柔软的圆索状结构,主要由输精管、血管、淋巴管、神经等组成。

知识链接

男性不育症

据 WHO 有关资料报道,男性不育症的发生率在 5%~35%,非洲国家最多,发达国家达 20% 以上。据我国医疗部门统计,中国每 8 对夫妇中有 1 对不育(占 12.5%)。 全世界不育症发病率呈逐年上升趋势。

药物是引起不育症的原因之一,在常用药物中,可能影响男性生育的主要有以下几类:①降压、降脂及利尿药;②抗慢性心功能不全药:如洋地黄、地高辛等;③镇静催眠、抗惊厥及抗精神病药:如地西泮、甲丙氨酯、巴比妥等;④激素类药:如雌二醇、炔雌醇等;⑤解热镇痛抗炎药:如阿司匹林、保泰松等。 上述药物均可通过损害性功能而使性欲减退,性高潮丧失,导致勃起及射精功能障碍。 保泰松还可导致睾丸萎缩退化,精子数量减少。

三、附属腺体

附属腺体包括精囊腺、前列腺、尿道球腺(图 14-3),其分泌物参与精液的组成。

精囊腺,为长椭圆形的囊状腺体,位于膀胱底后方,左右各一。其排泄管与输精管末端汇合成射精管。

前列腺是不成对的实质性器官,位于膀胱与尿生殖膈之间,其底与膀胱颈、精囊腺和输精管末端相邻(图 14-3)。前列腺质地坚实,形似板栗,后面平坦,中间有一纵行的前列腺沟,活体直肠指诊可触及此沟。前列腺内有尿道穿过,前列腺的排泄管直接开口于尿道。前列腺肥大时,可压迫尿道引起排尿困难。

尿道球腺为一对豌豆样大小的球形小腺体,位于尿生殖膈内,其排泄管开口于尿道球部。

精子与输精管道及附属腺的分泌物混合组成精液。精液呈乳白色,弱碱性。成年男子一次射精 2~5ml,含精子 3 亿~5 亿个。若每毫升精子少于 0.2 亿个或畸形精子超过 20% 则不易受孕。

四、阴囊和阴茎

(一)阴囊

阴囊是由皮肤和肉膜组成的囊袋状器官,位于阴茎后下方,被中隔分为左、右两腔,分别容纳左、右睾丸。阴囊的皮肤薄而柔软;皮肤深面为肉膜(浅筋膜),内含平滑肌纤维,其舒缩可调节阴囊内的温度,使其比腹腔内温度低 2℃,适宜于精子的发育。

在胚胎发育阶段,由于某种原因睾丸不能由腹腔降入阴囊,称为隐睾症。隐睾症时,由于腹腔内温度较高,不利于精子的生成与发育而影响生殖能力,并可能发生恶变。

（二）阴茎

阴茎为男性的性交器官,可分为根、体、头 3 部分。阴茎根固定于耻骨弓;阴茎体悬垂于耻骨联合下方;阴茎头游离,其顶端有尿道外口(图 14-4)。

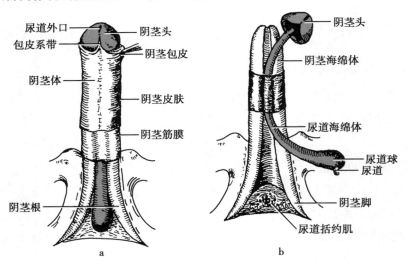

图 14-4　阴茎的形态
a:阴茎的腹侧面观;b:阴茎的海绵体

阴茎主要由两条阴茎海绵体和一条尿道海绵体外包筋膜和皮肤构成。尿道海绵体位于两条阴茎海绵体的腹侧,前端膨大为阴茎头,后端膨大称尿道球。尿道海绵体内有尿道穿过。海绵体内有许多与血管相通的腔隙。当腔隙充血时,阴茎即变粗变硬而勃起。阴茎的皮肤薄而柔软,在阴茎体前端向前形成双层游离的皮肤皱襞,包绕阴茎头,称阴茎包皮。在成人,若包皮仍包被阴茎头或不能翻露出阴茎头者,称包皮过长或包茎,易在包皮腔内积存污物而引起炎症,甚者可诱发阴茎癌。

五、男性尿道

男性尿道是泌尿和生殖系统的共用通道,兼有排尿和排精的功能,起自膀胱的尿道内口,止于阴茎头的尿道外口,长约 16~22cm。男性尿道可分为 3 部分(图 14-5)。

1. **前列腺部**　为尿道穿过前列腺的部分,较宽并易于扩张,其内有射精管以及前列腺排泄管的开口。

2. **膜部**　为尿道穿过尿生殖膈的部分,周围有尿道括约肌环绕。膜部位置较固定,当骨盆骨折时,易损伤此部。

临床上将尿道的前列腺部和膜部合称后尿道。

3. **海绵体部**　为尿道穿过尿道海绵体部的部分,临床上称为前尿道。其中尿道球内的尿道最宽,称尿道球部。

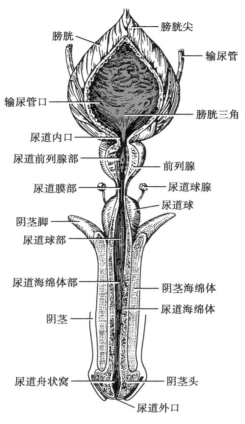

图 14-5　膀胱和男性尿道（前面）

　　男性尿道全长有 3 个狭窄和 2 个弯曲。3 个狭窄分别为尿道内口、膜部及尿道外口。尿道结石常易嵌顿在这些狭窄部位。2 个弯曲是凸向下后方的耻骨下弯和凸向上前方的耻骨前弯。耻骨下弯是恒定的,耻骨前弯在阴茎上提时变直而消失。因此,临床上给男性患者进行膀胱镜检查或导尿时,必须先将阴茎上提,操作才能顺利进行。

点滴积累 \/
....

1. 男性的内生殖器由生殖腺（睾丸）、输精管道（附睾、输精管、射精管、男性尿道）和附属腺体（精囊腺、前列腺、尿道球腺）组成。 男性的外生殖器由阴囊和阴茎构成。

2. 男性尿道有 3 个狭窄和 2 个弯曲; 临床上的前尿道为尿道海绵体部, 后尿道包括尿道膜部和前列腺部。

第三节　女性生殖系统

一、女性生殖器官

（一）卵巢

1. 卵巢的位置、形态和结构　　卵巢为女性生殖腺,左右各一,呈扁卵圆形,位于盆腔侧壁、髂总动脉分支处下方的卵巢窝内。卵巢的上端与输卵管伞相接触;下端借卵巢固有韧带连于子宫;后缘游离;前缘连于卵巢系膜,有血管、淋巴管、神经等出入,称卵巢门(图14-6)。

幼女的卵巢较小,表面光滑。性成熟期卵巢最大,随着多次排卵,其表面形成许多瘢痕,显得凹凸不平。35~40岁卵巢开始缩小,50岁左右随月经停止而逐渐萎缩。

卵巢的实质分为浅层的皮质和深层的髓质。皮质内有许多不同发育阶段的卵泡;髓质由疏松结缔组织、血管、淋巴管和神经等组成。

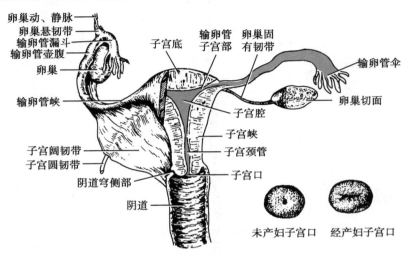

图 14-6　女性内生殖器(前面)

2. 卵巢的功能　卵巢的主要功能是产生卵细胞,分泌雌激素和孕激素。

(1)卵泡的发育与成熟:卵泡由中央1个较大的卵细胞和周围的卵泡细胞构成。自青春期开始,在垂体促性腺激素的作用下,卵泡开始生长发育,其发育阶段依次为:原始卵泡、生长卵泡和成熟卵泡。卵泡生长时,可分泌雌激素。

成熟卵泡经卵巢表面"破溃",卵细胞连同卵泡液排入腹膜腔的过程,称为排卵。女性在生育年龄,大约每28天有1个卵泡成熟并排卵,一般是两侧卵巢交替排卵,每次排1个卵。

排出卵细胞后的卵泡残留结构逐渐形成一个具有内分泌功能的细胞团块称为黄体,黄体能分泌大量孕激素,同时也分泌雌激素。若卵细胞没有受精,黄体维持14天左右逐渐被结缔组织代替,退化形成白体,这种黄体称为月经黄体;若卵细胞受精,黄体则继续发育成为妊娠黄体,维持4~6个月后退化为白体。

(2)雌激素和孕激素的生理作用:雌激素的主要作用是:①促进女性生殖器官生长发育,特别是使子宫内膜增生变厚;②促进女性第二性征的出现并维持其正常状态;③促进乳腺导管和结缔组织增生;④促进阴道上皮增生、角化并合成大量糖原,保持阴道内的酸性抗菌环境;⑤其他作用:如加速骨的生长,促进骺软骨愈合,促进蛋白质的合成,降低血胆固醇水平等。

孕激素通常在雌激素作用的基础上发挥以下作用:①促使增生的子宫内膜进一步增厚,腺体增生并分泌,有利于受精卵着床;②降低子宫平滑肌的兴奋性,保证胚胎的"安静"环境;③使子宫颈黏液减少变稠,使精子难以通过;④促进乳腺腺泡的发育;⑤促进机体产热,使基础体温升高。此外,孕激素还能抑制消化管和血管平滑肌的活动。

（二）输卵管

输卵管是一对输送卵子的肌性管道，连于子宫底两侧，全长 10~12cm，分为 4 部分（图 14-6）：①输卵管漏斗：为输卵管外侧端膨大的部分，呈漏斗状，漏斗中央有输卵管腹腔口开口于腹膜腔，漏斗边缘有许多细长的指状突起，称输卵管伞，是手术识别输卵管的标志；②输卵管壶腹：较膨大而弯曲，为卵子正常的受精部位；③输卵管峡：靠近子宫，细短而直，是输卵管结扎的部位；④输卵管子宫部：为输卵管穿过子宫壁的部分，以输卵管子宫口通子宫腔。

临床上将卵巢和输卵管称为子宫附件。

（三）子宫

1. 子宫的形态和分部　子宫为一壁厚、腔小的肌性器官。呈前后稍扁的倒置梨形，长 7~8cm，宽 4~5cm，厚 2~3cm。两侧有卵巢和输卵管。

子宫可分为底、体、颈 3 部分。子宫底为子宫上端的圆凸部分。子宫颈为子宫下端成圆管状的部分，其下 1/3 伸入阴道内称子宫颈阴道部。子宫颈为肿瘤的好发部位。子宫底与子宫颈之间的部分为子宫体。体与颈相接处较狭细称子宫峡，非妊娠时约 1cm 左右，妊娠末期可长达 7~11cm，产科行剖宫产常在此切开。

子宫的内腔较为狭窄，可分上部的子宫腔和下部的子宫颈管。子宫腔呈前后略扁的倒置三角形，底向上，两侧角通输卵管；尖向下，通子宫颈管。子宫颈管位于子宫颈内，下口通阴道，称子宫口。未产妇的子宫口为圆形，分娩后呈横裂状（图 14-6）。

2. 子宫的位置　子宫位于盆腔中央，在膀胱与直肠之间，成年女性的子宫呈轻度前倾前屈位。子宫底位于小骨盆入口平面以下。子宫的正常位置主要依赖盆底肌的承托及子宫周围韧带的固定。子宫位置异常是女性不孕的原因之一。

3. 子宫壁的构造　子宫壁可分为外膜、肌层和内膜 3 层。肌层为平滑肌，最厚处约 2~3cm。妊娠期肌纤维增大伸长，分娩时平滑肌呈节律性收缩，有利于娩出胎儿和压迫止血。子宫内膜分为浅层的功能层和深层的基底层，功能层受激素的调节出现周期性增生和脱落出血，脱落的内膜与血液一起经阴道流出成为月经。

（四）阴道

阴道是连于子宫与外生殖器之间的肌性管道，是女性的性交接器官，也是排出月经和娩出胎儿的通道。阴道上端较宽阔，包绕子宫颈阴道部，两者之间形成的环形间隙称阴道穹。阴道穹的后部较深，与直肠子宫陷凹仅隔阴道后壁和一层腹膜，临床上常经此穿刺进行诊断和治疗。处女的阴道口周围有处女膜附着，处女膜破裂后，形成处女膜痕。

（五）前庭大腺

前庭大腺是一对位于阴道口两侧形似豌豆的腺体，其导管开口于阴道前庭，分泌物有润滑阴道作用。

（六）女性外生殖器

女性外生殖器又称女阴，包括阴阜、大阴唇、小阴唇、阴道前庭、阴蒂、前庭球等。阴阜为耻骨联合前的皮肤隆起,性成熟期生有阴毛。大阴唇是一对纵长隆起的皮肤皱襞。小阴唇是位于大阴唇内侧的一对较薄的皮肤皱襞,表面光滑无毛。阴道前庭是位于两侧小阴唇之间的裂隙,其前部有尿道外口,后部有阴道口。阴蒂由两个阴蒂海绵体构成,顶端有丰富的感觉神经末梢(图 14-7)。

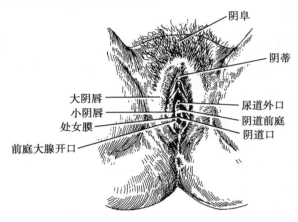

图 14-7　女性外生殖器

【附】乳房和会阴

(一) 乳房

成年女性乳房位于胸大肌的表面,呈半球形。乳房中央的乳头顶端有输乳管的开口,乳头周围有环形的色素沉着区,称乳晕。乳房由皮肤、皮下脂肪、乳腺和结缔组织构成。结缔组织将乳腺分隔成 15~20 个乳腺叶,每叶有一输乳管,其末端开口于乳头,输乳管以乳头为中心呈放射状排列,故行乳房脓肿切开术时切口应与输乳管平行。乳房皮肤与胸肌筋膜之间有许多纤维束,称乳房悬韧带,对乳房起支持和固定作用(图 14-8)。当乳腺癌侵及乳房悬韧带时,韧带缩短,牵拉皮肤产生凹陷,可使乳房皮肤外观呈橘皮样改变。

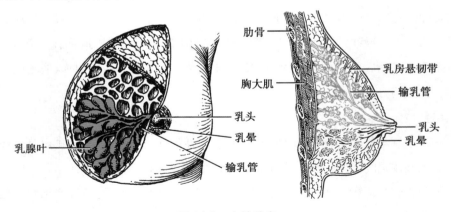

图 14-8　女性乳房

(二) 会阴

会阴有狭义和广义之分。狭义的会阴是指产科会阴,即外生殖器与肛门之间的软组织。由于分娩时此区承受的压力较大,助产时应避免发生撕裂。广义的会阴是指封闭小骨盆下口的所有软组织(图 14-9)。以两侧坐骨结节之间的连线为界,将会阴分成两个三角形的区域,前方的称尿生殖三角,后方的称肛门三角。尿生殖三角的肌肉及其筋膜,共同构成尿生殖膈,封闭小骨盆下口的前下份,其中在男性有尿道穿过,在女性有尿道和阴道穿过。肛门三角有肛管通过。

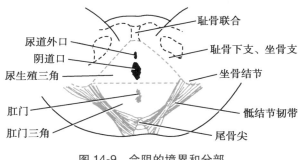

图 14-9 会阴的境界和分部

二、月经周期

(一) 月经与月经周期的概念

女性从青春期开始,在整个生育期内(除妊娠和哺乳期外),每月出现一次子宫内膜剥落、出血,经阴道流出的现象,称为月经。月经形成的周期性过程称为月经周期。月经周期一般为 21~36 天,平均 28 天,但每个女性有各自比较稳定而规律的月经周期。女性 12~14 岁出现第一次月经,称为初潮,是女性进入青春期的主要标志;40~50 岁开始进入更年期;50 岁以后进入绝经期。

(二) 月经周期中卵巢和子宫内膜的变化

根据子宫内膜的变化,月经周期可分为月经期、增生期和分泌期(图 14-10)。

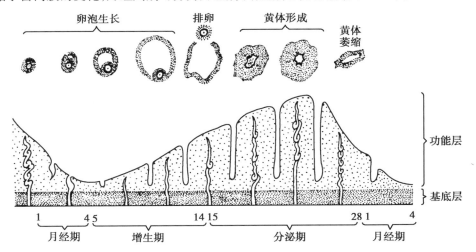

图 14-10 子宫内膜周期性变化与卵巢周期性变化的关系示意图

1. **月经期** 为月经周期的第 1~4 天。由于卵巢排出的卵子未受精,黄体退化,血中雌激素和孕激素浓度急剧降低,导致子宫内膜功能层中的螺旋动脉持续收缩,功能层缺血坏死、剥落出血,从阴道流出,形成月经。月经血总量为 50~80ml。

2. **增生期** 为月经周期的第 5~14 天。此期内卵巢中卵泡生长发育并分泌雌激素。在雌激素的作用下,子宫内膜迅速增生变厚,腺体和血管变长。此期末,卵泡发育成熟并排卵。

3. 分泌期 为月经周期的第 15~28 天。此期黄体形成,并分泌孕激素和雌激素,使子宫内膜进一步增厚,螺旋动脉扩张充血,腺体迂曲并分泌黏液,为胚泡着床准备适宜的条件。如果卵未受精,黄体退化,子宫内膜再次转入月经期。

月经周期主要是在下丘脑-腺垂体-卵巢轴的作用下形成的(图 14-10)。

三、妊娠与分娩

妊娠是指卵子受精后,受精卵在母体子宫内生长发育形成胎儿,直到胎儿分娩的过程。人类的妊娠时间从末次月经第一天算起约为 280 天。

(一)受精与着床

受精是指精子与卵子相互融合形成受精卵的过程。受精的部位一般位于输卵管壶腹部。精子与卵子在女性生殖管道中保持受精能力的时间很短,精子约为 1~2 天,卵子仅为 6~24 小时。

受精卵在向子宫腔运行过程中,不断进行细胞分裂并发育成胚泡。

胚泡埋入子宫内膜的过程,称为着床。

(二)妊娠的维持

胚胎发育过程中形成的胎盘,能分泌大量肽类激素和类固醇激素,这些激素在维持妊娠、保证胎儿发育以及分娩的发动中起着非常重要的作用。下面介绍几种主要的胎盘激素。

1. 人绒毛膜促性腺激素(HCG) HCG 的结构和功能与黄体生成素相似。主要生理作用是促进胚泡的生长和胎盘的形成;促使黄体变成妊娠黄体,继续分泌孕激素和雌激素,以维持妊娠。HCG 在妊娠第 8~10 天就出现在母体血液中,并通过尿液排出,故临床上通过检测母体尿液中的 HCG 可协助诊断早期妊娠。

2. 人绒毛膜促生长激素 又称胎盘催乳素,主要作用是调节母体与胎儿的物质代谢,促进胎儿生长。其分泌量与胎盘重量成正比,可作为监测胎盘功能的指标。

3. 雌激素和孕激素 胎盘分泌的雌激素和孕激素的主要作用是及时接替妊娠黄体的作用,维持正常妊娠;进一步促进子宫和乳腺的发育和增长。在整个妊娠期内,血中雌激素和孕激素都保持在较高水平,负反馈作用于下丘脑-腺垂体系统,抑制下丘脑促性腺激素释放激素和腺垂体卵泡刺激素和黄体生成素的分泌,故卵巢内没有卵泡的发育成熟,也不出现月经。

知识链接

异位妊娠

受精卵在子宫腔以外植入并发育,称异位妊娠。按植入部位不同可分输卵管妊娠、卵巢妊娠、腹腔妊娠、子宫颈妊娠等。其中输卵管妊娠最为常见,约占 95%。由于输卵管处不具备胚胎生长发育的条件,故在妊娠早期可致流产或破裂,造成腹腔内出血,是妇产科常见急腹症之一,如不及时诊断处理,可危及生命。

（三）分娩

分娩是指胎儿及其附属物通过母体子宫、阴道排出体外的过程。临产发动的机制尚不清楚。动物实验证实，分娩前孕激素的下降是启动分娩的先决条件。

点滴积累 ∨ ....

1. 女性的内生殖器包括生殖腺（卵巢）、输送管道（输卵管、子宫、阴道）和附属腺（前庭大腺）；外生殖器即女阴；输卵管峡是临床上进行输卵管结扎的部位。
2. 自青春期开始，子宫内膜随卵巢周期性变化而发生周期性变化。女性在整个生育期内（除妊娠和哺乳期外），每月出现一次子宫内膜剥落、出血，经阴道流出的现象，称为月经。

目标检测

一、单项选择题

1. 属于男性生殖腺的器官是

   A. 睾丸 B. 附睾 C. 输精管

   D. 前列腺 E. 精囊腺

2. 卵子正常受精部位在

   A. 子宫腔 B. 子宫颈管 C. 输卵管子宫部

   D. 输卵管壶腹 E. 输卵管峡

3. 关于雄激素作用的叙述，**错误**的是

   A. 维持生精作用 B. 促进男性第二性征的出现

   C. 刺激阴囊的生长发育 D. 刺激骨髓造血

   E. 促进蛋白质的合成

4. 关于雌激素作用的叙述，**错误**的是

   A. 促进女性生殖器官的生长发育 B. 促使阴道上皮分解糖原

   C. 促进乳腺导管的发育 D. 促进蛋白质的合成

   E. 促进女性第二性征的出现

5. 结扎输卵管的妇女

   A. 不排卵，有月经 B. 不排卵，无月经 C. 有排卵，有月经

   D. 有排卵，无月经 E. 以上都正确

6. 关于男性尿道的说法，**错误**的是

   A. 全长粗细不等 B. 耻骨下弯凹向前上方 C. 起于膀胱的尿道内口

   D. 耻骨前弯是不可改变的 E. 终于阴茎头的尿道外口

二、多项选择题

1. 卵巢的功能包括

   A. 产生卵子 B. 分泌孕激素 C. 分泌黄体生成素

　　　D. 分泌雌激素　　　　　　E. 促进乳腺发育

2. 关于子宫的位置正确的是

　　　A. 直肠与膀胱之间　　　　B. 下端接阴道　　　　　　C. 两侧有卵巢和输卵管

　　　D. 轻度前倾前屈位　　　　E. 位于盆腔底部

3. 精液的成分包括

　　　A. 精子　　　　　　　　　B. 精囊腺分泌物　　　　　C. 前列腺分泌物

　　　D. 输精管分泌物　　　　　E. 射精管分泌物

4. 关于前列腺下列说法正确的是

　　　A. 为成对的实质性器官　　B. 位于膀胱颈的下方　　　C. 经直肠可触及

　　　D. 是男性生殖腺　　　　　E. 有尿道穿过

三、简答题

1. 分别列出男性和女性内、外生殖器的名称。

2. 简述月经周期中卵巢和子宫内膜的变化关系。

（曲永松）

实验部分

人体解剖生理学实验总论

一、人体解剖生理学实验教学目标

人体解剖生理学是药品类专业课程中的一门实验性很强的基础学科。在教学过程中,实验课和理论课是相辅相成的。实验教学要求学生做到:

1. 初步学会人体解剖生理学实验的一些基本操作技能,特别是对人体功能活动的一些无损伤测试方法。

2. 熟悉人体解剖生理学实验原理,能运用所学理论知识,分析实验结果,书写实验报告,培养学生观察、分析和解决问题的能力。

3. 在实验过程中,逐步养成实事求是、严肃认真、积极思考和仔细分析以及团结协作的良好作风。

二、人体解剖生理学实验要求和实验报告书写形式

(一) 人体解剖生理学实验的基本要求

人体解剖生理学形态学部分的实验以观察、辨认、描述为主;功能学部分的实验则以分析、归纳问题为主。

1. 实验开始前,仔细阅读实验指导,明确本次实验的目的、原理、方法、步骤及注意事项,并复习相关的理论知识,力求做到心中有数。

2. 实验过程中,按照实验指导认真操作,仔细观察,及时、准确记录实验结果;要爱护实验器材、标本和模型,节约实验用品;保持室内安静,相互协作,在老师的指导下,与同学共同完成实验。

3. 实验结束后,应整理好实验器材、标本和用具,将物品放回原处,并做好实验台和实验室的卫生。

4. 实验结束后,根据实验结果,认真书写实验报告。

(二) 实验报告书写

实验报告除写明姓名、班级、实验日期等外,还应包括下述内容:

1. 形态学部分

(1)实验题目。

(2)实验目的。

(3)实验步骤:可扼要叙述,有的也可省略。

(4)实验结果:根据实验要求绘制或描述实验中观察到的结构。实验结果应真实。

(5)实验分析:根据实验结果,结合有关理论进行分析。

2. 功能学部分

(1)实验题目。

（2）实验目的。

（3）实验对象或标本：以人为实验对象时，应注明姓名、性别、年龄等；以动物为实验对象时，应注明动物品种、体重、麻醉方法等。实验标本应写清名称及来源。

（4）实验步骤：可扼要叙述，有的也可省略。

（5）实验结果：根据实验情况如实记录实验结果，剪贴或描绘实验记录曲线。数据要准确，并注明单位。必要时也可绘图或制表，以求简单明了。结果应客观、真实。

（6）讨论：根据实验结果，结合有关理论逐项进行分析。对不正确的结果或阴性结果也应加以分析，以找出失败的原因。

（7）结论：根据实验结果及分析，归纳出概括性的、合乎逻辑的结论。结论要求简明扼要。

三、实验室基本守则

1. 遵守学习纪律，穿好工作服，准时到达实验室。

2. 实验过程中，要注意安全，应避免有意或无意损伤他人或被他人损伤。

3. 必须严肃、认真地进行实验，说话交流时要轻声，保持实验室安静，不允许在实验室内接打手机或是用手机拍照实验过程。

4. 实验器材、标本、模型、物品等，在使用前应清点清楚，不得随意与别组调换；如有损坏，应及时报告老师。实验结束后，应将实验器材、用品擦洗干净，查点清楚，放回原处。

5. 要爱护公共财物，要善待实验动物，注意节约使用实验药品和器材。

6. 注意保持实验室整洁。实验用物、标本、废物等应放到指定地点，不得随意乱丢。

（贺　伟　于翠萍）

实验一　显微镜的构造和使用

【实验目的】

1. 学会显微镜的使用。

2. 镜下能辨认正常的组织。

【实验材料】 光学显微镜、擦镜纸、组织切片（HE 染色等）。

【实验内容和方法】

1. 显微镜的构造　光学显微镜由机械和光学两部分构成（实验图 1-1）。

2. 显微镜的使用方法

（1）携取和放置：取显微镜时应以右手握持镜臂，左手托住镜座；取镜和放镜的动作要轻，显微镜放在离身体约 10cm 处，以端正姿势看切片。

（2）采光：打开电源，从低倍到高倍循序看片。低倍时，光线不必太强，可通过光亮度调节钮进行调节。

（3）低倍镜的使用：将切片标本置于载物台上，有盖玻片的一面朝上，用片夹固定载玻片，并将

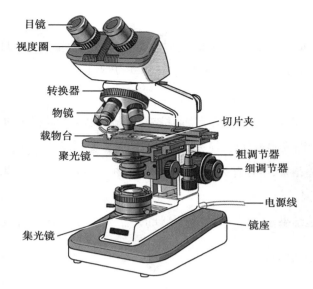

目镜

视度圈

转换器

物镜

切片夹

载物台

聚光镜

粗调节器

细调节器

电源线

镜座

集光镜

实验图 1-1　普通光学显微镜的构造

组织正对载物台孔。通过粗准焦螺旋把载物台调至最高,然后转动粗准焦螺旋使载物台慢慢下降,至物像清晰。必要时,再用细准焦螺旋调节焦距。

（4）高倍镜的使用:将低倍镜下已清晰的组织移至视野正中,转换高倍镜,微调细准焦螺旋,直至看清物像为止。注意镜头切勿与切片标本接触。

（5）油镜的使用:将高倍镜下已清晰的组织移至视野正中,转离高倍镜。将镜油(液体石蜡、香柏油)滴 1～2 滴在切片上,然后转换油镜,并转动细准焦螺旋,直至物像清晰为止。注意镜头切勿与切片标本接触。

（贺　伟　于翠萍）

实验二　反射弧分析

【实验目的】 分析反射弧的组成部分,明确反射弧的完整性与反射活动的关系。

【实验原理】 反射是神经调节的基本方式。反射活动的结构基础是反射弧,包括感受器、传入神经、中枢、传出神经和效应器 5 个部分。反射弧结构和功能的完整是实现反射活动的必要条件,反射弧任何一部分的破坏,都将导致反射活动不能正常进行或是消失。

【实验对象】 蛙或蟾蜍。

【实验用品】 蛙手术器械、铁支架、双凹夹、肌夹、小烧杯、滤纸片、脱脂棉、0.5%硫酸溶液、1%硫酸溶液。

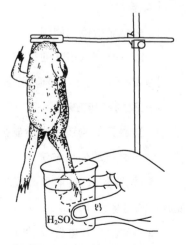

H_2SO_4

实验图 2-1　反射弧分析的装置

【实验步骤】

1. 脊蛙的制备　将粗剪刀横插入蛙口,剪去蛙头部,保留下颌和脊髓,即制成脊蛙。用肌夹将蛙下颌夹住挂在铁支架上(实验图2-1),待蛙四肢松软后进行以下实验。

2. 检查屈肌反射　将悬挂的蛙右足趾浸入装有0.5%硫酸溶液的小烧杯中,观察蛙右后肢有无屈肌反射。

3. 剥去右后肢皮肤　重复步骤2,观察有无屈肌反射;再用同样方法刺激左足趾,观察有无屈肌反射。

4. 剪断左侧坐骨神经　取下脊蛙,在蛙左大腿背面皮肤作一纵形切口,用玻璃分针分开肌肉,找出坐骨神经并剪断后再将蛙挂起,然后用0.5%硫酸溶液刺激左足趾,观察有无屈肌反射。

5. 检查搔扒反射　用浸有1%硫酸溶液的滤纸片贴在蛙腹部皮肤,观察有无反应。

6. 捣毁脊髓　用金属探针插入脊蛙椎管,捣毁脊髓,再重复步骤5,观察有哪种反应。

【注意事项】

1. 用硫酸刺激蛙足趾时间只需几秒钟,以免损伤皮肤。每次浸入硫酸的面积应一致,注意足趾不要触及小烧杯的底或边缘。

2. 每次硫酸刺激出现反应后,应立即用水清洗蛙足,并用纱布擦干,以免硫酸液被稀释。

3. 蛙足趾皮肤必须剥干净。

【实验结果与分析】

1. 记录每项实验结果并对其产生机制进行讨论分析。

2. 讨论反射与反应的区别和联系。

(贺　伟　于翠萍)

实验三　基本组织切片的观察

【实验目的】　在显微镜下辨认单层柱状上皮、单层扁平上皮、单层立方上皮、假复层纤毛柱状上皮、复层扁平上皮、疏松结缔组织、骨骼肌和多极神经元的结构。

【实验材料】

1. 胆囊切片(HE染色)。

2. 大动脉切片(HE染色)。

3. 气管切片(HE染色)。

4. 食管切片(HE染色)。

5. 腹膜铺片(经台盼蓝处理的HE染色)。

6. 骨骼肌切片(HE染色)。

7. 脊髓切片(镀银染色)。

【实验内容和方法】

1. 单层柱状上皮(胆囊切片 HE 染色)

(1)肉眼观察:腔内面染成紫蓝色线状的结构为黏膜上皮,染成红色的为胆囊壁的其他组织。

(2)低倍镜观察:胆囊腔面覆盖有单层柱状上皮,细胞排列紧密整齐。

(3)高倍镜观察:细胞分界较清楚,相邻上皮细胞之间的红色线状结构为细胞间质,上皮与深面组织交界处为基膜。胞质红染,核椭圆形,呈紫蓝色,靠近细胞基部。

2. 单层扁平上皮(大动脉切片 HE 染色)

(1)肉眼观察:标本为大动脉横切面的一部分,凹面为管腔面。

(2)低倍镜观察:管腔面覆以内皮。

(3)高倍镜观察:内皮细胞的胞质部分极薄,染为粉红色,与下方粉红色的结缔组织连在一起,不易分辨;核呈椭圆形,蓝紫色,向管腔突出。

3. 假复层纤毛柱状上皮(气管切片 HE 染色)

(1)肉眼观察:标本中染为紫蓝色的一侧为腔面的黏膜。

(2)低倍镜观察:找到气管的管腔面,上皮细胞排列密集;上皮游离面与基底面较整齐,但核的高低不等,形似复层;可见夹杂的杯状细胞。上皮与深面组织之间的红色均质膜状结构为基膜。

(3)高倍镜观察:上皮由 4 种细胞组成:①柱状细胞:位于上皮浅层,数量最多;核椭圆形,游离面有密集、规则排列的纤毛。②梭形细胞:夹杂于其他细胞之间;胞体梭形,细胞界限不清,核窄椭圆形,位于细胞中央,排列在上皮中层。③锥形细胞:位于上皮深部;胞体较小,呈锥体形,顶部嵌在其他细胞之间;核小而圆。④杯状细胞:顶端达上皮表面;细胞底部狭窄,含深染的核,核呈三角形或半月形;顶部膨大,充满黏原颗粒,染为蓝色或呈空泡状。

4. 复层扁平上皮(食管切片 HE 染色)

(1)肉眼观察:切片呈环形,管腔面不规则,染成紫蓝色线状的结构为复层扁平上皮。

(2)低倍镜观察:上皮由多层细胞排列组成。

(3)高倍镜观察:①表层细胞呈扁平状,核扁平,较小;②中间层为数层多边形细胞,核位于中央;③基底层由一层矮柱状细胞组成,核圆形,细胞着色较深。

5. 疏松结缔组织(腹壁皮下疏松结缔组织经台盼蓝处理的 HE 染色)

(1)肉眼观察:疏松结缔组织铺片,厚薄不均。

(2)低倍镜观察:可见许多深染的细胞、细丝状纤维和无定形基质(纤维与细胞之外的粉红色区域)。

(3)高倍镜观察:选择细胞和纤维较分散的部位进行观察。可见 2 种纤维:①胶原纤维:数量多,较粗,有分支,交织成网,波浪状,染成淡红色;②弹性纤维:很细,染成红色,多为直行,断端卷曲。在纤维间主要观察 3 种细胞:①成纤维细胞:数量多,胞体大,有突起,细胞界限不分明;胞质较丰富,淡红色;核较大,紫蓝色,圆形或卵圆形,核仁明显。②巨噬细胞:呈圆或卵圆形;胞质丰富,充满吞噬的台盼蓝颗粒;核小而圆,着色较深。③肥大细胞:呈圆或卵圆形,常成群聚集;核小,圆或卵圆形,居中,着色深,胞质中充满粗大的嗜碱性颗粒。

6. 骨骼肌(舌切片 HE 染色)

(1)肉眼观察:切片中肌组织位于复层扁平上皮与结缔组织组成的黏膜深面,为大片染成红色的部位。

(2)低倍镜观察:横切面上,肌肉外表为肌外膜。肌外膜的结缔组织深入肌肉内,包绕一束肌纤维,称肌束膜,肌束大小不等。分布在每条肌纤维周围的少量结缔组织,为肌内膜。纵切面上,肌纤维呈长带状,平行排列。肌纤维间有少量结缔组织。

(3)高倍镜观察:①横切面上,胞核圆形,染成紫蓝色,位于周边;胞质中可见许多红色细点状结构的肌原纤维;②纵切面上,每条肌纤维有多个细胞核,扁圆形,位于肌膜下。把视野光线调暗,可见明暗相间的横纹。

7. 多极神经元(脊髓切片镀银染色)

(1)肉眼观察:标本呈椭圆形,中央深染的部分为灰质,周围浅淡的部分为白质。

(2)低倍镜观察:在灰质前角可见棕黄色或棕黑色有突起的结构即多极神经元。

(3)高倍镜观察:选择一个突起较多、有细胞核的多极神经元观察,可见多极神经元的核大而圆,染色浅,中央有 1~2 个棕黑色小点为核仁,细胞周围有许多突起,突起根部有尼氏体的为树突,无尼氏体的为轴突。神经元附近有许多纵横交错的树枝状结构为神经纤维。

(隋月林)

实验四 运动系统的观察

【实验目的】

1. 在标本上指出骨的形态和构造。

2. 在标本上指出全身各骨的名称和位置。

3. 在标本上指出颅的构成及各面的重要结构。

4. 在标本上指出骨连结的分类、关节的基本结构、人体各主要关节的组成。

5. 在标本上指出脊柱和胸廓的组成。

6. 在标本上指出肌的形态、构造及其辅助结构。

7. 在标本上指出全身各主要肌的名称及位置。

8. 在标本上指出全身主要的骨性和肌性标志。

【实验材料】

1. 全身骨架和全身各骨标本。

2. 骨剖面标本。

3. 颅的水平切面和正中矢状切面标本。

4. 男、女性骨盆标本。

5. 打开关节囊的肩关节、肘关节、髋关节和膝关节标本。

6. 全身肌肉浅层标本或模型。

7. 全身肌肉深层标本或模型。

8. 腹前外侧壁和腹股沟区解剖标本。

9. 膈肌标本。

10. 上、下肢肌标本。

【实验内容和方法】

1. 利用全身骨架或各类骨标本辨认骨的形态、构造和分类,列举长骨、短骨、扁骨及不规则骨的形态及分布。

2. 辨认全身各骨标本,并说出骨的分类、位置及形态。

3. 利用骨盆标本,观察骨盆的组成、分部。

4. 观察整颅及颅的矢状和水平切面的标本,指出脑颅和面颅的构成,说出颅底的主要孔裂名称及通过物,认识翼点、眶、乳突、颧弓、枕外隆凸等结构。

5. 利用全身骨架标本观察脊柱和胸廓的构成、形态及连接。

6. 利用肩关节、肘关节、髋关节和膝关节的标本观察各关节的组成和结构特点,并验证其运动。

7. 利用全身浅层肌的标本观察肌的位置,了解其名称。

8. 利用全身深层肌的标本观察肌的位置,了解其名称。

9. 利用膈肌标本观察膈的形态,说出膈上 3 个孔的名称、位置及通过的结构。

10. 利用上、下肢肌的标本观察主要肌的名称及位置。

(吴金英　张晓丽)

实验五　人体体温的测量

【实验目的】 掌握人体体温的测定方法,比较运动前后体温的变化,加深对体温相对恒定的意义的理解。

【实验原理】 体温是指人体深部的平均温度。由于人体深部的温度不便于测试,临床上通常用直肠温度、口腔温度和腋窝温度来代表体温,尤以测量口腔和腋窝温度最常用。人体温度有一定的生理变动,但正常情况下变化范围不超过 1℃ 。

【实验对象】 人。

【实验用品】 水银体温计(常用口表)、体温记录表、75%乙醇棉球、干棉球、有盖消毒盘(盛消毒温度计用)。

【实验步骤】

1. **熟悉体温计的结构和原理** 体温计的种类很多,目前普遍使用的水银体温计有口表和肛表两种,都是由有刻度的真空玻璃毛细管和下端装有水银的玻璃球组成。口表的球部细而长,肛表的球部粗而短。水银受热膨胀后,沿着毛细管上升。在球部和管部连接处,有一狭窄部分,防止上升的水银遇冷下降。

2. **实验前准备** 体温计浸泡于消毒液中,使用前用75%乙醇棉球擦拭,并将水银柱甩至35℃以下。观看体温计时,应持水平位置于眼前,注视有刻度的棱角缘,慢慢转动体温计,即可看清水银柱和刻度是多少。

3. 体温测量方法

(1)口测法:受试者静坐数分钟,将消毒后的体温计球部置于受试者舌下,让其紧闭口唇静坐,5分钟后取出体温计读数。

(2)腋测法:受试者解开衣扣静坐,用纱布擦干腋下,将体温计球部置于受试者腋窝深处,屈臂夹紧体温计,10分钟后取出体温计读数。

4. 测量体温

(1)观察运动前后体温的变化:每小组2人,相互用口测法和腋测法测量安静时的体温各1次,读数后记录。然后去室外运动5分钟,立即回室内测量口腔和腋下温度各1次,读数后记录。比较同一人、同一部位运动前后体温有何变化。再用湿毛巾擦腋窝后按上法测量腋温,比较两次腋温的变化。

(2)测定基础体温:于每日清晨清醒静卧状态下测定口温并记录所测体温值。

【注意事项】

1. 每次用体温计前应检查水银柱是否在35℃以下。甩体温计时要利用手腕的力量。注意体温计不要碰及硬物以防撞破。

2. 测量口腔温度前,受试者勿喝热水或冷饮,以避免误差。

3. 测量时间要足够,测腋温时要干燥,并要夹紧。

4. 不能用高温灭菌法消毒体温计。实验过程中可用75%乙醇棉球擦拭消毒。实验后(或实验前)用1%过氧乙酸溶液浸泡体温计30分钟,然后以冷开水冲洗干净后,用消毒纱布拭干放入有盖消毒盘内备用。

【实验结果与分析】

1. 在体温表上绘出基础体温的曲线。

2. 比较运动前后口腔温度和干、湿腋窝温度的差异。

3. 测量体温时应注意哪些事项?

（李玲玲）

实验六　血细胞形态的观察

【实验目标】 观察各种正常血细胞的形态结构。

【实验材料】 血涂片(瑞氏染色)。

【实验内容与方法】

1. 肉眼观察 血液被染成红色薄膜。

2. 低倍镜观察 选择涂片薄和颜色浅的部位进行观察。可见大量圆形、粉红色、无核、分散或成串分布的红细胞。红细胞间散布着胞体较大、核染成紫蓝色、形态多样的白细胞。

3. 高倍镜观察 移动视野可以分出下列 4 种成分。

(1)红细胞:数量最多;胞体较小,呈双凹圆盘形,胞质呈红色,中央比周边着色浅;无核。

(2)无粒白细胞:胞核圆、卵圆或马蹄形,胞质中无特殊颗粒。

(3)有粒白细胞:胞核分叶或腊肠状,胞质中有特殊颗粒。

(4)血小板:是一些不规则、成堆分布的紫蓝色小点。

4. 油镜观察 将高倍镜头转到一侧,在血涂片正对载物台的亮孔中央处滴上 1 滴香柏油,然后将油镜头轻轻转向血涂片,使油镜头与油滴接触,再徐徐旋转细准焦螺旋,直至看清血细胞为止。

(1)红细胞:同高倍镜观察。

(2)中性粒细胞:体积较红细胞大,呈球形;核紫蓝色,呈弯曲杆状或分为 2~5 叶,叶间有染色质丝相连;胞质呈浅红色,内有许多细小的浅紫红色颗粒。

(3)单核细胞:胞体最大,呈球形或卵圆形;核呈肾形、马蹄铁形或不规则形,染色质颗粒细而松散,着色浅;胞质丰富,呈灰蓝色,内含许多细小的紫色嗜天青颗粒。

(4)嗜碱性粒细胞:量很少;胞体大小似中性粒细胞,球形;核常呈 S 形或不规则形,着色浅;胞质内可见大小不等、分布不均、染成紫蓝色的嗜碱性颗粒,常掩盖细胞核。

(5)嗜酸性粒细胞:胞体略大于中性粒细胞,球形;核紫蓝色,多分为 2 叶;胞质内充满分布均匀、粗大、橘红色的嗜酸性颗粒。

(6)淋巴细胞:胞体大小不一,以小淋巴细胞为多;小淋巴细胞体积与红细胞相似;核圆,着色深;胞质很少,染成天蓝色。中淋巴细胞核着色略浅,有的可见核仁;胞质较多,蔚蓝色,含少量嗜天青颗粒。

(7)血小板:在血细胞之间,常聚集成群。单个血小板呈不规则形的紫蓝色小体,中央含紫蓝色颗粒,周边部呈均质浅蓝色。

5. 绘制油镜下各类血细胞结构彩图,并分别注明其名称。

6. 示教

(1)嗜酸性粒细胞(血涂片,瑞氏染色)。

(2)嗜碱性粒细胞(血涂片,瑞氏染色)。

(刘兴国)

实验七　影响血液凝固的因素

【实验目的】 学会制备血浆与血清标本,掌握加速和延缓血液凝固及抗凝的常用方法和原理。

【实验原理】 血液凝固是指血液由流动的液体状态变成不能流动的凝胶状态的过程。血液凝固是一系列酶促反应过程,并受多种因素的影响。

【实验标本】 家兔血。

【实验用品】 试管 8 支、试管架、滴管、兔脑组织浸出液、3%$CaCl_2$ 溶液、液体石蜡、纱布碎片、肝素(8U/ml)、2%草酸钾溶液、冰块若干、恒温水浴器、玻璃铅笔、秒表。

【实验步骤】

1. 取试管 8 支并编号,各试管按下表条件准备。

试管序号	实验项目	凝血时间
1	干燥放于室温下	
2	将试管置于 37℃恒温水浴槽中预温	
3	将试管置于放有冰水的烧杯中预冷	
4	放入少许纱布碎片	
5	用液体石蜡浸润试管内面	
6	加兔脑组织浸出液	
7	加肝素 8U	
8	加草酸钾 1~2ml	

2. 采兔血(由教师操作),向已准备好的试管内各注入 1ml 兔血,并用拇指堵住管口倒转一次,使血与试管内容物相混,开始计时。

3. 自血液注入管内后每 20 秒钟将试管缓慢倾斜一次,若液面不随之倾斜,则表示管中血液已经凝固,记录各管血液凝固时间。

4. 以第 1 管的凝血时间为对照,比较其余各管的凝血过程加速还是延缓了。

5. 最后向第 7、8 管内加入 3%CaCl$_2$ 各 2~3 滴,观察管内血液是否凝固,比较两者的不同。

【注意事项】

1. 试管编号,加入各种实验用品时要严格查对,做到准确无误。

2. 倾斜试管观察结果时动作要轻,以试管倾斜 45°时,管内血液不见流动为准。

3. 计时应及时、准确。

【实验结果与分析】 8 支试管的结果有什么差别? 试分析其原因。

(刘兴国)

实验八　ABO 血型的鉴定

【实验目的】 学会用玻片法测定 ABO 血型,加深理解血型分型的依据。

【实验原理】 ABO 血型系统的分型是根据红细胞膜上 A 抗原和 B 抗原的有无及种类。ABO 血型系统可分为 A、B、AB、O 四型。血型鉴定是将受试者的红细胞分别加至含有抗 A 凝集素和抗 B 凝集素的血型定型试剂中,观察有无红细胞凝集现象发生,从而确定受试者的血型。

【实验对象】 人。

【实验用品】 抗 A 血型定型试剂、抗 B 血型定型试剂、聚维酮碘、一次性使用无菌采血针、双凹载玻片、玻璃蜡笔、小玻棒、消毒棉签、干棉球、显微镜。

【实验原理】 ABO 血型分型依据是红细胞膜上 A 抗原和 B 抗原的有无及种类。ABO 血型可分为:A 型、B 型、AB 型、O 型。红细胞膜上的抗原与血清中的相应抗体能发生免疫反应,使红细胞凝集。如:A 抗原+抗 A 抗体、B 抗原+抗 B 抗体均能使红细胞发生凝集。因此,用已知的抗体与被鉴定人的红细胞混合,根据其发生凝集反应的结果,可判断被鉴定人红细胞膜上所含的抗原类型,从而鉴定其血型。

【实验步骤】

1. 取干净玻片一块,用玻璃蜡笔在玻片两端分别标明 A、B 字样。

2. 将抗 A 分型试剂、抗 B 分型试剂各 1 滴分别滴于玻片 A 侧和 B 侧中央。

3. 消毒受检者耳垂或手指指腹后,用消毒针刺破皮肤,待血液流出时用消毒的小玻棒一端蘸血少许涂在抗 A 血型定型试剂内并搅匀,然后用小玻棒的另一端蘸血少许涂在抗 B 血型定型试剂内并搅匀。

4. 静置 5~10 分钟,用肉眼观察有无红细胞凝集现象。必要时,可在低倍显微镜下观察。

5. 根据观察结果判定受检者血型(实验图 8-1)。

实验图 8-1　ABO 血型玻片检测法示意图

【注意事项】

1. 采血针和采血时必须严格消毒,以防感染。

2. 用玻棒两端取血分别与抗 A、抗 B 分型试剂混合时,严防两种血型分型试剂相混。

3. 血型分型试剂必须置于 2~8℃温度下保存,使用时不能超过有效期。

【实验结果与分析】

1. 记录并分析受检者血型?

2. 为什么输同型血还要做交叉配血试验?

（刘兴国）

实验九　心的观察

【实验目的】

1. 结合标本说出脉管系统的组成和功能。

2. 在标本上指出心血管系统的构成及大、小循环的路径。

3. 在标本上描述心的位置、外形及心腔的结构。

4. 在标本上指出心的传导系统的组成及冠状动脉的走行、分支和分布。

【实验材料】

1. 胸腔纵隔标本(切开心包)。

2. 离体心脏标本（开窗、剖面及横切示瓣膜标本）。

3. 心的血管标本。

4. 新鲜牛心（羊心）传导系统标本。

【实验内容和方法】

1. 利用纵隔的标本观察心的位置、外形及与周围的毗邻关系。

2. 利用心脏的标本及模型指出右心房、右心室、左心房、左心室及其结构和出、入口。

3. 利用心的血管标本观察左、右冠状动脉的走行、分支及分布。

4. 利用标本或模型指出心传导系统的构成。

实验十　全身主要血管的观察

【实验目的】

1. 在标本及模型上指出主动脉的起止、行程、分支及其分布。

2. 在标本上指出颈总动脉的主要分支及其压迫止血点。

3. 在标本上指出锁骨下动脉的行程及主要分支及其分布。

4. 在标本上指出上、下肢主要动脉的压迫止血点，指出测量血压的部位。

5. 在标本或模型上指出腹主动脉的主要分支及其分布。

6. 在标本上指出四肢的浅静脉。

7. 在标本上指出肝门静脉的属支、组成及收集范围。

【实验材料】

1. 离体心标本。

2. 心肺联合标本。

3. 胸后壁的动脉标本。

4. 头、颈、胸部与上肢的动脉标本或模型。

5. 盆腔及下肢动脉标本。

6. 腹腔脏器的动脉和静脉标本。

7. 全身各部的主要静脉标本或模型。

8. 肝门静脉的标本或模型。

【实验内容和方法】

1. 利用胸、腹后壁的动脉标本及离体心的标本观察主动脉的行程、分段、主要分支及其分布。

2. 利用头颈部的动脉标本观察头颈部动脉的主要分支、分布和主要压迫止血点部位。

3. 利用头颈、胸部及上肢的动脉标本观察锁骨下动脉、腋动脉、肱动脉、桡动脉和尺动脉的分支、分布及主要压迫止血点部位。

4. 利用盆腔及下肢的动脉标本观察股动脉、腘动脉的行程、分支、分布及主要压迫止血点部位。

5. 利用上肢浅静脉的标本观察头静脉、肘正中静脉和贵要静脉的行程、注入部位。

6. 利用腹部、盆部及下肢的静脉标本观察下腔静脉的合成及其属支。

7. 利用下肢浅静脉的标本观察大隐静脉和小隐静脉的行程、注入部位。

8. 利用肝门静脉的标本或模型指出肝门静脉合成及属支,并辨认食管静脉丛、直肠静脉丛和脐周围静脉网。

(于翠萍)

实验十一　人体动脉血压的测量

【实验目的】 学习间接测量动脉血压的原理和方法,测定人体肱动脉收缩压和舒张压。

【实验原理】 临床常用间接测压法测量人体肱动脉的血压值。其原理是从血管外加压后减压,用听诊法根据动脉音的产生、减弱或消失测定收缩压和舒张压。通常血液在血管内正常流动或被完全阻断时不会产生血管音,但如果血流经过狭窄处形成涡流,则可产生血管音。

当用橡皮球向缠缚于上臂的袖带内打气,使其压力超过收缩压时,完全阻断了肱动脉内血流,从置于肱动脉远端的听诊器中听不到任何声音,也触不到桡动脉的脉搏。然后缓慢放气以降低袖带内压,当其压力低于肱动脉的收缩压而高于舒张压时,血液将断续地流过受压的血管,形成逐渐增强的动脉音。此时可在被压的肱动脉远端听到动脉音,也可触到桡动脉脉搏。如果继续放气,使袖带内压逐渐降低直至等于舒张压时,则血管内血流又由断续变成连续,动脉音突然由强变弱或消失。因此,刚能听到动脉音时的袖带内压相当于收缩压,而动脉音突然变弱或消失时的袖带内压则相当于舒张压。

【实验对象】 正常人。

【实验用品】 血压计、听诊器。

【实验步骤】

1. **熟悉血压计的结构**　血压计由水银检压计、袖带和气球3部分组成。检压计是一个标有刻度的玻璃管,上端与大气相通,下端与水银储槽相通。袖带是一个外包布套的长方形橡皮囊,借橡皮管分别与检压计的水银储槽和气球相通。气球是一个带有螺丝帽的橡皮球,供充气和放气用。

2. **测量血压的准备工作**

(1)检查血压计是否完好,水银是否充足,气球是否漏气。

(2)让受试者脱去一侧衣袖,静坐桌旁5分钟以上。

(3)松开血压计上气球的螺丝帽,驱出袖带内的残余气体,然后将螺丝帽旋紧。

(4)让受试者将一侧前臂平放于桌上,手掌向上,使上臂与心脏处于同一水平,将袖带缠在该上臂,袖带下缘位于肘关节上2cm处,松紧须适宜。

(5)将听诊器两耳件塞入外耳道,务必使耳件的弯曲方向与外耳道一致。

(6)在肘窝内侧先用手指触及肱动脉脉搏所在,将听诊器胸件放置其上(实验图11-1)。

3. **测定收缩压**　用橡皮气球向袖带内打气加压,先使血压计上水银柱逐渐上升到触不到桡动脉脉搏,然后继续打气加压30~50mmHg。随即松开气球螺丝帽,缓慢放气以降低袖带内压,在水银

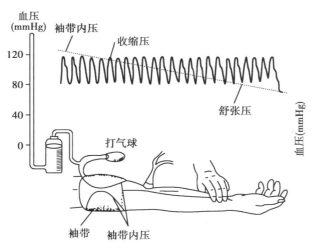

实验图 11-1　听诊法间接测量肱动脉收缩压和舒张压

柱缓慢下降的同时仔细听诊,当突然听到"嘣"样的第1声动脉音时,血压计上所示水银柱刻度即代表收缩压。

4. **测定舒张压**　继续缓慢放气降低袖带内压,这时动脉音有一系列变化,先由弱而强,而后由强突然变弱,最后则完全消失。在声音由强突然变弱后,水银柱再下降 5~10mmHg,声音才消失。声音由强突然变弱或消失时血压计上所示水银柱刻度即代表舒张压(多规定为前者)。血压通常记录为"收缩压/舒张压 mmHg"。

【注意事项】

1. 室内必须保持安静,以利听诊。

2. 受试者需要静坐,上臂测量部位必须与心脏、检压计零点处于同一水平。

3. 听诊器胸件放在肱动脉搏动处,不可用力压迫动脉,更不能压在袖带底下进行测量。

4. 动脉血压通常连续测量 2~3 次,以两次比较接近的数值为准,取其平均值。重复测量时必须放气至压力降到 0mmHg。

【实验结果与分析】

1. 将实验作如下记录

姓名,性别,年龄(岁),动脉血压为 mmHg。

2. 测量血压时有哪些注意事项?

3. 制作表格,记录全组同学的血压值,按性别和年龄段进行统计分析。

(贺　伟)

实验十二　呼吸系统的观察

【实验目的】

1. 在标本上指出呼吸系统的组成及上、下呼吸道。

2. 在标本上指出鼻腔的分部、外侧壁的形态结构及鼻窦的位置。

3. 在标本上指出咽的形态位置、分部及交通关系。

4. 在标本上指出构成喉支架的软骨和喉腔的结构。

5. 在标本上指出气管和主支气管的形态及左、右主支气管的区别。

6. 在标本上指出肺的位置、形态。

7. 在标本上指出胸膜及其分部,加深理解胸膜腔的概念。

【实验材料】

1. 呼吸系统概观标本、模型。

2. 头颈部正中矢状切面标本、模型。

3. 鼻窦标本、模型。

4. 喉、气管、主支气管及其分支标本及模型。

5. 肺标本、模型。

6. 胸腔器官标本。

【实验内容和方法】

1. 利用呼吸系统概观标本指出呼吸系统的组成及上、下呼吸道的起止部位。

2. 利用头颈部正中矢状切面标本、模型观察鼻腔外侧壁的结构及咽的分部和交通。

3. 利用颅显示鼻窦标本,观察蝶骨内的蝶窦、上颌骨内的上颌窦、额骨内的额窦及筛骨内的筛窦。

4. 在活体上触摸和观察喉结,注意其随吞咽时上、下移动,发音时用手触摸可感觉其振动。

5. 利用喉标本观察构成喉支架的软骨和喉腔内的结构。

6. 利用喉、气管、主支气管及其分支标本或模型观察气管和左、右主支气管的形态,注意比较左、右主支气管的差异。

7. 利用肺标本、模型观察肺的位置和形态。

8. 利用胸腔器官标本观察各部壁胸膜,加深理解胸膜腔的概念。

实验十三　胸膜腔负压的观察

【实验目的】用直接测量法观察胸膜腔负压及其在呼吸周期中的变化,明确胸膜腔负压形成和维持的条件。

【实验原理】胸膜腔的密闭性及潜在的肺的弹性回缩力是胸膜腔负压形成的必要条件。胸膜腔负压的大小随呼吸周期的变化而改变。一旦胸膜腔密闭性被破坏,与外界相通造成气胸,则负压消失。

【实验对象】家兔。

【实验用品】兔手术台、哺乳动物手术器械一套、粗注射针头、水检压计、橡皮管、丝线、纱布、25%乌拉坦等。

【实验步骤】

1. 实验准备

(1)准备实验装置:水检压计内水中略加红色墨水以便观察。将粗穿刺针头尖部磨钝,通过橡皮管与检压计相连,检查针孔是否通畅,连接处是否漏气。检压计内液面与"0"刻度一致,并与动物胸膜腔在同一水平。

（2）动物麻醉:用 25%乌拉坦按 4ml/kg 剂量从家兔耳缘静脉注入,麻醉后背位固定于兔手术台上。

2. **手术及穿刺**　剪去颈部手术野的毛。沿正中线切开皮肤 5~7cm,用止血钳钝性分离皮下组织和肌肉,暴露和分离出气管,在气管上作一 T 形切口,插入气管插管,以棉线固定。

剪去右前胸部腋前线第 4~7 肋间区的毛,切开皮肤 2~3cm。将穿刺粗针头于右前胸部腋前线第 4~5 肋间隙肋骨上缘垂直刺入胸膜腔内。当看到检压计内的红色水柱随呼吸运动而上下移动时,说明针头已进入胸膜腔内,应停止进针并固定(实验图 13-1)。注意:穿刺时,针头斜面应朝向头侧,首先用较大的力量穿透皮肤,然后控制进针的力量,用手指抵住胸壁,以防刺入过深。

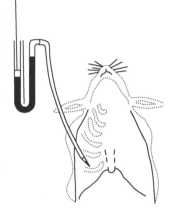

实验图 13-1　兔胸内负压测定装置

3. **实验观察**

（1）观察吸气与呼气时检压计水柱移动的幅度。记下平静呼吸时胸内负压的数值。

（2）在气管插管的一个侧管上接一长约 50cm、内径为 0.7cm 的橡皮管。夹闭另一侧管,使呼吸运动加强。观察呼气和吸气时检压计水柱的波动,记下其胸膜腔负压的数值。

（3）造成气胸:沿右侧第 7 肋骨切开皮肤及皮下组织,打开右侧胸腔,造成人工开放性气胸,观察胸膜腔内负压的变化。

【**注意事项**】

1. 穿刺针头与橡皮管和水检压计的连接必须严密,切不可漏气。

2. 穿刺针头刺入不能太深,以免造成气胸和出血过多。

【**实验结果与分析**】

1. 将实验结果作以下记录

正常时胸膜腔内压:吸气时 mmH_2O,呼气时 mmH_2O;呼吸运动加强时胸膜腔内压:吸气时 mmH_2O,呼气时 mmH_2O;气胸时胸膜腔内压:吸气时 mmH_2O,呼气时 mmH_2O。

2. 讨论胸膜腔内负压形成的条件和生理意义。

3. 讨论在呼气和吸气时胸膜腔内负压数值变化的原因。

（**季　华　袁　鹏**）

实验十四　肺通气功能的测定

【**实验目的**】学会肺量计的使用和肺容积、肺容量、肺通气量的测定。

【**实验原理**】在呼吸运动的过程中,肺容积、肺容量、肺通气量随着气体的吸入或呼出及呼吸深度而发生变化。在不同生理情况下,肺容积、肺容量、肺通气量也会有不同的变化。

【实验对象】 人。

【实验用品】 改良式肺量计、记录纸、橡皮接口、鼻夹、烧杯、75%乙醇棉球、钠石灰等。

【实验步骤】

1. 了解肺量计的结构 肺量计的主要部件见实验图 14-1。

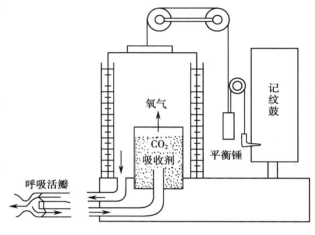

实验图 14-1　肺量计示意图

(1)测量装置:由两个对口套装的圆筒构成。外筒口向上,是装水的水槽,槽底有排水阀门可以放水;水槽中央有进气管,管的上端露出水面,管下端有通向槽外的三通阀门,可控制呼吸气体的出入。内筒为倒置于水槽中的浮筒,可随呼吸气体的进出而升降。浮筒顶部有排气阀门,筒内气体可由此排出。

(2)记录装置:浮筒顶端有根吊线,通过滑轮架在另一端悬挂一平衡锤,锤的重量恰能与浮筒的重量相平衡,使呼气和吸气都不费力。进出肺量计的气体容量,可根据浮筒的升降从刻度标尺上读出,并可通过平衡锤上的描笔在记录纸上记录。走纸速度可根据需要选择。

(3)通气管:共有 3 根,开口于浮筒底部。1 根是充 O_2 管,可与外界气体相通,用以调节浮筒内气体成分。另外两根通气管分别装有钠石灰和鼓风机(用于吸去 CO_2 和推动气流),与吹气口三通管相通。

2. 仪器准备 测量前先将肺量计外筒装水至要求的刻度。开放氧气接头,使筒内装有一定量的空气,然后关闭氧气口。转动三通阀门,关闭肺量计,检查是否漏气。打开电源开关,准备好描笔及记录纸。将描笔调节到记录鼓的中部位置上。

3. 测定肺容积和肺容量 受试者用鼻夹夹闭鼻孔,口衔橡皮接口,先通过三通阀门呼吸外界空气 2~3 分钟,稍适应后,即转动三通阀门打开肺量计,开启慢速走纸档(50mm/min),启动记录键,测量并记录呼吸气量的变化。

(1)测定潮气量:记录平静呼吸约 30 秒。计算每次吸入或呼出气量的平均值。

(2)测定补吸气量:平静呼吸数次后,在一次平静吸气末,继续吸气直至不能再吸为止,计算从平静吸气末所增加的吸入气量。

（3）测定补呼气量：平静呼吸数次后，在一次平静呼气末，继续呼气直至不能再呼为止，计算从平静呼气末所增加的呼出的气量。

（4）测定肺活量：平静呼吸数次后，命受试者尽力作最大限度的深吸气，随即作最大限度的深呼气，记录呼出的最大气量。重复2~3次，取最大值。

（5）测定用力呼气量：在肺量计内重新充灌新鲜空气4~5L，按测定潮气量的方法，记录平静呼吸数次。然后命受试者作最大限度的深吸气直至不能再吸为止，屏气1~2秒，同时换快速走纸档（25mm/s），立即用最快的速度用力深呼气，直至不能再呼为止。记录第1、2、3秒末呼出的气量，并计算它们各占肺活量的百分比。

4. 测定肺通气量

（1）测定平静通气量：将已测得的潮气量按下式计算：

每分肺通气量（L/min）＝潮气量（L）×呼吸频率（次/分）

（2）测定最大通气量：调节肺量计走纸速度为25mm/min，记录受试者的平静呼吸数次后，主试者发出"开始！"口令，并同时按动秒表；受试者听到命令后，立即作最深最快的呼吸，到第15秒时，主试者发出"停！"的口令。记录15秒内吸入或呼出的气量，再乘以4，算出最大通气量。

【注意事项】

1. 使用肺量计前，应预先检查肺量计是否漏气、漏水，平衡锤是否合适。

2. 肺量计中的水装得不能太少或太多，要使水温与室温相一致。

3. 测定时应防止从鼻孔或口角漏气。

4. 测最大通气量前，受试者应预先作几次尽力深快呼吸的练习。

【实验结果与分析】

1. 将实验结果作如下记录

受试者姓名，性别，年龄（岁），潮气量（ml），补吸气量（ml），深吸气量（ml），补呼气量（ml），肺活量（ml），用力呼气量：第1秒末为％，第2秒末为％，第3秒末为％。平静通气量（ml），最大通气量（ml）。

2. 以上各测定值是否在正常范围？如果不是，请分析原因。

（季 华 袁 鹏）

实验十五　消化器官的观察

【实验目的】

1. 在标本上指出消化系统的组成，说出上、下消化道的概念。

2. 在标本上指出食管的位置及食管三处狭窄的位置。

3. 在标本上指出胃的位置、形态及分部。

4. 在标本上指出小肠的位置和分部。

5. 在标本上指出盲肠、阑尾、结肠、直肠和肛管的位置、形态。

6. 在标本上指出肝、胆囊和胰的位置及形态。

【实验材料】

1. 消化系统概观标本、模型。

2. 头颈部正中矢状切面标本、模型。

3. 胸、腹腔标本、模型。

4. 男、女盆部正中矢状切面标本、模型。

【实验内容和方法】

1. 利用消化系统概观标本指出消化系统的组成及上、下消化道的起止部位。

2. 在活体口腔观察腭扁桃体的位置。

3. 利用头颈部正中矢状切面标本或模型,胸、腹腔标本或模型观察食管的位置和食管三处狭窄的位置。

4. 利用腹腔标本或模型观察胃、小肠(十二指肠、空肠和回肠)、大肠(盲肠、阑尾、结肠)、肝、胆囊和胰的位置及形态。

5. 利用盆部矢状切面标本或模型观察直肠及其两个弯曲的位置。

(季 华 袁 鹏)

实验十六 泌尿器官的观察

【实验目的】

1. 在标本上指出泌尿系统的组成。

2. 在标本上指出肾的形态、位置和结构。

3. 在标本上指出输尿管的起止、行程及狭窄部位。

4. 在标本上指出膀胱的形态及位置。

5. 在标本上指出女性尿道的特点及开口部位。

【实验材料】

1. 泌尿系统概观标本、模型。

2. 离体肾标本、模型。

3. 肾额状切面标本、模型。

4. 腹膜后间隙器官标本、模型。

5. 输尿管、肾盂标本。

6. 男女盆部正中矢状切面标本、模型。

7. 离体膀胱标本和模型。

【实验内容和方法】

1. 在泌尿系统概观标本或模型上指出泌尿系统的组成及各器官的结构及位置关系。

2. 利用肾标本和腹膜后间隙器官标本观察肾的形态、位置,辨认出入肾门的肾静脉、肾盂和肾动脉及相互的排列关系。

3.利用肾额状切面标本或模型观察肾皮质和肾髓质的构造。观察肾窦及其内容物,注意肾盂和肾大盏、肾小盏的连属关系。

4.利用离体膀胱标本或模型并结合男女盆部正中矢状切面标本和模型观察膀胱的形态、位置及周围的毗邻关系。

5.利用切除膀胱前壁标本或模型观察膀胱三角、输尿管口和尿道内口的形态特点。

6.利用女性盆部正中矢状切面标本或模型观察女性尿道的形态特点。

（于翠萍）

实验十七　影响尿生成的因素

【实验目的】观察影响尿生成的若干因素,并分析其作用机制。

【实验原理】尿生成过程包括肾小球滤过、肾小管和集合管的重吸收与分泌作用。凡能影响这3个环节的因素,均可引起尿的质或量发生变化。

【实验对象】家兔。

【实验用品】兔手术台、哺乳动物手术器材 1 套、生物信号采集系统、血压换能器、动脉插管、静脉插管、记滴器、保护电极、注射器（2ml、20ml）、试管、试管夹、试管架、酒精灯、烧杯、纱布、线、细输尿管插管（或膀胱插管或尿道插管）、25%乌拉坦、0.9%NaCl 溶液、20%葡萄糖溶液、1：10 000 去甲肾上腺素、神经垂体素、呋塞米、班氏试剂（或尿糖试纸）、1%肝素、液体状石蜡。

【实验步骤】

1.实验准备

(1)连接生物信号采集系统-压力换能器装置:用 1%肝素溶液灌满压力换能器及与其相连的动脉插管,以防凝血,并将压力换能器与生物信号采集系统连接;调节生物信号采集系统的各种参数,连接保护电极,调节刺激模式、刺激参数,以备刺激神经使用。

(2)动物麻醉与固定:用 25%乌拉坦按 4ml/kg 剂量从家兔耳缘静脉注入,麻醉后将家兔仰卧位固定于兔手术台上。

(3)颈部手术

1)气管插管:气管插管可以建立临时呼吸通道,防止窒息,方法参考本教材实验十三　胸膜腔负压的观察。

2)分离颈部神经和血管:在气管两旁小心分离颈动脉鞘,打开鞘膜,分离出颈总动脉穿线备用。仔细识别 3 条神经:迷走神经最粗,交感神经较细,减压神经最细且常与交感神经紧贴在一起(实验图 17-1)。将迷走神经分离出 2~3cm,穿线备用。

3)颈动脉插管:在靠近左颈总动脉远心端做结扎,用动脉夹夹住近心端,结扎处与动脉夹之间至少留 3cm 左右间距,用锐利的眼科剪在尽可能靠近结扎处作一斜向动脉夹的小切口,切口约为管

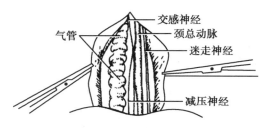

实验图 17-1　兔颈部神经、血管的解剖位置

径的 1/2;将动脉插管沿向心方向插入血管,仔细结扎固定插管,并使插管与动脉方向保持一致,记录动脉血压变化。

4)颈外静脉插管:分离右侧颈外静脉,将近心端用动脉夹夹住,待其充盈后将远心端结扎,结扎处与动脉夹之间至少留 3cm 左右间距,用锐利的眼科剪在尽可能靠近结扎处作一斜向动脉夹的小切口,切口的大小约为管径的 1/3~1/2,将充满 1%肝素溶液的静脉插管沿向心脏方向插入 3~4cm,仔细结扎固定。

做静脉插管,建立给药通道。应该注意的是:每次由静脉插管注射药物后,要及时再向静脉插管内推入 1ml 左右 1%肝素,其作用一是将插管内的药物推入血液中,二是使插管内充满肝素,防止血凝,然后关闭插管。

(4)股部手术:股动脉插管:在腹股沟外侧用手指触摸到股动脉搏动,在此处沿血管方向切开皮肤 4~5cm,分离股动脉,按颈动脉插管方法插入盛有抗凝剂的玻璃套管,以备放血用。

(5)腹部手术:以下 3 种方法任选 1 种:①输尿管插管法:自耻骨联合前方,沿腹正中线作一长约 5cm 的切口,打开腹腔暴露膀胱,用手轻轻拉出膀胱,在其底部两侧找到输尿管。在双侧输尿管靠近膀胱处分别用细线打一松结,以小镊子提起一侧输尿管,向肾脏方向剪一 V 形小口,将充满生理盐水的细输尿管插管向肾的方向插入输尿管,将松结扎紧以固定插管,随即有尿液流出。另一侧输尿管也按此法进行插管。将两根细插管并在一起与记滴装置相连。②膀胱插管法:在耻骨联合前方,沿腹正中线作一长约 2~3cm 的切口,沿腹白线切开腹腔,将膀胱移出体外。在膀胱颈下方穿一线并结扎。在膀胱顶部做一荷包缝合,在缝线中心作一小切口,插入膀胱插管,收紧缝线以关闭膀胱切口。膀胱插管通过橡皮管与记滴器相连。③尿道插管法:将涂有液体石蜡的 6 号或 8 号单腔导尿管从家兔的尿道插入,而后向上缓慢推进,一般插入 6~7cm 即可进入膀胱,然后可轻压家兔下腹部有利于尿液流出;需要注意的是雌性家兔的尿道和阴道共同开口于阴道前庭,导尿管进入阴道前庭后很容易通过阴道进入子宫。

(6)小心打开颈动脉夹,开启生物信号采集系统,适当调节曲线放大倍数及记录速度,作以下观察。

2. 观察项目

(1)记录一段正常血压曲线和尿液滴数作对照。

(2)由静脉插管快速注入 38℃生理盐水 20ml,观察血压和尿量有何变化。

(3)剪断颈部右侧迷走神经,用保护电极以中等强度的电刺激刺激其外周端约 20~30 秒,使血压下降且维持在 5.3~6.7kPa(40~50mmHg),观察尿量有何变化。

(4)取尿液 2 滴,作尿糖定性对比试验;再由静脉插管注入 20%葡萄糖溶液(1.5ml/kg),观察血压和尿量的变化。待尿量明显变化后再取尿 2 滴作尿糖定性对比试验。

(5)静脉注射 1∶10 000 去甲肾上腺素(NA)0.5ml,观察血压和尿量有何变化。

(6)静脉注射呋塞米(5mg/kg),5 分钟后观察尿量有何变化。

(7)静脉注射神经垂体素 2U,观察血压和尿量有何变化。

(8)股动脉插管放血,使血压迅速降至 6.7kPa(50mmHg)左右,观察尿量有何变化。

(9)从静脉插管补充生理盐水 20~30ml(注意补液速度不要过快),观察血压和尿量的变化。

【注意事项】

1. 手术操作应轻柔,避免损伤性无尿。输尿管插管一定要插入管腔内,不要误入管壁的肌层与黏膜之间。

2. 每进行一项实验,均应等待血压和尿量基本恢复到对照值后再进行。

3. 使用酒精灯加热时要规范,以免被火焰或加热后的液体灼伤,同时还要避免引燃其他实验物品。

【实验结果与分析】

1. 打印或描绘血压变化曲线,并标以适当图注。

2. 将每项实验结果填入下表。

实验项目	血压（mmHg）		尿量（滴/分）	
	对照	给药后	对照	给药后
静脉注射 38℃生理盐水 20ml				
刺激迷走神经外周端				
*静脉注射 20%葡萄糖(1.5ml/kg)				
静脉注射 1∶10 000 NA 0.5ml				
静脉注射呋塞米(5mg/kg)				
静脉注射神经垂体素(2U)				
股动脉放血(20~30ml)				
静脉注射生理盐水(20~30ml)				

*需要作尿糖定性对比试验(可用班氏试剂或尿糖试纸)

3. 根据每项实验结果,讨论其机制。

4. 根据讨论,对实验结果作出结论。

(贺 伟)

实验十八　感觉器官的观察

【实验目的】

1. 在标本和模型上说出眼、耳的组成及其结构。

2. 在标本和模型上说出眼副器的名称、位置、结构和主要功能。

【实验材料】

1. 眼球放大模型。

2. 眶内结构解剖标本。

3. 牛眼球冠状切面标本。

4. 耳放大模型。

5. 听小骨标本或模型。

6. 内耳迷路模型。

【实验内容和方法】

1. 利用眼球放大模型观察眼球的形态和构造,并注意视神经盘和黄斑的位置。

2. 利用眼球切面标本或模型观察眼球壁和眼球内容物及眼房。

3. 在活体观察上、下睑,睑结膜、球结膜,角膜、虹膜和瞳孔的形态。

4. 利用耳放大模型观察耳的分部及各部的结构。

5. 利用耳放大模型观察鼓室、咽鼓管的位置和形态,并注意观察鼓室内听小骨的位置和连接关系。

6. 利用骨迷路模型观察骨迷路,辨认骨半规管、前庭和耳蜗的位置及形态;骨迷路和膜迷路之间的关系。

(吴金英　张晓丽)

实验十九　视力和视野的测定

一、视力的测定

【实验目的】 学会视力测定方法,了解其测定原理。

【实验原理】 视力是指眼分辨物体微细结构的最大能力,即分辨物体上两点间最小距离的能力。通常以视角的大小作为衡量标准。视角与视敏度的关系为:视敏度 = 1/视角。视角以分角为单位进行计算。以国际标准视力表为例,视力表上 1.0 行的 E 字符号每一笔画的宽度和每两笔画的间距均为 1.5mm。在视力表距眼 5m 处时,相距 1.5mm 的两个光点发出的光线入眼后,在节点交叉所形成的夹角(视角)为 1 分角(1/60 度)。此时物像如能被眼辨认,认为具有正常视力,视力为 1.0;若按对数视力表表示则为 5.0。不同的视力可用下式计算:

$$V(受试者视力) = \frac{d(受试者辨认某字的距离)}{D(正常视力辨认该字的距离)}$$

【实验对象】 人。

【实验用品】 标准对数视力表(5m 距离两用式)、遮光板、指示棒及米尺。

【实验步骤】

1. 将视力检查表平坦地挂在光度充足、照明均匀的墙上。受试者的眼睛与视力表上的 1.0 行字母在同一高度。

2. 受检者站立或坐在距视力表 5m 处,用遮光板遮住一眼,按下述方法分别测试两眼。

3. 检查者用指示棒自上而下逐行指示视力表上字母。每指一字母,令受试者说出或以手指表示该字母缺口的朝向,直到看不清为止(偶有错误不算)。受试者能分辨的最后一行字母旁所标注的数值,为受试者的视力。

4. 若受试者对最上一行字都无法辨认清楚,则令受试者向前移动,直到能辨认清楚最上一行字为止。测量受试者与视力表的距离,按下列公式计算其视力。

$$受试者视力 = 0.1 \times 距离(M)/5M$$

【注意事项】

1. 光线要充足,光源应从受试者后方射来。

2. 测试时不宜用手遮眼,以免压迫眼球或受试者从指缝中偷看。

3. 视力表的第 1.0 行字高度与受试者的眼在同一水平。

【实验结果与分析】

1. 结果记录 受试者姓名,右眼视力,左眼视力。

2. 分析视角与视敏度的关系。

3. 讨论造成近视的原因,讨论保护视力的措施有哪些?

二、视野的测定

【实验目的】 学会测定视野的方法,测出正常人的各色视野。

【实验原理】 单眼固定注视正前方一点时所能看到的空间范围,即为该眼的视野。正常人的视野颞侧大于鼻侧,下方大于上方。在同一光照条件下,各色视野的范围从大到小依次为白色、黄蓝色、红色、绿色。检查视野有助于了解视网膜和视觉传导通路的某些病变。

【实验对象】 人。

【实验用品】 视野计、遮眼板、各色视标、视野图纸、铅笔、彩色笔等。

【实验步骤】

1. 观察视野计结构,熟悉其使用方法。最常用的视野计为弧形视野计,是由一个半圆弧形金属板安在支架上而成,可绕水平轴作 360° 旋转。圆弧内面中央有一固定小圆镜或白色圆点,外面有刻度。刻度表示由该点射向视网膜周缘的光线与视轴所夹的角度。视野界限即以此角度表示。在圆弧对面的支架上有供支持下颌的托颌架和附着眼窝下缘的眶托(实验图 19-1)。

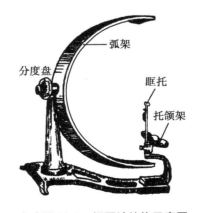

实验图 19-1 视野计结构示意图

2. 将视野计对着充足的光线放好,受试者背光而坐,将下颌放在托颌架上,眼眶下缘靠在眼眶托上,调整并固定托颌架的高度,使被测眼与弧架的中心点在同一水平线上。受试者被测眼固定注视弧架的中心点,另一眼用遮光板遮住。

3. 转动半圆弧旋至水平位,主试者手持白色视标沿圆弧内面,从周边向中央慢慢移动,同时询问受试者是否能看见视标,一旦受试者看不到时,记下视标所处的度数;重复 1 次,求平均值,并标记在视野图纸上。

4. 将圆弧转动 45°,从 8 个方向依次重复上述操作,测定得出 8 个点,并标记在视野图纸上,用铅笔将 8 个点连接起来,即为白色视野范围。

5. 换红、绿、蓝色视标,分别按上述方法测定并绘出各色视野。

6. 用同样方法测定另一眼的视野。

【注意事项】

1. 测试过程中,受试者的被测眼必须始终注视圆弧中心点。

2. 测试色视野时,应以看出视标的颜色为准,检查者不得暗示。

3. 测定一种颜色视野后,要休息 5 分钟后再测另一种颜色视野。

【实验结果与分析】

1. 绘制视野图(实验图 19-2),要求注明姓名、左右眼、视标颜色及检查日期。

2. 正常视野范围有何特点?为什么?

3. 测定视野有何临床意义?

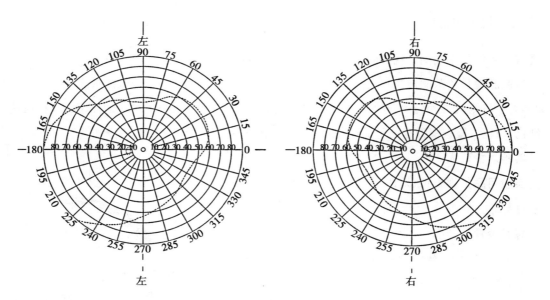

实验图 19-2 视野记录纸

(吴金英 张晓丽)

实验二十 脊髓和脑的观察

【实验目的】

1. 在标本和模型上说出脊髓的外形及其内部结构。

2. 在标本和模型上说出脑干的外形及其内部结构。

3. 在标本和模型上说出小脑、间脑的位置和外形。

4. 在标本和模型上说出端脑的形态、内部结构和功能。

5. 在标本上指出脑和脊髓被膜的层次及蛛网膜下隙的位置。

6. 在标本和模型上指出脑的血管。

【实验材料】

1. 切除椎管后壁的脊髓标本。

2. 离体脊髓标本。

3. 脊髓横切面放大模型。

4. 全脑标本。

5. 脑正中矢状切面的标本和模型。

6. 放大的脑干模型。

7. 小脑标本及模型。

8. 通过内囊水平切面的端脑标本或模型。

9. 脑血管的标本和模型。

10. 传导通路模型。

11. 脑、脊髓被膜,脑血管标本和模型。

【实验内容和方法】

1. 利用切除椎管后壁的脊髓标本和离体脊髓标本观察脊髓的位置、外形和脊神经根。

2. 利用脊髓横切面放大模型观察脊髓内部结构的灰质和白质。

3. 在全脑标本上辨认端脑、间脑、小脑和脑干的位置、形态和相互的位置关系。

4. 利用脑干放大模型观察脑干的外形。

5. 利用脑正中矢状切面和全脑的标本、模型观察大脑半球的外形、分叶及各叶的主要沟和回,并指出主要中枢的位置。

6. 在通过内囊水平切面的端脑标本或模型上观察脑室和内囊的位置和分部。

7. 利用脑和脊髓被膜的标本和模型观察脑和脊髓被膜的层次及蛛网膜下隙的位置。

8. 利用脑血管的标本和模型观察脑血管的名称和分布。

9. 通过模型进一步明确躯体感觉传导通路和锥体系的构成和功能。

（吴金英　张晓丽）

实验二十一　周围神经的观察

【实验目的】

1. 在标本上辨认脊神经形成的颈丛、臂丛、腰丛和骶丛的主要分支及其分布。

2. 结合标本描述迷走神经的主要分支及分布。

3. 结合模型简述交感神经和副交感神经的低级中枢的位置及分布概况。

【实验材料】

1. 脊神经标本和模型。

2. 头颈及上肢肌、血管和神经标本。

3. 下腹部及下肢肌、血管与神经标本。

4. 迷走神经和膈神经标本。

5. 胸部神经标本。

【实验内容和方法】

1. 利用脊神经标本和模型观察脊神经的分布概况。

2. 利用头颈及上肢肌、血管和神经标本观察颈丛和臂丛的主要分支及分布。

3. 利用下腹部及下肢肌、血管与神经标本观察腰丛和骶丛的主要分支及分布。

4. 利用胸部神经标本观察肋间神经和肋下神经的行程,与肋间血管的关系。

5. 利用迷走神经和膈神经标本追踪膈神经和迷走神经的分支和分布。

6. 利用内脏神经标本和模型观察交感神经和副交感神经的低级中枢部位及其周围部的分支和分布。

（吴金英　张晓丽）

实验二十二　男、女生殖系统的观察

【实验目的】

1. 在标本或模型上指出男、女生殖系统的组成。

2. 明确男、女性生殖系统各器官的形态、位置和结构。

【实验材料】

1. 男、女性生殖系统概观标本和模型。

2. 男、女性盆部正中矢状切面标本和模型。

3. 女性内生殖器标本及模型。

4. 女阴标本及模型。

【实验内容和方法】

1. 利用男性生殖系统概观标本和模型观察睾丸、附睾、输精管、精囊腺、前列腺和尿道球腺的形态、位置及其相互关系。

2. 利用男性生殖系统概观标本和模型及男性盆部正中矢状切面标本和模型观察男性尿道的分部、弯曲及狭窄。

3. 利用女性生殖系统有关的标本和模型观察卵巢、子宫、输卵管和阴道的形态结构、位置及输卵管和子宫的分部。

4. 利用女阴标本及模型观察各结构的位置和形态,注意阴道口和尿道外口的位置关系。

（曲永松）

实验二十三　人体主要器官的组织学观察

【实验目的】

1. 在光镜下辨认胃、小肠和肝的微细结构。

2. 在光镜下学会辨认气管和肺的微细结构并了解气管的组织结构层次。

3. 在光镜下辨认肾的微细结构。

4. 在光镜下辨认甲状腺、肾上腺和垂体的微细结构。

【实验材料】

1. 胃底切片(HE 染色)。

2. 十二指肠切片(HE 染色)。

3. 肝切片(HE 染色)。

4. 气管横切片(HE 染色)。

5. 肺切片(HE 染色)。

6. 肾切片(HE 染色)。

7. 甲状腺切片(HE 染色)。

8. 肾上腺切片(HE 染色)。

9. 垂体切片(HE 染色)。

【实验内容和方法】

1. 胃(胃底切片 HE 染色)

(1)肉眼观察:由内向外依次为紫蓝色的黏膜、浅红色的黏膜下层、红色的肌层和染色浅的外膜。

(2)低倍镜观察:黏膜:①上皮为单层柱状,由表面黏液细胞组成;核椭圆形,位于细胞基底部;顶部胞质充满黏原颗粒,呈浅染的透明区。上皮凹陷形成胃小凹。②固有层内充满胃底腺,腺腔很窄;腺之间及胃小凹有少量结缔组织和散在的平滑肌纤维。③黏膜肌层薄,由内环外纵两层平滑肌组成。

黏膜下层为疏松结缔组织,含较粗的血管、淋巴管,可见黏膜下神经丛。

肌层较厚,由内斜行、中环行、外纵行 3 层平滑肌组成。

外膜为浆膜,由薄层疏松结缔组织和间皮构成。

(3)高倍镜观察:胃底腺由 5 种腺细胞组成,重点观察壁细胞和主细胞。

壁细胞在胃底腺的上半部较多,胞体较大,多呈圆锥形;核圆形居中,可有双核;胞质染成红色。

主细胞数量最多,主要分布在下半部。细胞小,呈柱状;核圆形,位于基底部;基底部胞质染成紫蓝色,顶部胞质可见紫红色酶原颗粒。

2. 十二指肠(十二指肠切片 HE 染色)

(1)肉眼观察:凹凸不平、有皱襞的一侧为管腔面,表面染成紫蓝色的为黏膜,红色的为肌层;皱襞表面可见许多细小突起,为小肠绒毛。

(2)低倍镜观察:黏膜表面有许多指状突起的小肠绒毛;固有层内含大量小肠腺(注意区分绒毛与小肠腺:绒毛切面的上皮位于外周,固有结缔组织居中央;小肠腺切面为上皮围成的空腺腔,固有结缔组织在上皮外周);黏膜肌层由内环行和外纵行两薄层平滑肌组成。

黏膜下层含有大量黏液性十二指肠腺。

肌层由内环行和外纵行两层平滑肌组成,两层间可见肌间神经丛。

外膜为浆膜或纤维膜。

(3)高倍镜观察

1)绒毛:上皮为单层柱状,吸收细胞最多,夹有空泡状的杯状细胞;吸收细胞呈高柱状,核椭圆,位于基底部,游离面可见深红色的纹状缘。绒毛中轴为固有层的结缔组织,可见一较大的不规则的管腔,为中央乳糜管。

2)小肠腺:由单层柱状上皮围成,在吸收细胞间有散在的杯状细胞。

3. 肝(人肝切片 HE 染色)

(1)肉眼观察:切片一侧边缘的薄层粉红色结构为被膜;染成紫红色的部位为实质,染色浅的部位为门管区。

(2)低倍镜观察:肝实质中可见许多呈多边形的肝小叶,肝小叶之间结缔组织较少,相邻肝小叶连成一片。肝小叶中央有一较大圆形或不规则形的腔隙,即中央静脉。中央静脉四周有呈放射状的肝细胞索,肝索之间不规则腔隙为肝血窦。数个相邻的肝小叶之间,结缔组织较多,内含 3 种不同的管状结构处为门管区。

(3)高倍镜观察

1)肝小叶:①中央静脉:位于肝小叶中央,管壁不完整,管腔与肝血窦相通。②肝索:由单行肝细胞排列而成。肝细胞呈多边形,胞体较大,界限较清;核大而圆,居中,着色浅,核仁明显。③肝血窦:位于肝索之间,形状不规则,腔内可见血细胞和巨噬细胞。

2)门管区:可见 3 种管腔:①小叶间动脉:腔小而圆,管壁较厚,内皮外有少量染成红色的环形平滑肌;②小叶间静脉:腔较大,不规则,管壁薄,有时可见与肝血窦相通;③小叶间胆管:管腔较小,管壁为单层立方上皮。

4. 气管(气管横切片 HE 染色)

(1)肉眼观察:标本呈环形,蓝色 C 形结构是透明软骨环,软骨环缺口处为气管后壁。

（2）低倍镜观察:气管壁分3层,近管腔面为黏膜层,染成紫蓝色;黏膜下层染成淡红色,内有气管腺;外膜由透明软骨与结缔组织构成,透明软骨染成浅蓝色。

（3）高倍镜观察:①黏膜上皮为假复层纤毛柱状,呈淡蓝色,上皮表面能见到清晰的纤毛,上皮之间可见呈空泡状的杯状细胞;固有层染成粉红色。②黏膜下层为疏松结缔组织,其内可见大量的气管腺与血管断面,有较多混合性腺。③外膜较厚,由C形透明软骨与结缔组织构成。软骨缺口处可见腺体和环形的平滑肌。

5. 肺(肺切片 HE 染色)

（1）肉眼观察:呈蜂窝状结构,其中有大小不等的管状结构,为血管或小支气管的断面。

（2）低倍镜观察:切片中有许多大小不等的泡状结构为肺泡,在肺泡之间可见各级支气管和血管的断面。

（3）高倍镜观察

1）导气部:各级支气管管壁结构变化有一定的规律,即管壁随着管腔变小而变薄,上皮渐变薄,杯状细胞、混合腺、软骨碎片渐少,而平滑肌渐增多。终末细支气管黏膜常呈花边状,管壁由单层纤毛柱状上皮、结缔组织和一层完整的平滑肌组成,无杯状细胞、混合腺和软骨片。

2）呼吸部:①呼吸性细支气管管壁不完整,有少量肺泡开口。上皮为单层柱状或立方状,无纤毛,上皮深面有少量平滑肌纤维。②肺泡管为弯曲不规则的管道,管壁上有大量肺泡开口,相邻肺泡开口之间呈结节状膨大,表面为单层立方或扁平上皮,上皮下有少量平滑肌纤维。③肺泡囊是几个肺泡共同开口的较大囊腔,囊壁由肺泡围成,相邻肺泡开口之间无结节状膨大。④肺泡呈圆泡状,大小不等,主要由扁平细胞构成。相邻肺泡间的少量结缔组织为肺泡隔。肺泡隔或肺泡腔内的巨噬细胞胞质为嗜酸性,细胞大,核小,如吞噬有黑色尘粒,则称为尘细胞。

6. 肾(肾切片 HE 染色)

（1）肉眼观察:标本呈扇形或长方形,浅部染色较深的为皮质,深部染色较浅的为髓质。

（2）低倍镜观察:①被膜包在肾表面,为薄层致密结缔组织。②皮质有许多散在的染成紫红色的圆形细胞团,即肾小体;周围密布有单层立方上皮围成的管腔断面,即肾小管。③髓质位于皮质深面,可见大量不同切面的小管,没有肾小体。在皮质和髓质的交界处有弓形血管。

（3）高倍镜观察:肾小体呈颗粒状散在分布于皮质内,由血管球和肾小囊组成。血管球呈现大量毛细血管的切面,可见血细胞。血管球周围白色空隙为肾小囊腔。肾小囊脏层有突起的足细胞,外形不易分辨;壁层为单层扁平上皮。

肾小管与集合管:①近曲小管管壁厚,管腔小而不规则。上皮细胞为单层立方或锥形,细胞较大,分界不清,其游离面有刷状缘。②远曲小管管壁较薄,管腔较大而规则。由单层立方上皮围成,细胞较小,分界较清楚,游离面无刷状缘。③近直小管和远直小管的结构分别与曲部相似。④细段管腔小,管壁为单层扁平上皮(注意与毛细血管相区别)。⑤集合管管径粗,管腔大,上皮为单层立方或柱状,细胞分界清楚。

7. 甲状腺(甲状腺切片 HE 染色)

（1）肉眼观察:表面有薄层粉红色被膜,内部隐约可见许多红色小圆块,即甲状腺滤泡。

（2）低倍镜观察：被膜由薄层结缔组织构成。切片内可见许多大小不一的甲状腺滤泡的断面，呈圆形或不规则形，由单层立方上皮包绕。滤泡腔内充满均质、粉红色胶质。滤泡间有结缔组织和血管。

（3）高倍镜观察：滤泡由单层立方上皮围成，核圆；细胞顶端与胶质边缘之间常见许多小空泡。滤泡可因功能状况不同而有形态差异。滤泡腔内充满红色的胶质。

滤泡旁细胞位于滤泡之间和滤泡上皮细胞之间，单个或成群存在。细胞体积较大，椭圆或多边形；核较大，圆形；胞质染色浅。

8. 肾上腺（肾上腺切片 HE 染色）

（1）肉眼观察：标本大致呈三角形或半月形，由外至内可分为被膜、皮质和髓质。

（2）低倍镜观察：被膜位于表面，由薄层结缔组织构成。

皮质由浅至深依次分为三个带（各带之间无明显界限）。①球状带：最薄，细胞聚集成团，着色稍深；②束状带：最厚，细胞染色最浅，排列成条索状；③网状带：较薄，细胞着红色，排列成条索状并相互吻合成网。

髓质位于中央，较薄，细胞排列成索团状，并互相连接成网，内有管腔较大的中央静脉或其属支。

（3）高倍镜观察：皮质：①球状带细胞较小，呈矮柱状或多边形；核小，染色深；胞质较少，染色略深，胞质内空泡小且少。②束状带细胞较大，呈多边形；核圆，较大，着色浅；胞质内含大量空泡（脂滴被溶解所致），故着色浅，呈泡沫状。③网状带细胞较小，圆形或立方形；核小，染色较深；胞质内含较多棕黄色颗粒。髓质细胞呈多边形，大小不等；核圆，位于中央；胞质内含细小颗粒。若标本由含铬盐固定液固定，胞质内可见黄褐色嗜铬颗粒。细胞索或细胞团之间偶见交感神经节细胞。

9. 垂体（垂体切片 HE 染色）

（1）肉眼观察：标本大致呈椭圆形，面积大而染色深的区域为远侧部，染色较浅的是神经部，两者之间为中间部。一般标本未切到结节部。

（2）低倍镜观察：外有薄层结缔组织被膜。远侧部腺细胞密集排列成索团状，细胞间有丰富的血窦。中间部较狭窄，可见大小不等的滤泡，滤泡腔内充满红色或灰蓝色胶质。神经部染成浅红色，细胞成分少，主要是神经纤维。

（3）高倍镜观察：远侧部的腺细胞根据胞质染色分为 3 种。胞质染成红色的为嗜酸性细胞，胞质染成紫蓝色的为嗜碱性细胞；嫌色细胞胞质着色浅，不易分辨。

中间部由单层立方或矮柱状细胞围成滤泡，腔内有红色或灰蓝色胶质，滤泡周围有嫌色细胞和嗜碱性细胞。

神经部有大量浅红色的无髓神经纤维和紫蓝色的神经胶质细胞（垂体细胞），有丰富的毛细血管。垂体细胞散在，大小不一，形态不规则。还可见大小不一、染为浅红的圆形均质小块（赫林体）。

（贺　伟　于翠萍）

参考文献

1. 夏广军,隋月林.正常人体结构.北京:人民卫生出版社,2016

2. 张立忠,于翠萍.人体结构知识基础(上册).第 2 版.北京:人民卫生出版社,2016

3. 于恩华,唐军民.人体解剖学与组织胚胎学.第 2 版.北京:北京大学医学出版社,2015

4. 王光亮.生理学.第 2 版.西安:世界图书出版公司,2014

5. 贺伟,吴金英.人体解剖生理学.第 2 版.北京:人民卫生出版社,2013

6. 柏树令,应大君.系统解剖学.第 8 版.北京:人民卫生出版社,2013

7. 朱大年,王庭槐.生理学.第 8 版.北京:人民卫生出版社,2013

8. 杨宝峰.药理学.第 8 版.北京:人民卫生出版社,2013

9. 邹仲之,李继承.组织学与胚胎学.第 8 版.北京:人民卫生出版社,2013

10. 杨壮来,牟兆新.人体结构学.北京:人民卫生出版社,2011

11. 刘春波.人体解剖生理学.第 2 版.北京:人民卫生出版社,2010

12. 王怀生,李召.解剖学基础.第 2 版.北京:人民卫生出版社,2008

13. 朱大年.生理学.第 7 版.北京:人民卫生出版社,2008

14. 汪华侨.功能解剖学.北京:人民卫生出版社,2008

15. 姚泰.生理学.第 6 版.北京:人民卫生出版社,2006

目标检测选择题参考答案

第一章 绪 论

一、单项选择题

1. E 2. D 3. D 4. C 5. A 6. D 7. A 8. C 9. B 10. C

11. D 12. B 13. E 14. D 15. C

二、多项选择题

1. ABDE 2. ABCDE 3. ABCDE 4. ACD 5. ABCD

第二章 细 胞

一、单项选择题

1. D 2. D 3. D 4. B 5. B 6. D 7. A 8. B

二、多项选择题

1. ACDE 2. ABCDE 3. ABD 4. BCDE 5. ABC

第三章 基 本 组 织

一、单项选择题

1. A 2. E 3. C 4. D 5. A 6. C 7. E 8. E 9. D 10. A

二、多项选择题

1. ABC 2. BCD 3. ACDE

第四章 运 动 系 统

一、单项选择题

1. D 2. C 3. B 4. C 5. D 6. C 7. D 8. B 9. A 10. D

二、多项选择题

1. ABC 2. ACD 3. BDE 4. ABE 5. ABE

第五章　能量代谢和体温

一、单项选择题

1. B　　2. A　　3. E　　4. B　　5. E　　6. D　　7. C　　8. D

二、多项选择题

1. ABCDE　2. ABD　3. ACDE

第六章　血　液

一、单项选择题

1. B　　2. B　　3. B　　4. A　　5. A　　6. C　　7. B　　8. A　　9. B　　10. A

二、多项选择题

1. ABCE　2. ABD　3. ABCE　4. ABE　5. ABC

第七章　脉管系统

一、单项选择题

1. D　　2. C　　3. D　　4. A　　5. B　　6. C　　7. A　　8. B　　9. B　　10. D

11. D　　12. B　　13. B　　14. E　　15. E　　16. B　　17. C　　18. D　　19. A　　20. A

21. B　　22. A　　23. D　　24. D　　25. B　　26. B　　27. E　　28. B　　29. C　　30. B

31. C　　32. C　　33. B　　34. C　　35. B

二、多项选择题

1. ACE　2. ACD　3. BCDE　4. ACD　5. ABD　6. ABCDE　7. ABCDE　8. BDE　9. BCD

10. ABCDE

第八章　呼吸系统

一、单项选择题

1. C　　2. E　　3. A　　4. B　　5. B　　6. C　　7. C　　8. A　　9. B　　10. C

11. A　　12. C　　13. A　　14. E　　15. B　　16. B

二、多项选择题

1. ABCE　2. DE　3. ABCE　4. AB　5. ACDE

第九章　消　化　系　统

一、单项选择题

1. D　　2. C　　3. A　　4. E　　5. B　　6. A　　7. AC　　8. B　　9. B　　10. A

11. A　　12. B　　13. E　　14. D　　15. A

二、多项选择题

1. BCDE　　2. ABCD　　3. ABCDE　　4. ABDE

第十章　泌　尿　系　统

一、单项选择题

1. D　　2. D　　3. D　　4. D　　5. A　　6. D　　7. B　　8. E　　9. E　　10. D

11. D　　12. B　　13. B　　14. A　　15. D　　16. C　　17. A　　18. A　　19. B　　20. C

21. A　　22. A

二、多项选择题

1. AB　　2. BD　　3. ABDE　　4. BCDE　　5. ABCE

第十一章　感　觉　器　官

一、单项选择题

1. B　　2. B　　3. D　　4. B　　5. C　　6. C　　7. B　　8. E

二、多项选择题

1. ABC　　2. ABD　　3. ABCE　　4. ABCD　　5. ACDE

第十二章　神　经　系　统

一、单项选择题

1. D　　2. B　　3. B　　4. B　　5. C　　6. A　　7. D　　8. D　　9. A　　10. B

二、多项选择题

1. ACDE　　2. BCE　　3. BD　　4. ABCDE　　5. ABDE

第十三章　内　分　泌　系　统

一、单项选择题

1. E　　2. C　　3. C　　4. E　　5. B　　6. C　　7. A　　8. A　　9. A　　10. A

11. C　　12. C　　13. B　　14. E　　15. C

二、多项选择题

1. CE   2. ABCD   3. AD   4. ABD   5. ABDE

第十四章　生殖系统

一、单项选择题

1. A　　2. D　　3. C　　4. B　　5. C　　6. D

二、多项选择题

1. ABDE   2. ABCD   3ABCDE   4. BCE

人体解剖生理学课程标准

（供药学类、药品制造类、食品药品管理类、食品工业类等专业用）

ER-课程标准